JN273356

| コメディカルのための |
| 専門基礎分野テキスト |

シリーズ監修

自治医科大学名誉教授　　北村　諭
埼玉県立大学前学長　　　北川定謙
国際医療福祉大学副学長　開原成允

東京医科歯科大学名誉教授
国際医療福祉大学教授　　神山隆一　編集

病理学

中外医学社

●執筆者一覧 (執筆順)

神山隆一	東京医科歯科大学名誉教授・国際医療福祉大学基礎医学研究センター教授
北川昌伸	東京医科歯科大学大学院医歯学総合研究科包括病理学助教授
梶原博毅	広島大学名誉教授・広島県立保健福祉大学保健福祉学部教授
谷澤　徹	杏林大学医学部病理学講師
武村民子	日本赤十字社医療センター病理部部長
坂本穆彦	杏林大学医学部病理学教授
滝澤登一郎	東京医科歯科大学大学院保健衛生学研究科分子病態検査学分野教授
増田高行	東北大学医学部保健学科病理検査学教授
黒岩俊彦	東京医科歯科大学難治疾患研究所神経病理学助教授
吉田春彦	鳥取大学医学部保健学科病態検査学教授

序

　21世紀を迎えて，医学・医療の進歩と急速に変革発展を遂げつつある社会的環境や疾病構造の変化を背景として，質の高い医療，CureからCareへといった視点，QOLを重視した保健医療福祉が求められており，人々の医学・医療に対する関心も高く，ニーズも多様化してきております．

　このような社会的要請のもとで，豊かな教養と幅広い専門知識を有し，チーム医療，チームケアを展開できるコメディカルスタッフの育成は必要不可欠なものであります．

　本書はコメディカルのための病理学のテキストであります．病理学とは疾病の本態を解明する学問であり，基礎と臨床との両者にまたがった医学・医療の基本となる分野であります．したがって，医学・医療に携わる者の必須の学問であるといえます．

　本書では，病理学について必要にして十分な内容を分かりやすく簡潔に解説いたしました．本書をフルに活用して疾病を良く理解し，優れた質の高い医療を行える，より良きコメディカルスタッフとなるべく努力されることを願ってやみません．

　最後に，ご多忙の中ご執筆くださいました諸先生ならびに多大なご尽力をいただきました中外医学社の関係諸氏に心より感謝いたします．

2004年10月

神山隆一

■目　次■

I　総論

1 病理学の概要 ……＜神山隆一＞ 2
　1. 病理学とは …… 2
　2. 病理学の歴史 …… 3

2 病因 ……＜神山隆一＞ 6
　1. 内因 …… 6
　　a. 素因 …… 6
　　b. 染色体・遺伝子異常 …… 7
　　c. 内分泌障害 …… 7
　　d. 免疫・アレルギー …… 7
　2. 外因 …… 7
　　a. 栄養障害 …… 7
　　b. 物理的因子 …… 8
　　c. 化学的因子 …… 8
　　d. 生物学的因子 …… 8

3 細胞・組織の傷害とその修復 ……＜神山隆一＞ 9
　1. 変性 …… 9
　　a. 細胞の変性 …… 9
　　b. 細胞間質の変性 …… 12
　2. 壊死 …… 14
　　a. 壊死の種類 …… 14
　　b. 壊死組織の転帰 …… 15

         c. アポトーシス …………………………………………………… 16
    3. 萎縮 ……………………………………………………………… 17
         a. 萎縮の種類 …………………………………………………… 18
    4. 肥大と過形成 …………………………………………………… 19
         a. 肥大の種類 …………………………………………………… 19
    5. 化生 ……………………………………………………………… 20
    6. 再生 ……………………………………………………………… 20
    7. 創傷治癒 ………………………………………………………… 22
         a. 肉芽組織 ……………………………………………………… 22
         b. 創傷治癒の様式 ……………………………………………… 22

4 代謝異常 ………………………………………＜北川昌伸＞ 24

    1. 蛋白質代謝異常 ………………………………………………… 24
    2. 脂肪代謝異常 …………………………………………………… 26
    3. 糖質代謝異常 …………………………………………………… 28
    4. 無機物質代謝異常 ……………………………………………… 31
         a. 鉄代謝異常 …………………………………………………… 31
         b. カルシウム代謝異常 ………………………………………… 32
         c. 銅代謝異常 …………………………………………………… 33
    5. 色素代謝異常 …………………………………………………… 34
         a. 胆汁色素代謝異常（黄疸）………………………………… 34
         b. メラニン代謝異常 …………………………………………… 35

5 循環障害 ………………………………………＜梶原博毅＞ 37

    1. 体液の循環 ……………………………………………………… 37
         a. 血液循環 ……………………………………………………… 37
         b. リンパ液循環 ………………………………………………… 37
         c. 血液を2重に受ける臓器 …………………………………… 38
    2. 全身循環障害 …………………………………………………… 39
         a. 高血圧症 ……………………………………………………… 39
         b. 肺高血圧症 …………………………………………………… 43

        c. 門脈高血圧症 ……………………………… 44
        d. 側副循環 …………………………………… 44
        e. 低血圧症 …………………………………… 45
    3. 局所循環障害 ………………………………… 46
        a. 充血 ………………………………………… 46
        b. うっ血 ……………………………………… 47
        c. 浮腫（水腫）……………………………… 47
        d. 虚血（局所性貧血）……………………… 49
        e. 出血 ………………………………………… 50
        f. 血栓症 ……………………………………… 53
        g. 塞栓症 ……………………………………… 55
        h. 梗塞 ………………………………………… 56

6 炎症・感染症 ……………………………〈谷澤　徹〉 59

    1. 炎症の徴候と原因 …………………………… 59
        a. 炎症の4徴候（5徴候）………………… 59
        b. 炎症の原因 ………………………………… 59
    2. 炎症に関与する細胞と炎症メディエータ … 59
        a. 炎症細胞 …………………………………… 59
        b. 炎症メディエータ ………………………… 60
        c. 炎症の全身反応 …………………………… 60
    3. 炎症の経過と転帰 …………………………… 61
        a. 組織の損傷 ………………………………… 61
        b. 急性期の炎症反応 ………………………… 61
        c. 組織の修復（慢性期の炎症反応）……… 61
        d. 急性炎症と慢性炎症 ……………………… 62
    4. 炎症の分類 …………………………………… 63
        a. 変質性炎 …………………………………… 63
        b. 滲出性炎 …………………………………… 63
        c. 増殖性炎 …………………………………… 65
        d. 特異性炎（肉芽腫性炎）………………… 65

- 5. 感染症の定義 ……………………………………… 66
  - a. 感染症とは ……………………………………… 66
  - b. 感染源と感染経路 ……………………………… 66
  - c. 微生物の病原性 ………………………………… 67
  - d. 病原微生物の体内での拡散 …………………… 67
- 6. 感染防御機構 ……………………………………… 68
  - a. 非特異的感染防御機構 ………………………… 68
  - b. 正常細菌叢と菌交代症 ………………………… 68
  - c. 日和見感染 ……………………………………… 68
- 7. 病原微生物 ………………………………………… 69
  - a. ウイルス ………………………………………… 69
  - b. リケッチア ……………………………………… 70
  - c. クラミジア ……………………………………… 70
  - d. 細菌 ……………………………………………… 70
  - e. スピロヘータ …………………………………… 70
  - f. 真菌 ……………………………………………… 71
  - g. 原虫 ……………………………………………… 71
  - h. 寄生虫 …………………………………………… 72

7 免疫 ＜谷澤　徹＞ 73

- 1. 免疫の定義 ………………………………………… 73
  - a. 免疫とは ………………………………………… 73
  - b. 自然免疫（先天免疫） ………………………… 73
- 2. 免疫系の成り立ち ………………………………… 73
  - a. 抗原 ……………………………………………… 73
  - b. 主要組織適合抗原 ……………………………… 73
  - c. 免疫応答に関与する細胞 ……………………… 74
  - d. サイトカイン …………………………………… 76
  - e. 抗体と補体 ……………………………………… 76
  - f. 免疫記憶 ………………………………………… 78
- 3. アレルギー ………………………………………… 79

        a. アレルギーとは ……………………………………………… 79
        b. クームスの分類 ……………………………………………… 79
    4. 免疫不全症 …………………………………………………………… 82
        a. 免疫不全と日和見感染 ……………………………………… 82
        b. 原発性免疫不全症 …………………………………………… 82
        c. 続発性免疫不全症 …………………………………………… 83
        d. 後天性免疫不全症候群 ……………………………………… 84
    5. 移植 …………………………………………………………………… 84
        a. 移植と拒絶反応 ……………………………………………… 84
        b. 骨髄移植 ……………………………………………………… 85
    6. 自己免疫現象と自己免疫疾患 ……………………………………… 86
        a. 自己免疫 ……………………………………………………… 86
        b. 自己免疫疾患 ………………………………………………… 86

8 放射線障害　　　　　　　　　　　　　＜北川昌伸＞　88

1. 放射線照射効果 ………………………………………………………… 88
2. 放射線感受性 …………………………………………………………… 89
3. 身体的障害 ……………………………………………………………… 90
4. 遺伝的障害 ……………………………………………………………… 91
5. 放射線による各種臓器障害 …………………………………………… 91
6. 放射線発癌 ……………………………………………………………… 92
7. 放射線治療 ……………………………………………………………… 93

9 老化　　　　　　　　　　　　　　　　＜神山隆一＞　94

1. 老化と寿命 ……………………………………………………………… 94
2. 老化の分子生物学 ……………………………………………………… 95
3. 老化の機序 ……………………………………………………………… 95
    a. プログラム説 ………………………………………………………… 95
    b. エラー蓄積（破綻）説 ……………………………………………… 95
    c. 老化モデル …………………………………………………………… 96
4. 老化の形態像および老年病 …………………………………………… 96

a．主な臓器・組織の変化 …………………………………… 96
　　　b．老年病 ……………………………………………………… 98

10 先天異常・奇形　……………………………………＜武村民子＞　99

　1．遺伝の生物学 ……………………………………………………… 99
　2．メンデルの法則に従う疾患（単一遺伝子の異常による疾患）… 99
　3．多因子遺伝性疾患 ……………………………………………… 102
　4．染色体異常による疾患 ………………………………………… 102
　5．環境要因によって発生する先天異常 ………………………… 103
　6．遺伝要因と環境要因の相互作用によって発生する先天異常 … 104
　7．先天性奇形 ……………………………………………………… 104
　8．出生前診断 ……………………………………………………… 106
　9．新生児マススクリーニング …………………………………… 106

11 腫瘍　………………………………………………＜坂本穆彦＞　107

　1．腫瘍の定義 ……………………………………………………… 107
　2．腫瘍の増殖様式 ………………………………………………… 107
　3．腫瘍の分類 ……………………………………………………… 108
　　　a．良性腫瘍と悪性腫瘍 ……………………………………… 109
　　　b．上皮性腫瘍と非上皮性腫瘍 ……………………………… 110
　　　c．癌腫と肉腫 ………………………………………………… 111
　　　d．その他の腫瘍 ……………………………………………… 111
　4．腫瘍の肉眼形態と組織学的分化度 …………………………… 112
　　　a．肉眼形態 …………………………………………………… 112
　　　b．組織学的分化度 …………………………………………… 113
　5．癌のひろがり方 ………………………………………………… 114
　　　a．転移巣の形成ルート ……………………………………… 115
　　　b．早期癌と進行癌 …………………………………………… 116
　6．腫瘍の発生原因 ………………………………………………… 117
　　　a．化学的要因―化学発癌 …………………………………… 118
　　　b．物理的要因―紫外線発癌，放射線発癌 ………………… 119

        c. 生物学的要因—ウイルス発癌 …………………………… 120
    7. 腫瘍の発生機序 ……………………………………………………… 120
        a. 癌遺伝子 ………………………………………………………… 120
        b. 癌抑制遺伝子 …………………………………………………… 120
    8. 腫瘍の疫学 …………………………………………………………… 121

Ⅱ 各論　123

1 循環器系 ……………………………………………＜梶原博毅＞　124

    1. 心臓 …………………………………………………………………… 124
        a. 心臓の発生 ……………………………………………………… 125
        b. 心臓の正常構造 ………………………………………………… 125
        c. 先天性心疾患 …………………………………………………… 128
        d. 虚血性心疾患 …………………………………………………… 131
        e. 炎症性心疾患 …………………………………………………… 139
        f. 特発性心筋症 …………………………………………………… 146
        g. 代謝障害 ………………………………………………………… 149
        h. 腫瘍 ……………………………………………………………… 150
    2. 血管 …………………………………………………………………… 150
        a. 血管の構造 ……………………………………………………… 150
        b. 動脈疾患 ………………………………………………………… 151
        c. 静脈疾患 ………………………………………………………… 157
        d. 血管・リンパ管の腫瘍 ………………………………………… 157

2 呼吸器系 ……………………………………………＜武村民子＞　159

    1. 上気道 ………………………………………………………………… 159
        a. 構造 ……………………………………………………………… 159
        b. 炎症 ……………………………………………………………… 159
        c. 腫瘍 ……………………………………………………………… 160

    2. 気管・気管支・肺 …………………………………… 160
        a. 構造 ………………………………………………… 160
        b. 無気肺 ……………………………………………… 163
        c. 気道と肺の感染症 ………………………………… 163
        d. 閉塞性肺疾患 ……………………………………… 169
        e. 拘束性肺疾患 ……………………………………… 172
        f. 肺血管性疾患 ……………………………………… 174
        g. 塵肺症 ……………………………………………… 175
        h. サルコイドーシス ………………………………… 175
        i. 肺癌 ………………………………………………… 175
        j. 胸膜 ………………………………………………… 178
    3. 縦隔（胸腺を除く）…………………………………… 178

3 消化器系 ……………………………………… ＜滝澤登一郎＞ 180
    1. 口腔，唾液腺 …………………………………………… 181
        a. 口腔 ………………………………………………… 181
        b. 唾液腺 ……………………………………………… 182
    2. 食道 ……………………………………………………… 183
    3. 胃 ………………………………………………………… 185
    4. 腸 ………………………………………………………… 189
    5. 肝臓 ……………………………………………………… 194
    6. 胆嚢，胆道 ……………………………………………… 198
    7. 膵臓 ……………………………………………………… 199
    8. 腹膜 ……………………………………………………… 200

4 内分泌系 ……………………………………… ＜増田高行＞ 202
    1. 視床下部と下垂体 ……………………………………… 202
        a. 構造と機能 ………………………………………… 202
        b. 機能亢進症 ………………………………………… 203
        c. 機能低下症 ………………………………………… 204
        d. 腫瘍 ………………………………………………… 204

2. 甲状腺 …………………………………………… 205
 a. 構造と機能 …………………………… 205
 b. 機能亢進症 …………………………… 206
 c. 機能低下症 …………………………… 206
 d. 炎症 …………………………………… 206
 e. 過形成 ………………………………… 207
 f. 腫瘍 …………………………………… 207
3. 副甲状腺 ………………………………………… 208
 a. 構造と機能 …………………………… 208
 b. 機能亢進症 …………………………… 209
 c. 機能低下症 …………………………… 209
4. 副腎皮質 ………………………………………… 209
 a. 構造と機能 …………………………… 209
 b. 機能亢進症 …………………………… 210
 c. 機能低下症 …………………………… 211
5. 副腎髄質 ………………………………………… 213
 a. 構造と機能 …………………………… 213
 b. 腫瘍 …………………………………… 213
6. 膵臓ランゲルハンス島 ………………………… 214
 a. 構造と機能 …………………………… 214
 b. 機能低下症 …………………………… 214
 c. 腫瘍 …………………………………… 215

5 泌尿器系 ……………………………… ＜増田高行＞ 216

1. 腎臓の構造 ……………………………………… 216
2. 腎疾患 …………………………………………… 218
 a. 原発性糸球体疾患 …………………… 218
 b. 続発性糸球体疾患 …………………… 224
 c. 腎血管障害による腎疾患 …………… 225
 d. 尿細管間質性病変 …………………… 227
 e. 腎腫瘍 ………………………………… 228

  f. 下部尿路疾患 …………………………………………………… 229

6 生殖器・乳腺　　　　　　　　　　　　　　＜坂本穆彦＞　231

 1. 男性生殖器 ……………………………………………………… 231
  a. 精巣の疾患 …………………………………………………… 231
  b. 前立腺の疾患 ………………………………………………… 232
 2. 女性生殖器 ……………………………………………………… 233
  a. 下部生殖器の疾患 …………………………………………… 233
  b. 子宮体部の疾患 ……………………………………………… 236
  c. 付属器の疾患 ………………………………………………… 239
  d. 胎盤の疾患 …………………………………………………… 241
 3. 乳腺 ……………………………………………………………… 242

7 造血器系　　　　　　　　　　　　　　　　＜北川昌伸＞　243

 1. 骨髄 ……………………………………………………………… 243
  a. 骨髄の構造 …………………………………………………… 243
  b. 赤血球の疾患 ………………………………………………… 243
  c. 白血球の疾患 ………………………………………………… 246
  d. 出血性疾患 …………………………………………………… 248
 2. リンパ節 ………………………………………………………… 251
  a. リンパ節の構造 ……………………………………………… 251
  b. 反応性リンパ節炎 …………………………………………… 252
  c. リンパ球性腫瘍 ……………………………………………… 253
 3. 脾臓 ……………………………………………………………… 255
  a. 脾臓の構造 …………………………………………………… 255
  b. 脾腫 …………………………………………………………… 255
  c. うっ血 ………………………………………………………… 256
  d. バンチ症候群 ………………………………………………… 256
  e. 感染脾 ………………………………………………………… 256
 4. 胸腺 ……………………………………………………………… 257
  a. 胸腺の構造 …………………………………………………… 257

b. 胸腺の疾患 ……………………………………………… 257
　5. 組織球性（細網内皮系）疾患 …………………………… 258
　　　a. 定義 ……………………………………………………… 258
　　　b. 反応性組織球症 ………………………………………… 258
　　　c. 代謝性，蓄積性組織球症 ……………………………… 258
　　　d. 腫瘍性組織球症 ………………………………………… 258

8　神経系　　　　　　　　　　　　　　＜黒岩俊彦＞ 259

　1. 神経系を構成する細胞とその変化 ……………………… 259
　2. 神経系の構造と機能の特徴 ……………………………… 260
　3. 脳血管障害 ………………………………………………… 261
　　　a. 虚血性脳血管障害 ……………………………………… 261
　　　b. 出血性脳血管障害 ……………………………………… 262
　4. 神経系の外傷 ……………………………………………… 263
　　　a. 頭蓋骨骨折 ……………………………………………… 263
　　　b. 急性硬膜外血腫 ………………………………………… 264
　　　c. 慢性硬膜下血腫 ………………………………………… 264
　　　d. 脳挫傷 …………………………………………………… 264
　　　e. びまん性軸索損傷 ……………………………………… 264
　5. 発生異常および髄液還流異常 …………………………… 264
　　　a. 欠損症および皮質異常 ………………………………… 265
　　　b. クモ膜嚢胞 ……………………………………………… 265
　　　c. 母斑症（神経皮膚症候群） …………………………… 265
　　　d. 先天性水頭症 …………………………………………… 265
　　　e. クモ膜下出血・髄膜炎後の水頭症 …………………… 266
　　　f. 正常圧水頭症 …………………………………………… 266
　6. 神経系の感染症 …………………………………………… 266
　　　a. 髄膜炎 …………………………………………………… 267
　　　b. 脳炎 ……………………………………………………… 267
　　　c. 亜急性硬化性全脳炎 …………………………………… 268
　　　d. 進行性多巣性白質脳症 ………………………………… 268

　　　　e. HIV 脳炎 ……………………………… 268
　　　　f. 海綿状脳症 …………………………… 268
　7. 神経系の腫瘍 …………………………………… 268
　　　　a. アストロサイトーマ ………………… 269
　　　　b. グリオブラストーマ ………………… 269
　　　　c. オリゴデンドログリオーマ ………… 270
　　　　d. 髄膜腫 ………………………………… 270
　　　　e. 下垂体腺腫 …………………………… 270
　　　　f. 神経鞘腫 ……………………………… 271
　　　　g. 血管芽腫 ……………………………… 272
　　　　h. 転移性脳腫瘍 ………………………… 272
　8. 髄鞘の疾患 ……………………………………… 272
　　　　a. 多発性硬化症 ………………………… 272
　　　　b. 急性播種性脳脊髄炎 ………………… 273
　　　　c. ロイコジストロフィー ……………… 273
　9. 栄養障害と中毒性障害 ………………………… 273
　　　　a. ウェルニッケ脳症 …………………… 273
　　　　b. 亜急性連合変性症 …………………… 274
　　　　c. 有機水銀中毒 ………………………… 274
　　　　d. 放射線壊死 …………………………… 274
10. 変性疾患 ………………………………………… 274
　　　　a. アルツハイマー病 …………………… 274
　　　　b. パーキンソン病 ……………………… 275
　　　　c. ハンチントン病 ……………………… 276
　　　　d. 運動ニューロン病 …………………… 276
11. 末梢神経疾患 …………………………………… 277
　　　　a. ギラン–バレー症候群 ………………… 278
　　　　b. 糖尿病性ニューロパチー …………… 278
　　　　c. 神経鞘腫 ……………………………… 278
　　　　d. 神経線維腫 …………………………… 278
12. 筋疾患 …………………………………………… 279

- a. 進行性筋ジストロフィー ……………………………… 279
- b. 多発筋炎 ………………………………………………… 279
- c. 重症筋無力症 …………………………………………… 279

9 運動器系　　　　　　　　　　　　＜吉田春彦＞ 280

1. 骨・軟骨 ……………………………………………………… 280
    - a. 構造と機能 ……………………………………………… 280
    - b. 骨折治癒 ………………………………………………… 281
    - c. 発達異常（形成異常） ………………………………… 281
    - d. 骨端症と大腿骨頭壊死 ………………………………… 282
    - e. 骨の異栄養症 …………………………………………… 283
    - f. 炎症 ……………………………………………………… 285
    - g. 腫瘍 ……………………………………………………… 287
2. 関節と筋肉 …………………………………………………… 291
    - a. 構造と機能 ……………………………………………… 291
    - b. 代謝障害 ………………………………………………… 292
    - c. 椎間板ヘルニア ………………………………………… 293
    - d. 関節リウマチ（リウマチ様関節炎） ………………… 293
    - e. 変形性関節症 …………………………………………… 294
    - f. 化膿性関節炎 …………………………………………… 294
    - g. 腫瘍 ……………………………………………………… 295
3. 骨格筋 ………………………………………………………… 295
    - a. 構造と機能 ……………………………………………… 295
    - b. 筋肉病変の基本的事項 ………………………………… 296
    - c. 神経原性萎縮を示す疾患 ……………………………… 296
    - d. 筋原性萎縮を示す疾患 ………………………………… 297
    - e. 代謝障害 ………………………………………………… 297
    - f. 多発筋炎 ………………………………………………… 297
4. 軟部組織 ……………………………………………………… 298
    - a. 軟部組織とは …………………………………………… 298
    - b. 炎症 ……………………………………………………… 298

　　　　c. 腫瘍 ……………………………………… 298
　　　　d. 良性軟部腫瘍 …………………………… 299
　　　　e. 悪性軟部腫瘍 …………………………… 302

10 皮膚・感覚器系 ……………………………………＜吉田春彦＞ 306

　　1. 皮膚 …………………………………………………… 306
　　　　a. 構造と機能 ……………………………… 306
　　　　b. 皮疹の種類 ……………………………… 306
　　　　c. 丘疹 ……………………………………… 307
　　　　d. 紅斑 ……………………………………… 308
　　　　e. 膨疹 ……………………………………… 308
　　　　f. 水疱 ……………………………………… 308
　　　　g. 膿疱と膿痂疹 …………………………… 310
　　　　h. 角化症 …………………………………… 310
　　　　i. 色素異常症 ……………………………… 311
　　　　j. 紫斑と血管炎 …………………………… 311
　　　　k. 中毒疹・薬物障害 ……………………… 312
　　　　l. 膠原病 …………………………………… 312
　　　　m. 感染症 …………………………………… 313
　　　　n. 腫瘍および腫瘍状病変 ………………… 315
　　　　o. 色素産生腫瘍 …………………………… 317
　　　　p. リンパ系腫瘍 …………………………… 318
　　2. 平衡聴覚器 …………………………………………… 319
　　　　a. 構造と機能 ……………………………… 319
　　　　b. 外耳疾患 ………………………………… 319
　　　　c. 鼓膜損傷 ………………………………… 321
　　　　d. 中耳疾患 ………………………………… 321
　　　　e. 内耳疾患 ………………………………… 321
　　3. 視覚器 ………………………………………………… 322
　　　　a. 構造と機能 ……………………………… 322
　　　　b. 眼瞼・涙腺の病気 ……………………… 323

c. 白内障 …………………………………………… 324
　　　d. 緑内障 …………………………………………… 324
　　　e. 網膜の病気 ……………………………………… 325

索　引 ………………………………………………………328

I
総論

1 病理学の概要

1 病理学とは

　病理学 pathology とは，疾病（病気）の原因，すなわち病因 etiology を明らかにし，かつ病因による疾病の発生機序，成り立ち pathogenesis を追究して疾病の本態を解明する学問である．

　したがって，病理学は疾病の科学として，臨床医学・医療ときわめて密接に結びついているとともに，その領域は基礎から予防まで，広く医学・医療の全般に及んでおり，医学・医療の基本となるものである．

- 病理学は大きく人体病理学と実験病理学とに分けられる（図1-1）．
- 人体病理学には，患者の病変部より組織の一部を採取して病理学的に検査する生検と，手術的に摘出された組織・臓器を検索する病理検査および手術中に病巣の一部を採取して迅速に病理診断を行う凍結迅速診断検

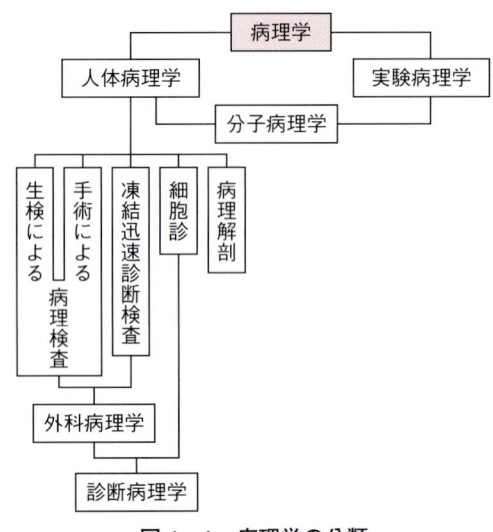

図1-1　病理学の分類

査，子宮頸部・内膜などの擦過物や喀痰，および尿，胸・腹水などの液状検体，あるいは乳腺・甲状腺・前立腺などの穿刺吸引液からの検体を細胞学的に検討する細胞診ならびに患者の遺志や遺族の承諾を得て行われる病理解剖が含まれる．病理解剖によって，疾病の本態，臨床診断や臨床検査の当否，適正さ，直接死因，合併症，治療効果などが明らかにされる．

なお，生検，手術的に摘出された組織・臓器の病理検査および凍結迅速診断検査はいずれも生体組織の検査であり外科病理学とも呼ばれている．また，外科病理学に細胞診を加えたものを診断病理学と称することもある（図1-1）．

- 実験病理学では，動物や各種細胞培養を用いてヒトの疾病を再現し，その病因や発生機序などを明らかにするとともに，治療法の開発を行う．
- 病理学の領域においても，分子生物学的な手法を応用して疾病の分子レベルでの解析も行われるようになってきており，これを分子病理学と呼んでいる（図1-1）．

2 病理学の歴史

- 病理学は疾病の原因・本態を明らかにする学問であることから，病理学の歴史は医学・医療の歴史そのものでもある．
- 医学の祖といわれるギリシャ時代のヒポクラテス Hippocrates（B. C. 460～377年頃）は，骨髄からの血液，脳からの粘液，肝臓からの黄胆汁，脾臓からの黒胆汁の4体液の平衡状態に異常をきたしたときに疾病が生じるという体液病理学を提唱した．また，ヒポクラテスは「ヒポクラテスの誓い」の中で，医学・医療にたずさわるものの基本的な倫理を説いていることでも知られている．
- ヒポクラテスの時代以前では，疾病観や医療には宗教的・呪術的な面が強く現れていた．
- ローマ時代のケルスス Celsus AC（B. C. 30～A. D. 45年）が述べている炎症の4大徴候，発赤，発熱，疼痛，腫脹は今日でも通じるものであり，これにガレノス Galenus C（129～201年頃）の記載した機能障害を加えたものを炎症の5徴候という．ガレノスはまた動物の解剖を通し

て生体の構造や機能の考察も行っている．
- 自然科学の衰退とともに医学も停滞した中世のヨーロッパでは，キリスト教の影響が強く医療も修道院を中心に行われていた．
- ヨーロッパ中世末期には，南イタリアのサレルノに医学校が設立され，イタリアを中心にギリシャ医学の再興が始まった．
- ルネッサンス時代の開花とともに，イタリアではベルギー出身のヴェサリウス Vesalius A（1514〜1564 年）による「人体の構造についての七部の書」（通称ファブリカ）の出版（1542 年），イギリスのハーヴェイ Harvey W（1578〜1657 年）による血液循環の発見，オランダのレーヴェンフック Leeuwenhoek A van（1632〜1723 年）による顕微鏡の発見などの大きな業績が続いた．
- 18 世紀には，病理学の領域ではイタリアのモルガーニ Morgagni GB（1682〜1771 年）は 60 年間に約 700 体の病理解剖を行い，1761 年に大著「解剖所見による病気の座と原因」を著した．モルガーニによって，病理解剖は疾病を理解するための極めて優れた手段であるとの認識が普及し，臓器病理学という概念が打ちたてられた．

次いでフランスのビシャ Bichat MFX（1771〜1802 年），その門下のラエンネック Laënnec RTH（1781〜1826 年）らによって，個々の組織・臓器にはそれぞれ特有の構築・機能がありそれらによって疾病が成立することが提唱され，臓器病理学とともに組織病理学の概念が確立された．また，当時彼ら臨床医は，死亡した患者について自ら病理解剖も行い，臨床と緊密に結びついた病理学の確立にも貢献している．
- 19 世紀に入り，オーストリアのロキタンスキー Rokitansky KF von（1804〜1878 年）は，普遍的な病理解剖学的手法を確立するとともに，疾病の発生には血液成分の関与が大きいとした体液病理学の流れをくむ血液病理学を提唱した．

次いで，ドイツのウィルヒョウ Virchow RLK（1821〜1902 年）は，「すべての細胞は細胞から生ずる．細胞こそが人体の基本単位であり，疾病とは病める細胞群である」とした細胞病理学を発表した（1858 年）．現代の病理学はこの細胞病理学を基礎として発展してきている．

また，この時代にはフランスのパスツール Pasteur L（1822〜1895 年）

やドイツのコッホ Koch HHR（1843〜1910年），エールリッヒ Ehrlich P（1854〜1915年）らによって種々の病原体が発見され，細菌学の著しい発展とともに免疫学の基礎も確立されてきた．

- 日本の病理学：日本の医学・医療は古くから中国の影響が強く，渡来僧や遣隋使，遣唐使らによって中国の医術が広められてきた．

戦国時代末期には，ポルトガル人によって南蛮医学・医療が伝えられている．

江戸時代になると医学・医療には儒教の影響が強かったものの，一方では長崎のオランダ商館を介して西洋医学も渡来し，山脇東洋（1705〜1762年）や前野良沢（1723〜1803年），杉田玄白（1733〜1817年）らは人体解剖を行うとともに，杉田玄白，前野良沢は「ターヘル・アナトミア」を翻訳した「解体新書」を出版し（1774年），この時代の日本の医学・医療に大きな影響を与えた．

また，アメリカのモートン Morton WTG（1819〜1868年）によるエーテル麻酔の開発に先立つこと約40年前の1804年には，華岡青洲（1760〜1835年）が全身麻酔剤の「通仙散」を考案して乳癌摘出術を行っているのは特記すべきことである．

明治時代以降は，ドイツ医学・医療の影響が強くドイツ式医学教育の制度もとり入れられ，また多くの医学者がドイツ等に留学している．その中でも，山極勝三郎（1863〜1930年）による発癌実験，田原淳（1873〜1952年）による心臓の刺激伝導系の発見，北里柴三郎（1852〜1931年）の破傷風菌やペスト菌および志賀潔（1870〜1957年）の赤痢菌の発見，野口英世（1876〜1928年）の梅毒スピロヘータの研究などは特筆に値する．

第二次世界大戦以降は，アメリカ医学・医療の影響が主流を占め今日の病理学へと発展してきている．

- 今日の病理学では，科学のめざましい進歩・発展によって電子顕微鏡，酵素組織化学，免疫組織化学，分子生物学などの新しい手法を応用して病態の究明が行われ，疾病の原因が細胞レベルから蛋白質・遺伝子レベルで論じられるようになってきている．

＜神山隆一＞

2 病因

　すべての疾病（病気）は何らかの原因があって発生する．この疾病の原因を病因 etiology という．

　病因は先天的あるいは後天的に生体自身の中にある内因と，外部から生体に作用する外因とに大別されるが，多くの場合疾病は内因と外因の相互作用によって引き起こされる．

　なお，内因と外因は図 1-2 のように分けられている．

　疾病の発生にいくつかの病因が存在する場合，最も重要なものを主因，他を副因という．

1 内因

　内因には図 1-2 に示すごとく，a. 素因，b. 染色体・遺伝子異常，c. 内分泌障害，d. 免疫・アレルギーなどがある．

a. 素因
- 疾病にかかりやすい身体的性状を素因といい，これには一般的素因と個人的素因とがある．

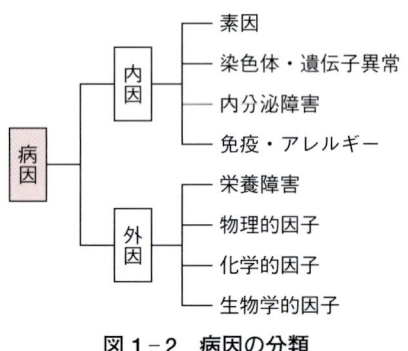

図 1-2　病因の分類

- 一般的素因とは，ある一群の人々に共通した素因で，年齢，性，人種，臓器などがある．
  年齢では，動脈硬化症や癌は高齢者に多いが，麻疹，猩紅熱，神経芽腫などは小児に多い．
  性では，食道癌，肺癌は男性に多いが，慢性甲状腺炎（橋本病）などの自己免疫疾患は女性に多い．
  人種素因では日本人には胃癌が多く，臓器素因では赤痢は大腸に好発するといった傾向がみられる．
- 個人的素因は体質ともいわれ，アレルギー体質（滲出性体質），卒中体質などがある．

b. 染色体・遺伝子異常
- 染色体・遺伝子異常については I．総論 § 10．先天異常・奇形を参照．

c. 内分泌障害
- 内分泌腺の発育不全や欠損によって機能低下が，過形成や腫瘍などによって機能亢進が起こり，疾病を引き起こす．

d. 免疫・アレルギー
- 小児では自己の免疫機構が確立するまでは感染症にかかりやすく，また高齢者では免疫系の機能低下に伴い再び感染症に罹患しやすくなる．

2 外因

外因には図 1-2 のごとくに，a．**栄養障害**，b．**物理的因子**，c．**化学的因子**，d．**生物学的因子**がある．

a. 栄養障害
- 栄養素（蛋白質，脂肪，炭水化物，水分，無機質，ビタミンなど）は，これが生理的限界をこえて過剰または不足に陥ると病因となって肥満症や糖尿病あるいは栄養失調症，ビタミン欠乏症などを発症する．

b. 物理的因子

- 物理的因子によって引き起こされる疾病には次のようなものがある．
  - ①機械的因子：外傷，骨折
  - ②温度：熱傷，凍傷
  - ③気圧：潜函病，高山病
  - ④音波：聴力障害
  - ⑤電気：心臓障害，電気熱傷
  - ⑥紫外線：日光皮膚炎
  - ⑦放射線：放射線皮膚炎，白血病，皮膚癌

c. 化学的因子

- 化学物質は接触部位に直接傷害を与えたり，吸収されて全身障害をきたし中毒症を引き起こす．

  例として，強酸や強アルカリを接触した際の皮膚や粘膜の壊死，有機水銀による水俣病，薬剤によるものとしてはサリドマイドによるアザラシ状奇形などがあげられる．

  また，医療や検査に用いる薬剤により新たな疾病の発生をみることがある．これを医原病（医原性疾患）といい，胃腸のステロイド潰瘍，ステロイド糖尿病，抗生物質による菌交代現象，免疫抑制剤による免疫不全などがその例としてあげられる．

d. 生物学的因子

- 疾病を起こす外因としての生物学的因子の占める割合は非常に大きい．

  病原微生物には，ウイルス，クラミジア，リケッチア，細菌，スピロヘータ，真菌，原虫，寄生虫などがあり，これらの病原体は経口的，経皮的あるいは経気道的に生体内に侵入してさまざまな疾病を引き起こす．

〈神山隆一〉

3 細胞・組織の傷害とその修復

　種々の病因によって細胞や組織が傷害性の刺激を受けると，その刺激に対して生体は適応するが，元通りの生理的状態に戻りうる場合を可逆的傷害，戻りえない場合を不可逆的傷害という．不可逆的傷害を経て細胞・組織は壊死に陥る．

　適応には，主として可逆的変化である変性および病的な状態としての萎縮や肥大，過形成がある．局所的な壊死に対してはその部を修復しようとする生体反応が起こる．その第一歩が再生であり，再生が契機となって化生が生じる．組織や臓器の欠損の修復は創傷治癒と呼ばれる．

　なお，変性，萎縮，壊死をまとめて退行性病変あるいは受け身の病変，再生，化生，肥大，過形成が進行性病変あるいは活動性病変と総称されることもある．

1 変性 degeneration

- 変性とはまだ壊死に至らない程度の細胞や組織の傷害である．
- 変性では一般に細胞や組織の機能は減退しているが，硝子滴変性や角質変性などのように機能はむしろ亢進しているものもある．

a. 細胞の変性（図1-3）

1）混濁腫脹 cloudy swelling と水腫性変性 hydropic degeneration

- 混濁腫脹は肝臓，腎臓，心臓などの実質臓器に起こりやすく，臓器は腫大し，その割面は混濁膨隆してみえる．
- 光顕的にも細胞は腫大し，細胞質はミトコンドリアの膨化により微細顆粒状を呈する．
- 水腫性変性は混濁腫脹よりも進行した状態であり，ミトコンドリアや小胞体には水分が貯留し，拡張，膨化をきたす．その結果，細胞質には大

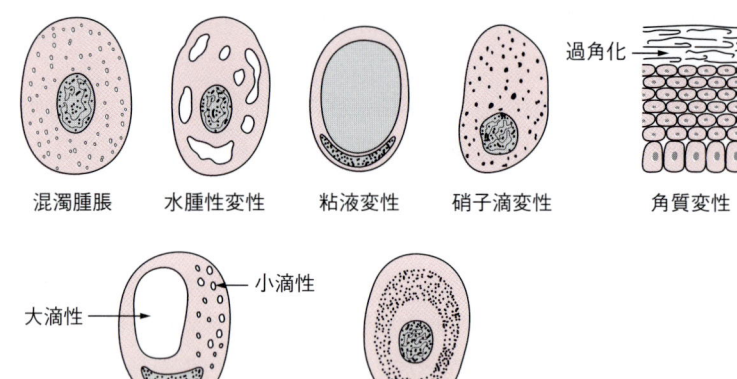

図1-3 細胞の変性

小の空胞が形成され，したがって空胞変性　vacuolar degeneration とも呼ばれている．
- 混濁腫脹や水腫性変性の原因としては，酸素欠乏や中毒，急性感染症などがあげられる．

2）粘液変性　mucous degeneration
- 粘液とは粘りけのある液体で，中性ないし酸性の糖蛋白質を含んでいる．
- 消化管などの粘膜には，粘液を産生，分泌する上皮細胞が存在する．
- 粘膜や粘液腺から発生した癌細胞には，その細胞質内に多量の粘液が貯留し，核が細胞の一側に押しやられた印環細胞の形をとるものもある．
- 間質結合組織に生じる粘液変性は，ムコイド変性　mucoid degeneration とも呼ばれる．

3）硝子滴変性　hyaline droplet degeneration
- 硝子滴変性は，蛋白尿が出現するような腎疾患の尿細管上皮細胞によくみられる変化で，細胞質内にはエオジン好性の円形顆粒（硝子滴）が多数みられる．

- 円形顆粒（硝子滴）は再吸収された蛋白が細胞質内に貯留したものであり，尿細管上皮細胞の機能はむしろ亢進の状態にある．しかし，硝子滴変性も高度になると細胞の機能はやがて障害されてくる．

4）角質変性　keratin degeneration
- 角質変性は角化機能が病的に亢進した状態である．
- 過度の角化である過角化や脱核せず角化が進行する錯角化（不全角化）が例としてあげられる．

5）脂肪変性　fatty degeneration
- 脂肪は黄色の色素であるリポクロームを含んでおり，脂肪変性を起こした組織・臓器は黄色調を呈する．
- 酸素欠乏や貧血，中毒などでは，細胞のミトコンドリアにエネルギー生成の障害，酸化的リン酸化の低下，脂肪の酸化障害が生じ，細胞質内に中性脂肪が滴状に出現してくる．これが狭義の脂肪変性で，酸素消費量が多く代謝が活発な肝細胞（図1-4）や腎尿細管上皮細胞，心筋などに起こりやすい．
- 肝臓への脂肪供給過剰，あるいは肝臓からの脂肪転送障害により，肝細胞に中性脂肪が蓄積する現象を脂肪浸潤　fatty infiltration という．
- 脂肪浸潤と狭義の脂肪変性とを厳密に区別することは困難で，これらを

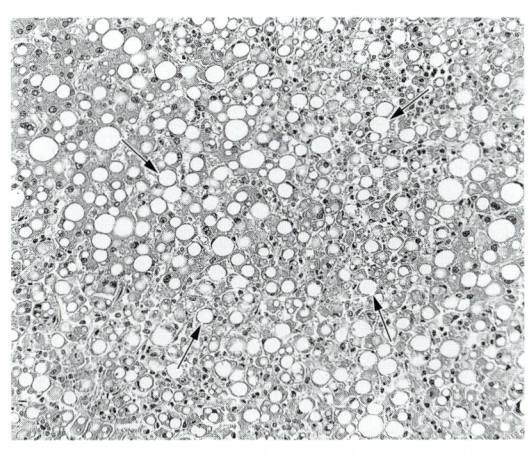

図1-4　肝細胞には大小の空胞状の脂肪滴（→）が多数認められる

一括して脂肪化 fatty change（広義の脂肪変性）と呼ぶことが多く，肝臓全体に脂肪化が及んだものは脂肪肝と称される．

6）糖原変性　glycogen degeneration

- 糖原（グリコーゲン）は生理的に肝臓や骨格筋などに貯えられているが，多量の糖原が細胞内に蓄積する状態を糖原変性という．
- 糖尿病における肝細胞核や尿細管上皮細胞への糖原蓄積がその例としてあげられる．

b. 細胞間質の変性（図1-5）

1）硝子変性　hyaline degeneration

- 硝子変性は，蛋白質が主成分の均質無構造な物質が細胞間の基質や細網線維，膠原線維に沈着した状態であり硝子化 hyalinization ともいう．
- この変性は，動脈硬化を起こした小動脈壁や慢性糸球体腎炎の糸球体（図1-6），瘢痕組織内の膠原線維などにみられることが多い．

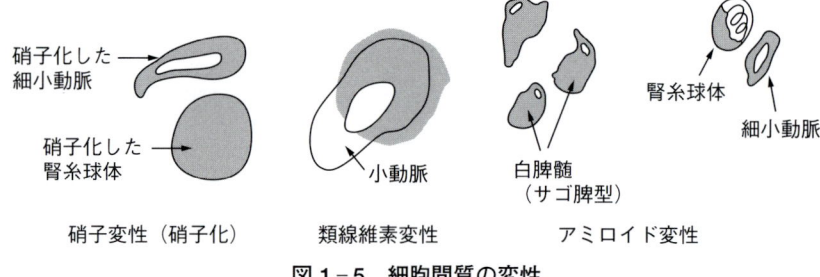

図1-5　細胞間質の変性

> 〈メモ〉細胞間質
>
> 　組織を構成する細胞と細胞の間に存在する物質で，線維とその間を埋める基質とからなる．線維には膠原線維，弾性線維，細網線維とがあり，基質は蛋白質と多糖類を含む無構造な部分をいう．
> 　この細胞間質の物理化学的な性状によって，組織の硬さや変形性が決まるとともに，細胞間質は細胞の運動や形態保持，細胞間の代謝や情報伝達などにも関与している．

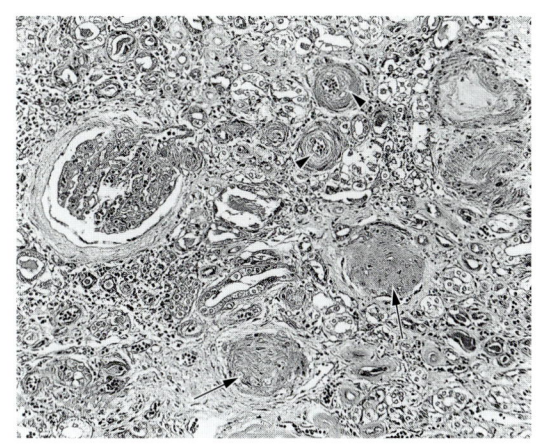

図1-6 腎臓の糸球体（→）や小動脈壁（▶）の硝子変性像

2）類線維素変性 fibrinoid degeneration

- 類線維素変性は，血漿中の線維素を含む蛋白が膠原線維やその線維間基質に沈着した病変であり，膠原線維は膨化し均質となる．
- 膠原病やアレルギー性疾患，悪性高血圧症などで，主に小動脈壁や結合組織に認められる変性である．

3）アミロイド変性 amyloid degeneration

- アミロイド（類澱粉質）と呼ばれる線維性蛋白質の一種が細胞間や組織間隙，基底膜，血管などに沈着する病変で，肝臓，脾臓，腎臓，心臓，舌，消化管などに起こりやすい．
- アミロイドが沈着して起こる病態をアミロイドーシスといい，全身性のものと局所性のものとに分けられる．全身性アミロイドーシスには，原因不明の原発性のもの，多発性骨髄腫に伴うもの，慢性化膿性炎や結核などに続発するものとがある（表1-1）．
- 長期に血液透析療法を受けた場合，関節滑膜を中心に β_2-ミクログロブリン由来のアミロイド蛋白が沈着し，手根管症候群などの骨関節症状をきたす透析アミロイドーシスが発症する（表1-1）．

表 1-1 アミロイド蛋白の性状と病型

アミロイド蛋白	アミロイド前駆蛋白	病型
AL	免疫グロブリン軽鎖（light chain）	原発性アミロイドーシス 多発性骨髄腫に伴うもの
AA	SAA	続発性アミロイドーシス 家族性地中海熱
ATTR	トランスサイレチン（プレアルブミン）	家族性アミロイドポリニューロパチーの一部 全身性老人性アミロイドーシス
$A\beta_2M$	β_2-ミクログロブリン	透析アミロイドーシス

AL：immunoglobulin light chain-derived amyloid protein
AA：amyloid A-derived amyloid protein
ATTR：transthyretin-derived amyloid protein
$A\beta_2M$：β_2-microglobulin-derived amyloid protein
SAA：serum amyloid A

2 壊死 necrosis

- 生体内の局所的な細胞や組織の死を壊死という．
- 壊死を起こす原因としては，①循環障害，②外傷，熱，電気，放射線などの物理的因子，③酸，アルカリ，水銀，リンなどの化学的因子，④細菌毒素，ウイルスなどの生物学的因子があげられる．
- 壊死に陥った細胞では，核には濃縮，崩壊，融解などが起こり，ミトコンドリアなどの細胞小器官も膨化，崩壊し細胞質は好酸性となる．やがて核は消失し細胞全体が縮小，無構造の小塊となる．

a. 壊死の種類

1）凝固壊死 coagulation necrosis

- 細胞・組織の蛋白質が凝固する型の壊死で，壊死部は灰白色〜灰白黄色を呈し，周囲との境界は明瞭である．
- 解剖学的に終動脈支配を受けている心臓，腎臓，脾臓などのような臓器での，血行遮断性の貧血性梗塞が凝固壊死の代表的な例である（図 1-7）．

2）融解壊死 colliquative necrosis

- 壊死組織が軟化，融解し，液状となったもので液化壊死 liquefaction

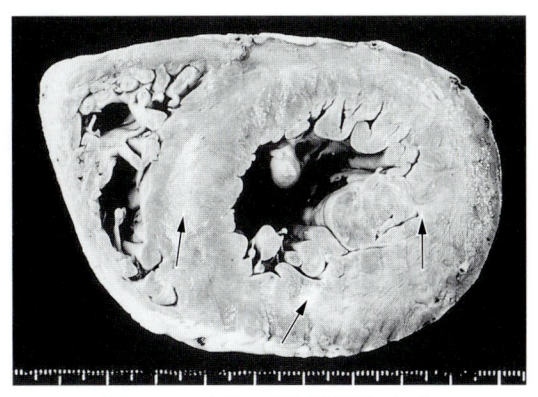

図 1-7　心臓の凝固壊死像（→）

necrosis とも呼ばれる．
- この型の壊死は脳に起こりやすく，血行障害による脳梗塞（脳軟化症）がその典型例である．

3）特殊な壊死
a) 乾酪壊死　caseous necrosis
- 結核結節や梅毒のゴム腫内にみられる凝固壊死の一型で，黄色調，チーズ様の外観を呈する．

b) 壊疽　gangrene
- 腐敗菌の感染によって，壊死組織が腐敗，融解したものを湿性壊疽といい，肺や虫垂に起こることが多い．
- 壊死組織が外気にさらされて水分が蒸発し，乾燥した状態を乾性壊疽といい，動脈硬化症や糖尿病などで，動脈の閉塞により四肢末端部が壊死に陥った際に起こりやすい．乾性壊疽はミイラ化とも呼ばれる．

b．壊死組織の転帰
- 壊死に陥った組織は異物として処理され，壊死巣の大きさや性状，個体側の条件などによって，排出（排除），器質化，被包などの過程をとる（図 1-8）．
- 小さな壊死組織であれば，好中球やマクロファージの働きによって完全に吸収されることがある．

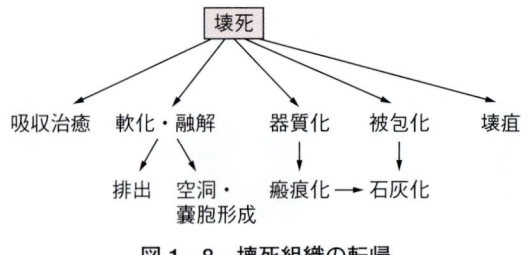

```
                        ┌──────┐
                        │ 壊死 │
                        └──────┘
          ┌──────┬──────┼──────┬──────┐
        吸収治癒 軟化・融解 器質化 被包化 壊疽
                  ↓       ↓      ↓
                 排出   瘢痕化→石灰化
                 空洞・
                 嚢胞形成
```

図1-8　壊死組織の転帰

- 壊死巣に好中球浸潤が加わり，軟化，融解をきたした場合には瘻孔が形成され，軟化物質が体外あるいは既存の管腔内に排出されることもある．この場合，組織欠損が修復されないと空洞や嚢胞が形成される．
- 大きな壊死組織は，壊死巣周囲から侵入してきた肉芽組織によって置き換えられる．これを器質化という．
- 肉芽組織はやがて瘢痕化し，瘢痕組織となる．また石灰沈着（石灰化）が起こることもある．
- 壊死組織が難吸収性のものや非常に大きい場合には器質化が起こらず，壊死巣周囲は肉芽組織によって被包され，健常組織から隔離，分界される．この肉芽組織はやがて線維性の被膜となる．

c. アポトーシス　apoptosis（図1-9）

- 種々の原因によって起こる受動的な細胞死の壊死に対して，遺伝子の発現に基づくプログラムされた能動的な細胞死をアポトーシスという．
- アポトーシスは細胞・組織系の発生，変態，分化，成熟ならびに老化などの生理的現象や炎症，悪性腫瘍などの病的状態にも深く関与している．
- 形態学的には，核クロマチンの凝集化といった核の変化が大きい．かつ，細胞容積は縮小し，細胞は細胞膜に包まれたまま断片化してアポトーシス小体となる．
- アポトーシス小体やアポトーシスの過程にある細胞は，速やかにマクロファージに貪食，消化される．したがって，アポトーシスでは炎症反応は起こらない．
- 指趾の分解やオタマジャクシからカエルへの変態過程などの発生学分野

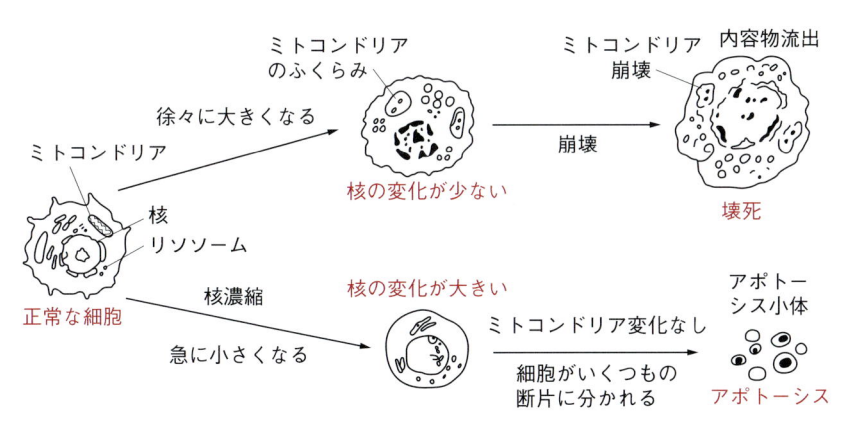

図1-9 アポトーシスと壊死の形態的比較

ミトコンドリア / 核 / リソソーム
正常な細胞

徐々に大きくなる → ミトコンドリアのふくらみ → 核の変化が少ない → ミトコンドリア崩壊 → 内容物流出 → 壊死

核濃縮／急に小さくなる → 核の変化が大きい → ミトコンドリア変化なし → 細胞がいくつもの断片に分かれる → アポトーシス小体 → アポトーシス

での細胞死を programmed cell death（PCD）とし，アポトーシスとPCDとは異なるものとする立場もあるが，アポトーシスとPCDはともに遺伝子発現に伴った細胞死であり，形態的変化にも差はみられない．

3 萎縮　atrophy

- 一度正常の大きさまで発育した組織や臓器の容積が減少することを萎縮という．
- 萎縮は，組織や臓器を構成する細胞の個々の容積が減少する単純萎縮と，構成細胞の数が減少する数的萎縮とがある（図1-10）．しかし，実際には両者が組み合わさっている場合が多い．
- 萎縮した細胞・組織・臓器では，その機能は多少とも低下する．

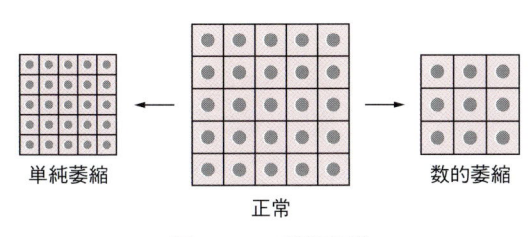

単純萎縮 ← 正常 → 数的萎縮

図1-10 萎縮の型

a. 萎縮の種類

1）生理的萎縮　physiological atrophy

- 加齢とともに生理的にみられるもので，思春期以降の胸腺の萎縮や老化現象による諸臓器の老人性萎縮　senile atrophy がこれに属する．

2）栄養障害性萎縮　malnutritional atrophy

- 栄養物摂取の不足や悪性腫瘍，結核のような慢性消耗性疾患でみられる全身性，特に脂肪組織や筋組織，肝臓などの萎縮がこれに相当する．

3）無為萎縮（廃用萎縮）disuse atrophy

- 組織や臓器の機能が停止あるいは抑制されたときに生じる萎縮で，骨折固定時の筋肉や眼球摘出後の視神経萎縮などがその例としてあげられる．

4）圧迫萎縮　pressure atrophy

- 組織や臓器が持続的に圧迫を受けているときに起こる萎縮で，例として水頭症の際の脳実質萎縮，水腎症における腎実質の萎縮（図1-11），胸部大動脈瘤圧迫による胸骨侵蝕，コルセット肝などがあげられる．

5）神経性萎縮　neurogenic atrophy

- 組織や臓器を支配する神経に障害がある場合，その支配下の組織・臓器が萎縮する型で，筋萎縮性側索硬化症，脊髄性進行性筋萎縮症，末梢神経性進行性筋萎縮症などが例としてあげられる．

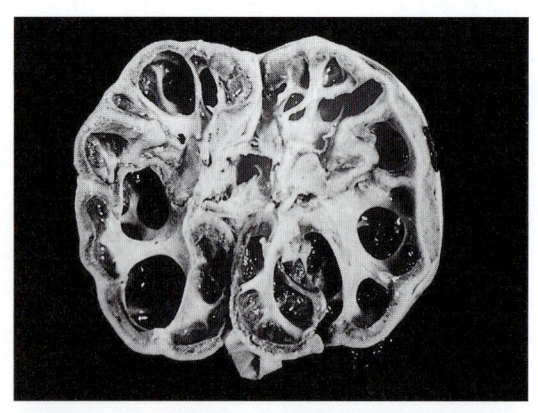

図1-11　水腎症による腎臓の実質の萎縮像

6) 内分泌性萎縮　endocrine atrophy

- ホルモンの分泌停止や低下による標的組織・臓器の萎縮で，例として下垂体機能脱落時の内分泌臓器の萎縮があげられる．

4　肥大　hypertrophyと過形成　hyperplasia

- 細胞や組織・臓器の容積が増大することを肥大という（狭義の肥大で単純肥大ともいう）（図1-12）．
- 組織・臓器の構成細胞が分裂し，細胞数が増加する結果，組織・臓器の容積が増大することを過形成という（数的肥大ともいう）（図1-12）．
- 狭義の肥大と過形成とは，両者が同時に起こっていることが多く，一般には両者を併せて肥大（広義）と称している．
- 進行性筋ジストロフィー症では，萎縮した筋肉組織内に脂肪組織が侵入増殖して，一見肥大しているようにみえる．このように，他の組織成分によるみせかけの肥大を仮性肥大という（図1-12）．

a. 肥大の種類

1）作業肥大　work hypertrophy

- 持続的に機能の亢進が要求されている場合にみられる．
- 妊娠や授乳期の乳腺，妊娠時の子宮壁，スポーツマンの骨格筋などは生

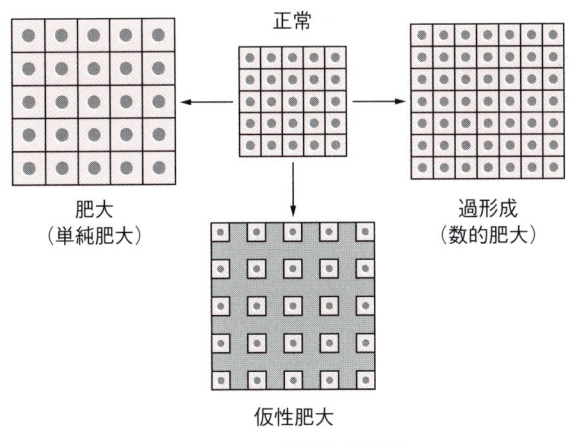

図1-12　肥大と過形成

理的な肥大である．
- 心臓弁膜症や高血圧症，慢性肺疾患などにみられる心肥大，消化管や尿路などに狭窄が生じた場合の上部管壁の平滑筋の肥大は病的なものであり，これらは病的肥大と呼ばれる．

2）代償性肥大　compensatory hypertrophy
- 一側の臓器が切除された場合やあるいは機能しないときに対側の臓器が代償性に肥大する型で，一側の腎摘出後の他側の腎臓などがその例としてあげられる．

3）ホルモン性肥大　hormonal hypertrophy
- 生理的以外のホルモン失調ないしは過剰分泌による肥大で，例として女性ホルモン均衡失調による子宮内膜増殖症，性ホルモン失調性の前立腺肥大などがあげられる．

4）特発性肥大　idiopathic hypertrophy
- 原因不明のもので，肥大型の特発性心筋症がその例としてあげられる．

5　化生　metaplasia

- いったん分化，成熟した組織が他の組織に変化することを化生という．ただし，上皮組織は他の上皮組織に，結合組織は他の結合組織に変わるように，化生は同系統の組織間で生じるものである．
- 化生の例として，胃粘膜上皮が腸型の上皮に変化する腸上皮化生，子宮頸部や気管支上皮の円柱上皮が重層扁平上皮化する扁平上皮化生，線維性結合組織から軟骨組織や骨組織への変化などがあげられる．
- 化生の原因としては，持続的な機械的あるいは化学的刺激，慢性炎症などがあげられる．

6　再生　regeneration

- 何らかの原因により，生体組織に欠損が生じた場合，同一の細胞・組織が分裂，増殖して欠損部を補充，修復する現象を再生という（図1-13）．
- 再生能力の強い細胞・組織は血球，表皮，粘膜上皮，結合組織，血管内皮，神経膠細胞，末梢神経線維などであり，一生を通じて細胞は分裂，増殖することより不安定細胞と呼ばれている．

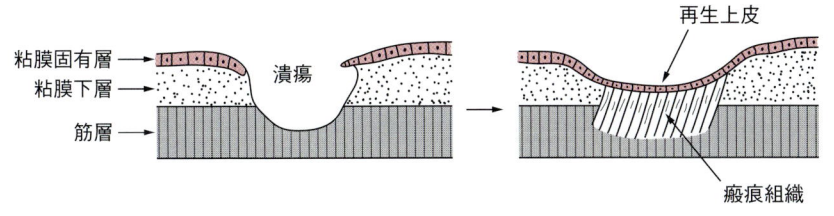

図1-13　胃潰瘍における再生現象

- 再生能力の弱いものは骨格筋，平滑筋，腺上皮などであり，何らかの刺激により細胞分裂・増殖を開始することより安定細胞と称される．
- 神経細胞や心筋細胞は出生後は細胞分裂をすることがないゆえ再生能力もなく，永久細胞と呼ばれている．
- 再生能力が強く，傷害の程度が軽い場合には，形態や機能はもと通りに回復する．これを完全再生　complete regeneration といい，血球や表皮などでは，常に死滅と再生とが繰り返されて細胞・組織の恒常性が保たれている．

> 〈メモ〉再生
> 　心筋細胞や神経細胞には再生能力がないとされていることから，心筋梗塞を発症した場合，壊死に陥った心筋細胞は再生せず壊死巣は肉芽組織で置きかえられ，最終的には線維性瘢痕組織となる．この線維性瘢痕組織には心筋細胞のような特殊な規則的収縮能はないため心臓に機能障害をもたらすことになる．
> 　また，脳梗塞（脳軟化症）や脳出血などで中枢神経組織が壊死に陥ると，再生能力のある神経膠細胞が増殖して壊死巣を埋めることになる．神経膠細胞は神経細胞の働きの代わりはできないため，壊死部の支配領域に一致した運動障害や知覚障害あるいは言語障害などが出現してくる．
> 　しかし，近年骨髄の間葉系幹細胞が心筋細胞や神経細胞にも分化し得ることが明らかにされ，再生医学・医療の面からも注目を集めている．

- 欠損部がもと通りに修復されず，機能も完全には回復しない場合を不完全再生 incomplete regeneration という．

7 創傷治癒 wound healing

- 体表面あるいは体内組織・臓器の損傷や欠損を創傷という．
- 創傷に引き続いて起こる生体反応によって，治癒に向かう現象を創傷治癒という．

a. 肉芽組織 granulation tissue

- 肉芽組織は，創傷治癒の過程や異物の処理，あるいは炎症の経過中に認められる組織である．
- 肉芽組織は，線維芽細胞と新生毛細血管に富んだ結合組織でそこにマクロファージや好中球，リンパ球，形質細胞などの遊走細胞が混在している．経過とともに細胞成分や毛細血管は減少し，膠原線維が増加してくる．最終的にはほとんど膠原線維のみからなる硬い瘢痕組織（瘢痕化）となる．
- 臨床的によい肉芽組織とは血量が多く，顆粒状で緊張しており，速やかに治癒に向かう．悪い肉芽組織とは血量が少なく，浮腫状で顆粒状の盛り上がりや線維化傾向に乏しく治癒もしにくい．

b. 創傷治癒の様式

1）一次的治癒

- 外科手術における縫合創のように，組織の欠損が少なく感染もなく，肉芽組織の形成も少ない場合で，ほとんど瘢痕を残さず治癒する形式を一次的治癒という．

2）二次的治癒

- 二次的治癒とは，組織の欠損が多い場合や創傷に感染が起こったときなどの治癒過程である．
- 二次的治癒形式では，比較的多量の肉芽組織が形成され，経過とともに瘢痕化する．瘢痕が大きければケロイドとなる．

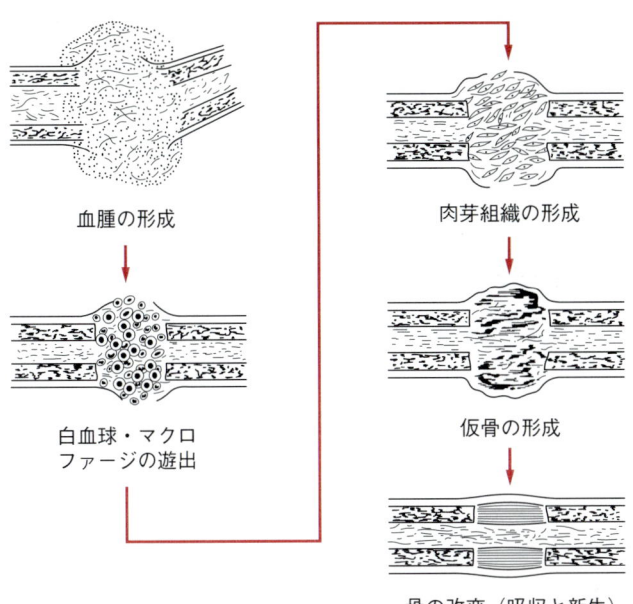

図1-14 二次的骨折治癒の過程

3) 骨折 fracture の治癒

- 骨の連続性が完全または不完全に途絶した状態を骨折という．
- 骨折の治癒過程は図1-14に示す通りで，数カ月かかって二次的骨折治癒は完了する．なお，管内骨形成機転が働いて仮骨形成を伴わないものを一次的骨折治癒という．

<神山隆一>

4 代謝異常

1 蛋白質代謝異常　abnormality in protein metabolism

1）蛋白質・アミノ酸代謝の概要（図1-15）

　食物中の蛋白質は消化管の蛋白分解酵素 proteinase によってアミノ酸に分解され，小腸上部から主として能動輸送によって吸収されて門脈から肝に入る．肝細胞に取り込まれたアミノ酸は，一部糖質，脂質に変換され，あるいは蛋白質に再合成されて血漿蛋白を維持する．必須アミノ酸は食物から摂らなければならないが，他のアミノ酸は糖質から新生される．血漿蛋白の大部分は肝で合成されるが，γグロブリンはBリンパ球系細胞によって産生される．

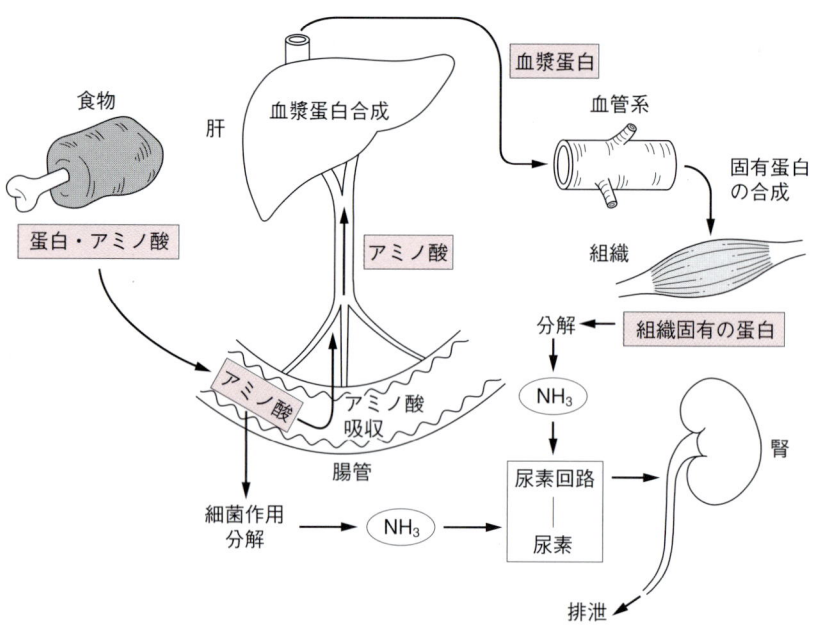

図1-15　蛋白質・アミノ酸代謝の概要

2）蛋白質欠乏症　protein deficiency

体外に排泄される蛋白量が食物から摂取される量を上まわり，負の窒素平衡状態にあること．血漿蛋白が低下（低蛋白血症　hypoproteinemia：総血漿蛋白量が 6.0 g/dl 以下）すると貧血，浮腫が起こるとともに創傷治癒が阻害され，感染症も起こりやすくなる．

3）高蛋白血症　hyperproteinemia

総血漿蛋白量が 8.0 g/dl 以上に増加した状態．腫瘍や炎症に伴って B リンパ球系細胞が産生する γ グロブリンが増量すると高蛋白血症 hyperproteinemia が起こる．

4）アミロイドーシス　amyloidosis

線維性蛋白質の一種であるアミロイドが沈着する疾患群．生化学的にアミロイドには，免疫グロブリンの軽鎖からなる AL（amyloid-light chain），起源不明の蛋白質からなる AA（amyloid associated）の 2 型のほか，β_2 ミクログロブリンなどがある．アミロイドーシスは

- 免疫細胞異常（多発性骨髄腫など）性アミロイドーシス（原発性アミロイドーシス　primary amyloidosis）
- 続発性アミロイドーシス（慢性炎症に続発）
- 血液透析関連性アミロイドーシス
- 遺伝性アミロイドーシス
- 老人性心アミロイドーシス
- 内分泌性アミロイドーシス（甲状腺髄様癌など）

に分類される．アミロイドの沈着はあらゆる臓器の血管や間質に起こるが，特徴的なのは以下のとおり．

- 脾：脾リンパ濾胞に限局して起こるとサゴ脾（白脾髄に点々と沈着が起こり煮たサゴ粒のように見える），脾洞から脾髄に及ぶものはハム脾とよばれる．
- 腎：糸球体血管係蹄，輸出入動脈壁，間質に沈着．
- 肝：進行例では肉眼的に灰白色調で蝋様を呈する．
- 長期の血液透析患者では β_2 ミクログロブリン由来のアミロイドが手首の手根管靱帯に起こることが多く，正中神経を圧迫して手根管症候群（正中神経分布領域の手の疼痛と知覚異常）を呈する．

5）尿毒症　uremia

　蛋白質代謝の終末産物として血中に存在する残余窒素が増加する状態を高窒素血症　azotemia とよぶ．重篤な腎機能不全や尿路障害によって残余窒素の体外排泄障害が起こると，尿毒症（けいれん，意識障害，肺の出血，水腫，胃腸炎，電解質バランスの乱れなど）を起こす．

6）高アンモニア血症　hyperammonemia

　アンモニアはアミノ酸の酸化的脱アミノやアミノ基転位によって腸内細菌の作用で生じる．腸管から吸収されたアンモニアはアミノ酸の再合成に利用されるとともに，肝の尿素サイクルで尿素となり尿中に排泄される．したがって重篤な肝疾患があると血中アンモニア濃度が増加し，中枢神経が障害を受けて昏睡状態になる（肝性昏睡　hepatic coma）．

7）アミノ酸代謝異常症

　アミノ酸代謝系の酵素欠損による先天性アミノ酸代謝異常症が多数知られている．代表的な例は以下のとおり．

- フェニルケトン尿症　phenylketonuria：フェニルアラニン水酸化酵素の欠損．精神薄弱，赤毛，異様な体臭，フェニルケトン尿，けいれんなどを示す．
- 白児症：チロジナーゼの欠損のためメラニン形成が阻害され，皮膚，網膜などのメラニンが欠乏する（白子）．

2　脂肪代謝異常　abnormality in fat metabolism

1）脂質代謝　metabolism of lipids の概要（図 1-16）

　脂質は蛋白質とともに生体の重要な構成要素であり，また熱源としても重要である．脂質は単純脂質〔中性脂肪（トリグリセリド），コレステロール，脂質エステル〕と複合脂質（リン脂質，糖脂質，硫脂質，アミノ脂質など）に分けられる．

　エネルギー源として脂肪組織に貯蔵されたトリグリセリドは，空腹時，遊離脂肪酸の形で血中に放出され，肝に運ばれる．遊離脂肪酸の動員は内分泌系や自律神経系によって調節されている．食物中の脂肪は消化管内でリパーゼの作用で分解され，小腸から吸収された後，腸管壁内でカイロミクロン　chylomicron へと再合成されて大循環系へ入る．カイロミクロンは

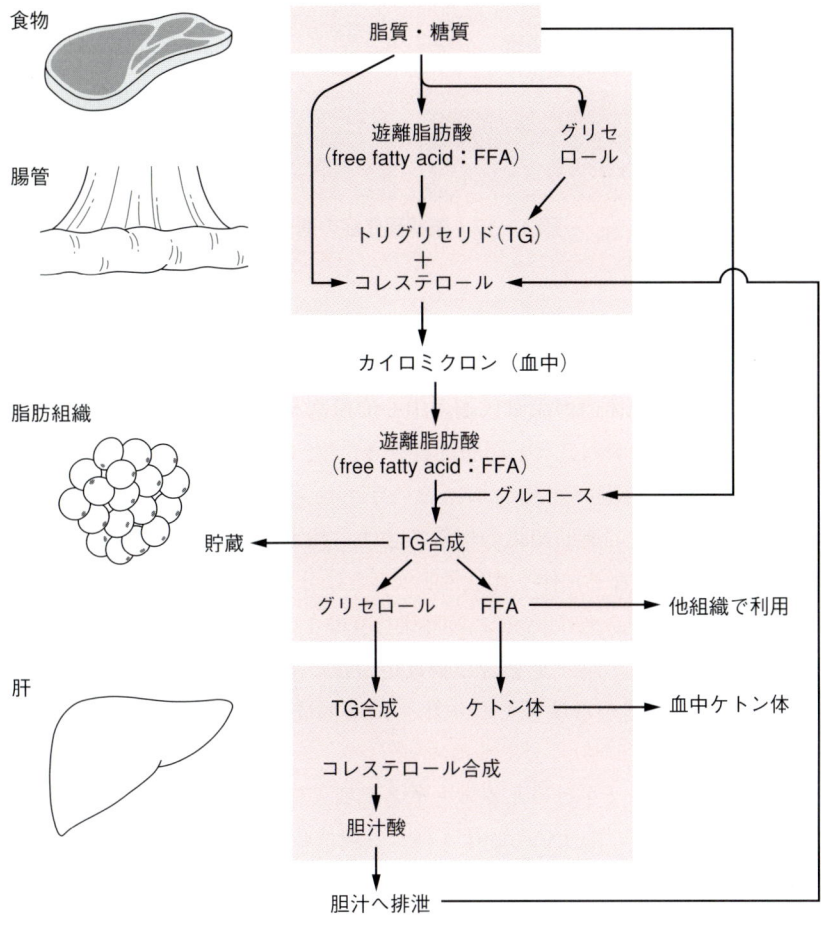

図1-16 脂質代謝の概要

毛細血管内でリポ蛋白リパーゼの作用によって遊離脂肪酸を放出し,全身各所の組織細胞に取り込まれる.コレステロールやリン脂質などの複合脂質は組織細胞の膜構成成分として重要.

2) 単純脂質代謝異常　abnormal metabolism of simple lipids
- 高脂血症(高リポ蛋白血症):血中のトリグリセリド,総コレステロール,リン脂質,遊離脂肪酸の多くあるいは一部が異常に増量している場合を高脂血症　hyperlipemia という.家族性,遺伝性に発症する家族性高リポ蛋白血症と後天性疾患(糖尿病,肥満症,動脈硬化症,ネフローゼなど)

メカニズム	脂質の集積	→	平滑筋および コラーゲンの増生	→	血栓形成および 血腫形成
動脈壁の 形態像	①脂質を細胞質 内に貯める 泡沫細胞出現	②細胞外脂 質の貯留	③脂質の芯と 線維性変化 や石灰化		④表面の欠損， 血腫，血栓

図1-17 粥状硬化症の進行

に続発するものとがある．
- 低脂血症：高脂血症と逆に血中脂質の減少している状態．
- 脂肪肝：肝は生体内の脂質代謝の中心的役割を果たしているため，その代謝過程に異常が起こると脂肪沈着をきたす．高度になると肝は腫大し，黄色調を帯び，脂肪肝 fatty liver という．
- 肥満症：全身性の脂肪組織の増量をさす．特定の疾患を伴わない単純性肥満症と糖尿病などに伴う症候性肥満症とに分類される．
- 粥状硬化症 atherosclerosis：動脈硬化症の1つで，大動脈や太い動脈に発生し，コレステロールを含む脂質が内膜に沈着する．病変は，黄灰白色の平板状隆起から壊死と石灰化，潰瘍形成，血栓付着へと進行する（図1-17）．
- 黄色腫症：コレステロールを主とする脂質が細胞質内に蓄積したマクロファージは淡明な泡沫状の胞体を持ち（黄色腫細胞），これが増生する状態を黄色腫症 xanthomatosis という．

3）複合脂質代謝異常 abnormal metabolism of complex lipids

脂質の分解に関与するリソゾーム酵素が先天的に欠損しているために脂質蓄積症を引き起こす遺伝性疾患が多数知られている．ガングリオシドが蓄積するテイ-サックス病 Tay-Sachs disease（家族性黒内障性白痴），スフィンゴミエリンが蓄積するニーマン-ピック病 Niemann-Pick disease，グルコセレブロシドが蓄積するゴーシェ病 Gaucher disease などがある．

3 糖質代謝異常 abnormality in carbohydrates metabolism

1）糖質代謝 metabolism of carbohydrates の概要（図1-18）

糖質は単糖類（ブドウ糖，ガラクトースなど），二糖類，少糖類，多糖類

図 1-18 糖質代謝の概要

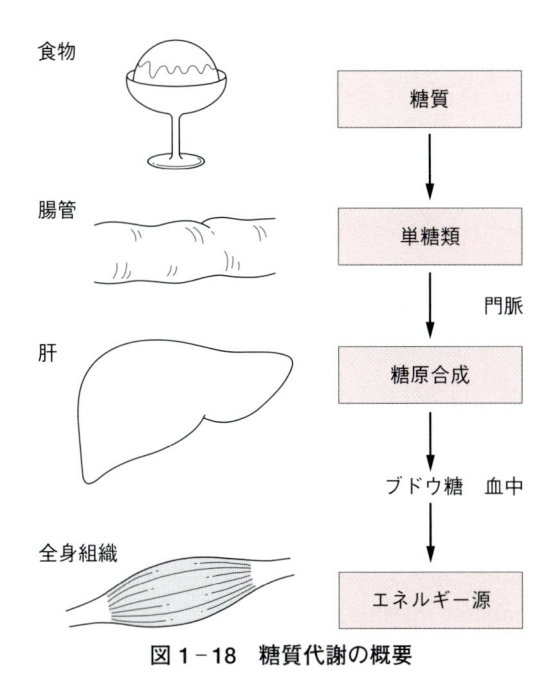

に大別され，多糖類には単純多糖（でんぷん，糖原など）のほか複合糖質（酸性ムコ多糖，糖蛋白など）が含まれる．ブドウ糖は生体にとって最も大切なエネルギー源で，とくに神経系細胞にとっては唯一のエネルギー源であるため，生体はできるだけ血糖の変動，とくに減少を防ぐように調節を行っている．ホルモンとしては，インスリン insulin は血糖値を下げ，グルカゴン glucagon はこれを上げる．

　糖質は腸管内で消化酵素の作用によって分解され，さらに腸粘膜上皮内で単糖まで水解され，小腸から吸収，門脈を経由して肝に運ばれる．肝で一部糖原 glycogen に合成され，必要に応じて分解，血中にブドウ糖として放出されて（血糖），全身の組織に供給される．

２）糖原病　glycogenosis

　糖原の合成・分解に関する酵素の先天的な欠損により糖原の蓄積をきたす遺伝性疾患．糖原病にはフォン ギールケ病 von Gierke disease やポンペ病 Pompe disease などが知られ，肝あるいは骨格筋を主体として蓄積が起こり肝腫大や筋疲労が認められるが，全身性の蓄積をきたす型もある．

3）低血糖症　hypoglycemia

血糖値が 60 mg/d*l* 以下になると低血糖症が発症する．急激に起こるとけいれん，昏睡，ショックが発現し，緩徐に起こると中枢神経系機能失調を起こす．代表的な病因は以下のとおり．

- 膵性低血糖症：インスリンの過剰分泌（糖尿病の母を持つ新生児，膵島腫瘍など）
- 副腎脳下垂体性低血糖症：副腎皮質機能低下，下垂体機能不全
- 肝性低血糖症：肝実質の広範な障害
- 神経性低血糖症：自律神経失調など

4）高血糖症　hyperglycemia

血糖調節機構の破綻によって血糖値の上昇が持続する状態．高血糖症が起こると糖尿をきたす（高血糖性糖尿）．アドレナリン，成長ホルモン，ACTH，甲状腺ホルモンなどの過剰分泌が病因となる．

5）糖尿病　diabetes mellitus

膵ランゲルハンス島 β 細胞から分泌されるインスリンの作用低下によって糖代謝調節に失調をきたし，持続性の高血糖と尿糖を主徴とする慢性代謝性疾患．糖質代謝異常のみならず，脂質や蛋白質の代謝にも異常が起こり，全身の臓器に多彩な機能障害や形態変化を起こす（図 1-19）．

- 二次性糖尿病：膵性（膵の切除や膵疾患），内分泌性，肝性，医原性（副腎皮質ホルモン投与など）
- 一次性糖尿病：インスリン依存型，インスリン非依存型とがあり，遺伝的素因と環境要因によって起こると考えられる多因子性疾患．

6）複合糖質代謝異常　abnormal metabolism of complex carbohydrates

- 遺伝性ムコ多糖症：酸性ムコ多糖類の分解過程に関与するライソゾーム酵素の先天的欠損によってムコ多糖類が分解されずに蓄積する遺伝性疾患の総称で，特徴的顔貌，角膜混濁，関節硬直，精神遅滞を伴うことが多い．
- ムコリピドーシス：糖蛋白を主とする複合糖質の分解過程に先天的障害があるためオリゴ糖が蓄積する．フコシドーシス，マンノシドーシスなどがある．

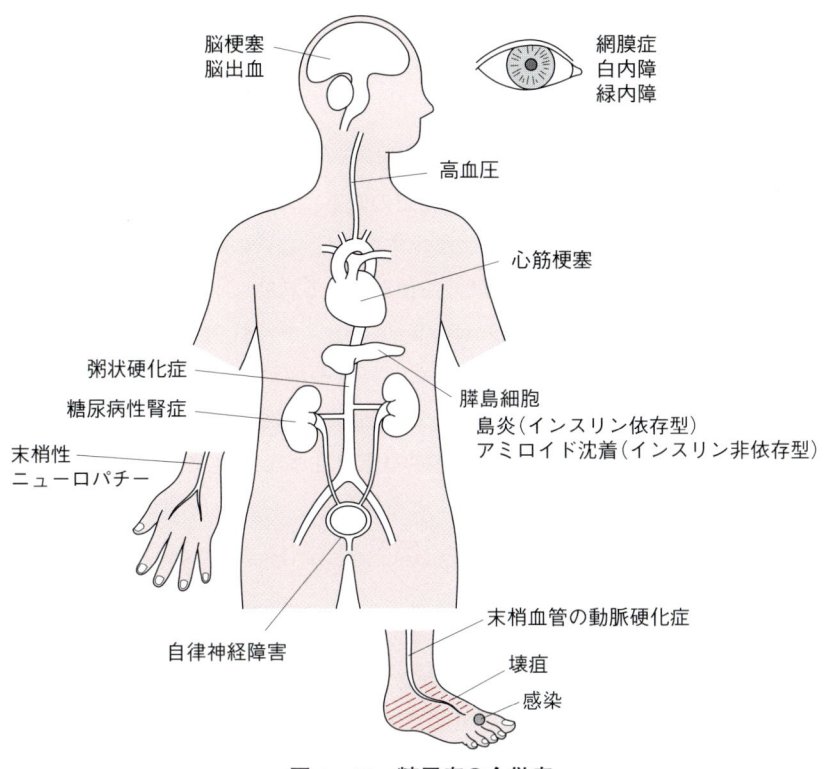

図1-19 糖尿病の合併症

4 無機物質代謝異常　abnormality in mineral metabolism

a. 鉄代謝異常　abnormal metabolism of iron

1）鉄代謝　metabolism of iron の概要

健康成人の体内鉄総量は女性で約 2 g，男性で約 6 g で，その約 80 ％はヘモグロビンの中に機能鉄として存在し，約 15 ～ 20 ％はヘモジデリンやフェリチンの貯蔵鉄（肝，脾，骨髄，骨格筋など）の型で存在する．鉄はトランスフェリンと結合して血中を輸送され，骨髄での赤芽球のヘモグロビン合成や筋などで利用される．

生体の鉄排泄は厳密な調節を受けており，粘膜や皮膚の上皮細胞の剥脱によって 1 日 1 ～ 2 mg 失われる．鉄平衡は食餌性の鉄吸収調節によって保たれている．十二指腸が吸収の主座であり，ここで食餌性のヘム鉄は粘膜

細胞内に直接入っていく．動物性食物を摂取している場合，通常摂取量で充分な鉄摂取が行えるが，植物性食物主体の食餌では欠乏することもある．

2）鉄蓄積　iron accumulation

鉄の体内蓄積は，(a) 赤血球の過剰崩壊，(b) 鉄の吸収亢進，(c) 鉄の血中輸送障害，(d) 骨髄における鉄利用の低下，によって起こる．

- ヘモジデローシス　hemosiderosis：主として (a) の原因によって，脾・肝・骨髄などの貪食細胞系に鉄の蓄積が起こる状態．
- ヘモクロマトーシス　hemochromatosis：(b) ～ (d) の原因によって肝，膵，甲状腺，胃粘膜，心筋，皮膚などに鉄蓄積が起こり，組織障害のみられる場合をいう．組織の上皮や実質細胞は変性，脱落，消失して線維性結合織に置換される．遺伝性発症の原発性ヘモクロマトーシスは，肝硬変，膵ランゲルハンス島破壊による糖尿病，青銅色皮膚色素沈着を主徴とする．

3）鉄欠乏　iron deficiency

鉄の欠乏は，(a) 食餌からの摂取不足，(b) 腸管からの鉄の吸収障害，(c) 体外への喪失（出血，ネフローシスなど），(d) 鉄需要の増加（成長），などの要因が重なることによって起こる．鉄が欠乏すると鉄欠乏性貧血，高度になると運動や神経障害，免疫能の低下などが起こる．

b. カルシウム代謝異常　abnormal metabolism of calcium

1）カルシウム代謝　metabolism of calcium の概要

生体内カルシウムの約 99 ％は骨や歯の主成分として存在する．カルシウム代謝の調節はビタミン D（吸収調節，骨から血中への動員，腎での尿細管再吸収に関与），副甲状腺ホルモン（骨吸収の促進，尿中排泄促進，吸収促進），カルシトニン（副甲状腺ホルモンと逆の作用）などによって行われている．

2）低カルシウム血症　hypocalcemia

血漿カルシウムの濃度が 4.5 mEq/l 以下に減少した状態を低カルシウム血症という．

- 副甲状腺機能低下症：副甲状腺ホルモンの分泌低下によって低カルシウム血症を起こす．神経や筋肉の興奮性が亢進し，強直性けいれん（テタ

ニー）を起こす．
- ビタミン D 欠乏症：成長あるいは骨形成の障害が現れ，小児ではクル病，成人では骨軟化症を発症する．
- 慢性腎機能障害：腎でのビタミン D の活性化が障害されるとクル病様の症状がみられる（腎性クル病）．

3）高カルシウム血症　hypercalcemia

血漿カルシウムの濃度が 6.8 mEq/l 以上の増加を示す状態を高カルシウム血症という．

- 原発性副甲状腺機能亢進症：副甲状腺の腺腫や過形成，まれに癌によって副甲状腺ホルモンが過剰分泌される．
- 骨腫瘍や骨への腫瘍転移：溶骨性骨吸収によって血中へのカルシウム動員．
- ビタミン D 過剰症：ビタミン D の大量反復投与による腸からのカルシウム過吸収．

c. 銅代謝異常　abnormal metabolism of copper

1）銅代謝　metabolism of copper の概要

銅は種々の酵素に含まれ，また銅蛋白として赤血球，肝，脳などに存在する．正常の銅代謝は，①摂取された銅を小腸上部で吸収，②アルブミンと結合して血中を運搬，③肝細胞に取り込まれセルロプラスミンを形成，④セルロプラスミンを血中に分泌（血中の銅の 90〜95％はこの形で存在），⑤脱シアル化された老廃セルロプラスミンを肝で取り込み，リソゾーム内で消化後，胆汁内に放出，といった過程で行われている．

2）ウィルソン病　Wilson disease

ウィルソン病は遺伝性の銅代謝障害で，肝，脳，眼に銅が蓄積する．セルロプラスミンとなって血中に分泌される過程と胆汁中への排泄が高度に障害されている．肝硬変や大脳レンズ核変性を起こすので，肝レンズ核変性症ともよばれる．

5 色素代謝異常　abnormality in pigment metabolism

a. 胆汁色素代謝異常（黄疸）abnormal metabolism of bile pigment

1）胆汁色素代謝　metabolism of bile pigment の概要（図1-20）

　マクロファージ系細胞で処理された老廃赤血球由来のヘモグロビンは，間接（非抱合）ビリルビン　indirect bilirubin となって血中に放出され，主としてアルブミンと結合して肝に運ばれる．ビリルビンは肝細胞内ではグルクロン酸抱合を受けて直接（抱合）ビリルビン　direct bilirubin が作られ，

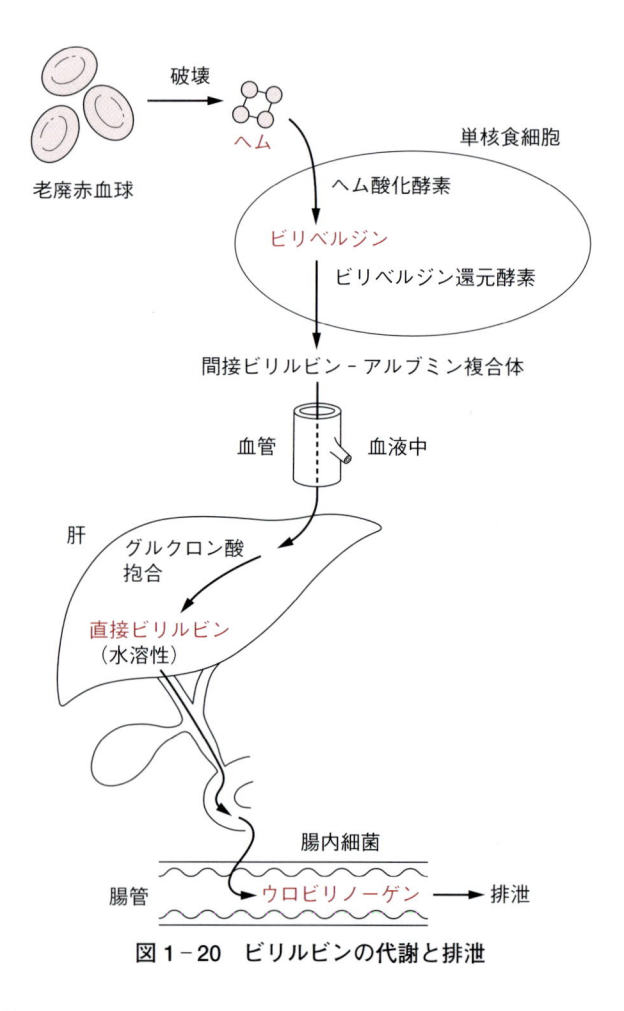

図1-20　ビリルビンの代謝と排泄

毛細胆管内に分泌される．直接ビリルビンは胆汁の一部として腸管内に排泄される．

抱合ビリルビンは腸管内で細菌の作用によって還元され，ウロビリノーゲンとなる．これは小腸から再吸収され門脈を経て肝に送られて再び胆汁中に排泄されるか，あるいは一部は大循環系から腎を経て尿中に排泄される．

2）黄疸　jaundice

胆汁色素の代謝過程の障害により血中にビリルビンが増量し（高ビリルビン血症　hyperbilirubinemia），組織内に胆汁色素性の黄色着色が起こることを黄疸という．

- 溶血性黄疸　hemolytic jaundice：溶血によって血中に間接ビリルビンが増加し，黄疸と貧血を起こす．間接ビリルビンは生理的な pH ではほとんど水に溶けないので尿中には排泄されない．
- 体質性黄疸　constitutional jaundice：先天性の非溶血性黄疸で，グルクロン酸抱合過程の異常で起こるクリグラー−ナジャー症候群　Crigler-Najar syndrome やジルベール症候群　Gilbert syndrome（間接ビリルビンの増加），肝細胞から毛細胆管へのビリルビン排出機構に障害のあるデュビン−ジョンソン症候群　Dubin-Johnson syndrome（直接ビリルビンの増加）などがある．
- 肝細胞性黄疸　hepatic jaundice：肝炎などによって肝細胞の直接ビリルビン分泌が障害される．
- 閉塞性黄疸　obstructive jaundice：胆道系の閉塞（腫瘍，炎症，先天性閉鎖，胆石嵌頓などによる）のため，肝から胆道系に排泄された胆汁がうっ滞し，直接ビリルビンの増加をきたす．

b. メラニン代謝異常　abnormal metabolism of melanin

1）メラニン代謝　metabolism of melanin の概要

メラニン　melanin は皮膚，毛髪，網膜，虹彩などに存在する黄褐色ないし暗褐色の色素．腸から吸収されたフェニールアラニンが肝でチロシンに転化，これがメラニン細胞に取り込まれ，メラニンが生合成される．メラニンの合成はメラニン細胞刺激ホルモン（MSH），ACTH，プロゲステロン，

エストロゲンなどによって促進され，アドレナリン，松果体ホルモンで抑制される．紫外線，銅，亜鉛，ビタミン C なども影響する．

2）メラニン沈着　melanin deposition

メラニン細胞によるメラニンの生成亢進による．日焼け，アジソン病 Addison disease などにみられ，色素細胞性母斑 melanocytic nevus，悪性黒色腫 malignant melanoma などでは局所にメラニン産生細胞が増殖する．

<北川昌伸>

5 循環障害

1 体液の循環

a. 血液循環　blood circulation

　血液は，血球と血漿からなり，その最も重要な役割は，臓器，組織に酸素と栄養を運ぶと同時に，そこで遊離された代謝産物を排泄器官に運ぶものである．

　成人の循環血液量は約 5000 ml といわれ，循環器（心臓，動静脈，毛細血管）を流れている．

　心臓の左心室から大動脈，中動脈，小動脈，細動脈を経て毛細血管に至り，ここで物質交換を行った後，細静脈，小静脈，中静脈，大静脈を経て右心房に還る血液循環を大（体）循環　systemic circulation という（図 1−21）．動脈系は高圧系ともよばれ，循環血液量の約 10 ％を容れている．毛細血管の部分は末梢循環系，あるいは交換系とよばれ，循環血液量の約 5 ％を容れている．静脈系は低圧系ともよばれ，循環血液量の約 70 ％を容れているため，容量血管ともよばれる．

　右心室から肺動脈を経て，肺の毛細血管に至り，ガス交換後，肺静脈を経て左心房に至る血液循環を小（肺）循環　pulmonary circulation という．この部分には循環血液量の約 15 ％を容れている．

　その他，特殊な循環系として門脈循環　portal circulation がある．これは，大動脈の分枝である腸管膜動脈が腸管の毛細血管を形成した後，腸管膜静脈となり，続いて門脈となって肝臓に入る．肝臓内で毛細血管を形成した後，肝静脈となり，下大静脈に注ぐ経路をいう．すなわち，左心室から出て右心房に還るまでに毛細血管を 2 度形成する血管系である．

b. リンパ液循環　lymphatic circulation

　リンパ管は，毛細血管とともに全身の臓器，組織に広く分布しているが，

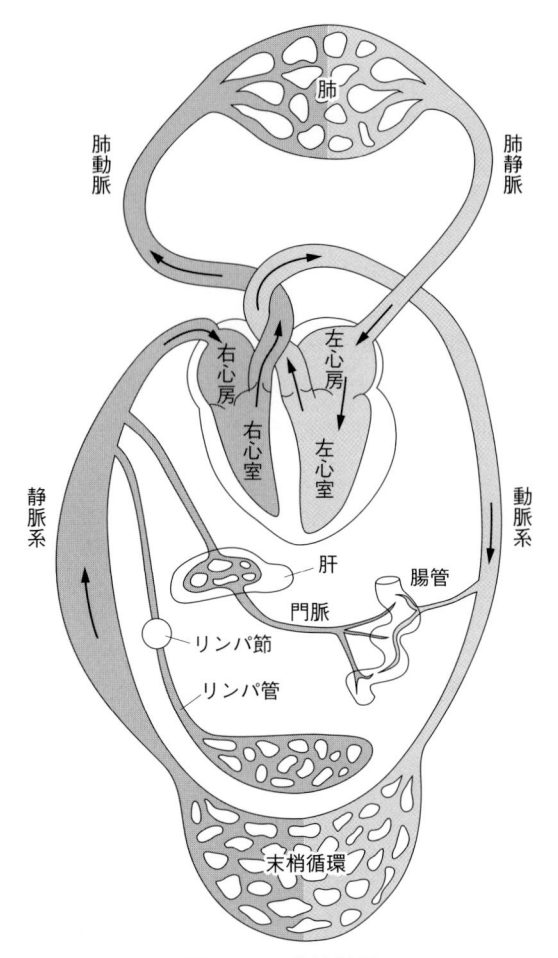

図 1-21 体液循環

盲端で，毛細血管から漏出した血液成分を含む組織間液を吸収し，リンパ液として中枢の胸管に運ぶ．胸管は左鎖骨下静脈に開口しており，ここからリンパ液は静脈内に入る．リンパ管の途中にはリンパ節がある．

c. 血液を 2 重に受ける臓器

　肺および肝臓は 2 種類の血管を受け入れている．すなわち，肺は肺動脈と気管支動脈から静脈血と動脈血を，また，肝臓は肝動脈と門脈から動脈

血と静脈血を受けている．

2 全身循環障害

a. 高血圧症　hypertension

　高血圧症とは，一般に体循環の動脈圧上昇をいい，その診断基準（WHO基準）は，表1-2に示すごとくである．この高血圧症には，本態性高血圧症とよばれる原因の不明なものと，原因が明らかで，二次的に発生する続発性高血圧症とがある．

1）本態性高血圧症　essential hypertension

　本態性高血圧症は，高血圧症の大部分（85〜90％）を占めるものである．その原因に遺伝的要因が大きく関与していることはよく知られているが，その詳細はいまだ明らかではない．高血圧の発症には，遺伝的要因の他に環境的要因の関与も知られており，特に，食塩，喫煙，アルコール，ストレスなどは最も重要な環境的要因とされている．

　本症における血圧上昇のメカニズムとしては，細動脈の収縮とそれに基づく末梢血管抵抗の増大によるもので，それに参加する因子として神経因子（圧受容体，血管運動中枢など），内分泌因子（カテコールアミン，副腎皮質ホルモンなど），腎性因子（レニン-アンギオテンシン-アルドステロン系など）などが考えられている．

表1-2　高血圧のWHO基準（1999）

分類	収縮期血圧（mmHg）	拡張期血圧（mmHg）
至適	< 120	< 80
正常	< 130	< 85
正常高値	130〜139	85〜89
グレード1（軽症高血圧）	140〜159	90〜99
サブグループ（境界域）	140〜149	90〜94
グレード2（中等症高血圧）	160〜179	100〜109
グレード3（重症高血圧）	≧ 180	≧ 110
収縮期高血圧	≧ 140	< 90
サブグループ（境界域）	140〜149	< 90

2) 続発性高血圧症　secondary hypertension

a) 腎性高血圧症　renal hypertension

続発性高血圧症の代表的なもので，その発生頻度は続発性高血圧症の中で最も高い．

高血圧をきたす腎疾患には，①腎実質性疾患（急性および慢性糸球体腎炎，腎盂腎炎等）と，②腎血管性疾患（腎動脈硬化症，大動脈炎症候群等）がある（図1-22）．

〈腎性高血圧の発生機序〉　腎臓には，糸球体の血管極に接して傍糸球体装置　juxtaglomerular apparatus と呼ばれる特殊な装置がある．これは，輸入動脈の中膜平滑筋細胞由来の傍糸球体細胞と，遠位尿細管の一部である緻密斑とからなる（図1-23）．

傍糸球体細胞にはレニンと呼ばれる一種の蛋白分解酵素が含まれている．このレニンは，糸球体血管の血圧が低下すると血中に分泌され，血漿中のレニン基質（アンギオテンシノーゲン）を分解してアンギオテンシンⅠ（AgⅠ）を産生する．このAgⅠは血管収縮作用を有し，血圧を上昇させる．この

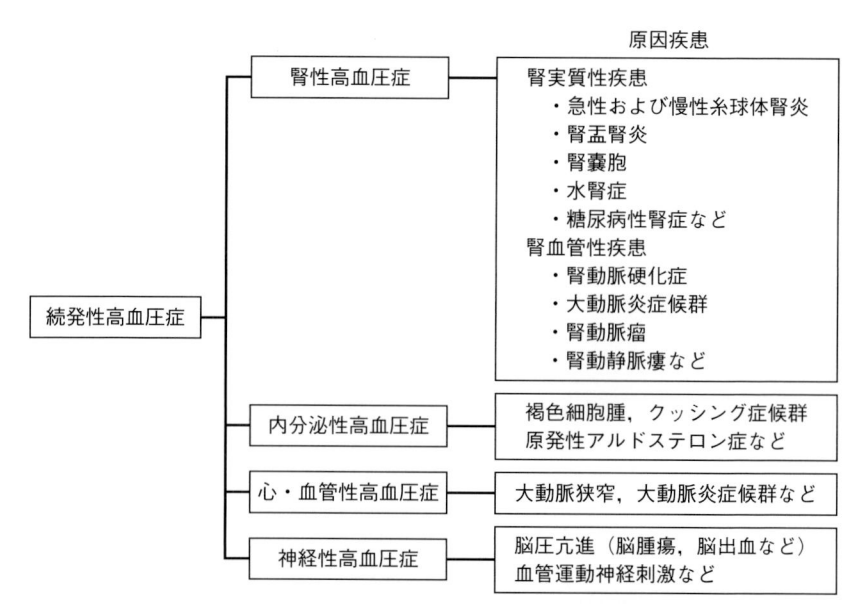

図1-22　続発性高血圧症の分類とその原因疾患

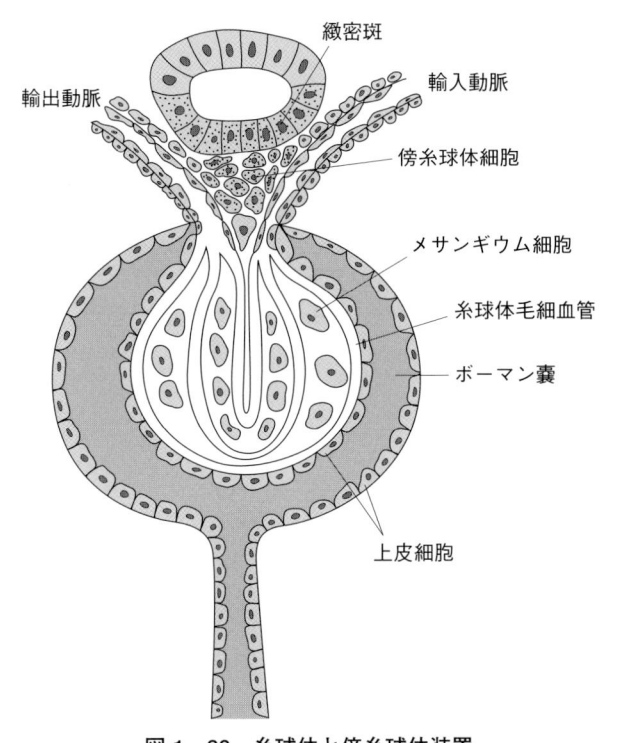

図 1-23 糸球体と傍糸球体装置

Ag I が肺に達すると，肺胞血管内皮細胞に存在する変換酵素により血圧上昇作用の一層強いアンギオテンシン II（Ag II）を形成する．この Ag II は，副腎皮質にも作用してアルドステロンの分泌を促し，Na の貯留とともに体液の体内貯留を促進し，循環血液量の増加をきたす．この一連の反応系を，レニン-アンギオテンシン-アルドステロン系という（図 1-24）．腎疾患では，このレニン-アンギオテンシン-アルドステロン系が活性化され，血圧が上昇する．

b）内分泌性高血圧症　hypertension of endocrine causes

高血圧を呈する内分泌疾患としては，副腎髄質に発生する褐色細胞腫（カテコールアミン産生），クッシング症候群（ACTH 産生細胞腫），原発性アルドステロン症（副腎皮質腺腫）等があり，いずれも血圧の上昇をきたす．

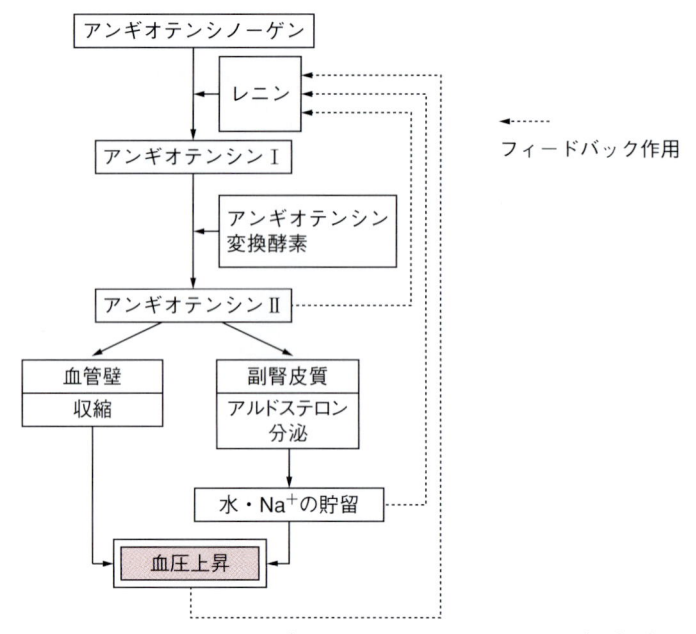

```
アンギオテンシノーゲン
        ↓
       レニン ←┄┄┄┄┐
        ↓          ┆
アンギオテンシンⅠ   ┆      ←┄┄┄ フィードバック作用
        ↓          ┆
   アンギオテンシン ┆
    変換酵素       ┆
        ↓          ┆
アンギオテンシンⅡ ┄┤
    ↓      ↓       ┆
 血管壁   副腎皮質  ┆
 収縮    アルドステロン
          分泌
           ↓
      水・Na⁺の貯留 ┄┄┘
           ↓
         血圧上昇
```

図 1-24　レニン-アンギオテンシン-アルドステロン系の概略

c）血管性高血圧症　hypertension of vascular causes

血管異常に基づく高血圧としては，大動脈狭窄症，大動脈炎症候群等がある．

d）神経性高血圧症　neurogenic hypertension

脳腫瘍，脳出血等でみられる血圧上昇は，血管運動神経中枢の刺激が原因と考えられている．

3）高血圧症の結果現象

a）心肥大および心不全

動脈圧が持続的に上昇すると，左心室に圧負荷が加わり，左室心筋細胞の肥大が生ずる．いわゆる左心肥大である．この際の心室肥大は求心性肥大となる（図 1-25）．さらに高血圧が持続すると，心筋細胞が圧負荷に適応しきれなくなり，心機能不全，いわゆる心不全の状態に陥る．

b）血管病変

動脈内圧の上昇は動脈硬化症を著しく促進する．脳動脈では動脈硬化症とともに壊死性動脈炎をきたし，脳出血や脳梗塞を招来する．心臓の冠状

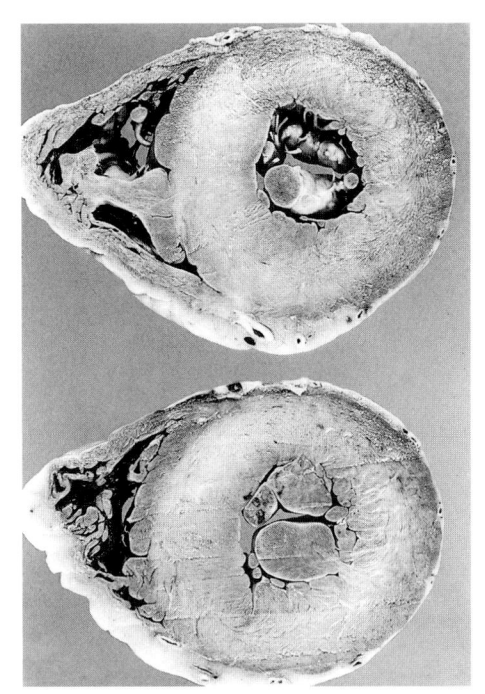

図1-25 左心室肥大（左心室横断面）

動脈硬化症は狭心症，心筋梗塞をきたし，腎動脈硬化は腎萎縮をきたす．

b. 肺高血圧症　pulmonary hypertension

　肺動脈圧の上昇する場合を肺高血圧症という．これには原因不明の特発性のものと，原因の明らかな続発性のものとがある．

　続発性の肺高血圧症には急性のものと，慢性のものとがある．急性のものはほとんど急性肺塞栓症によるもので，外傷，手術，出産などの際に生じた静脈内血栓が肺動脈を閉塞するためである．大型の血栓が肺動脈を閉塞する場合は死亡率が高い．

　慢性のものでは，肺血管閉塞（動脈側血管・毛細血管側・静脈側血管の閉塞）によるものと，換気不良症候群（神経・筋機能不全，胸郭運動制限，肺疾患など）によるものとがある．

c. 門脈高血圧症　portal hypertension

門脈内圧が上昇する場合を門脈高血圧症（門脈圧亢進症）という．

原因としては，肝静脈閉塞（バッド-キアリ症候群），肝内血管閉塞（肝硬変症，日本住血吸虫症など），肝外門脈閉塞（門脈血栓症）等がある．また，特発性門脈高血圧症（バンチ症候群）のような原因不明のものもある．

d. 側副循環　colateral circulation

血管の一部に閉塞が生じた場合，閉塞部より下流の血液が，吻合枝を通って通常では流れない経路を流れていく循環をいう．その代表的なものが門脈圧亢進症の際の側副循環で，3つの経路がある（図1-26）．

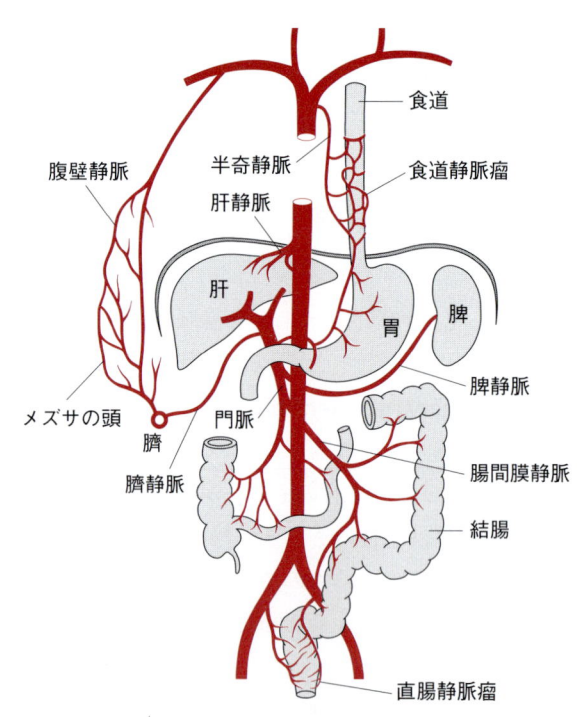

図1-26　門脈高血圧症と側副循環（梶原博毅．スタンダード病理学．東京: 文光堂; 1998. p.71）
肝硬変症の際の食道静脈瘤，メズサの頭および直腸静脈瘤（痔核）の形成．

①第1の経路

門脈血が脾静脈を経て胃冠状静脈，食道静脈から半奇静脈に達し，上大静脈に至る経路である．食道に大量の静脈血が流れ込むと，拡張して食道静脈瘤を形成し，しばしば破裂（食道静脈瘤破裂）して大量出血をきたす．

②第2の経路

門脈圧が上昇すると，いったん閉鎖した胎生時の臍静脈が再び拡張し，腹壁静脈に入って怒張し，「メズサの頭」と呼ばれる状態を呈する．

③第3の経路

腸間膜静脈から直腸静脈，痔静脈を経て下大静脈に流入するが，大量の静脈血が流入すると拡張して痔核を形成する．

e. 低血圧症　hypotension

血圧が正常下限よりも低いものを低血圧症という．一般的には，収縮期血圧 100 mmHg 未満，拡張期血圧 60 mmHg 未満の場合をいう．

原因不明のものを本態性（体質性）低血圧症とよび，二次的に発生するものを症候性低血圧症とよぶ．

ショック　shock は急性症候性低血圧症で，急激な有効循環血液量の減少と，血圧低下および末梢循環障害による臓器・組織の機能障害を伴うものである．原因としては，大量出血，重症外傷，重症熱傷，手術侵襲，重症感染症，心機能障害，アレルギー，精神・神経刺激等がよく知られている．

臨床的には，血圧低下，脈拍微弱，蒼白，冷汗，速脈，乏尿，無尿などが見られる．

ショックの分類としては，①低血量性ショック，②心原性ショック，③細菌性ショック，④薬物性ショック，⑤神経性ショックがある．

ショックの臓器病変は，腎，肺，肝，膵などに顕著にみられる．腎病変は，重症外傷患者に見られる「挫滅症候群」の中心病変として知られ，急性腎不全（乏尿，無尿）を特徴とする．「ショック腎」ともよばれる．

肉眼的には腫大して蒼白である（図1-27）．組織学的には，細尿管上皮細胞の腫大・変性・脱落がみられ，管腔は拡張している．間質ではうっ血と浮腫が目立ち，遠位細尿管内に円柱形成がみられる．

腎不全の時期を乗り越えても，呼吸不全をきたすことが知られるように

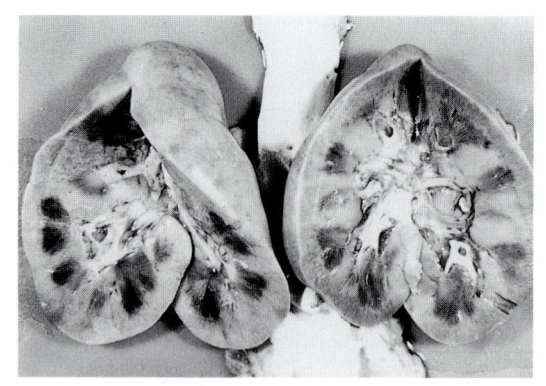

図1-27　ショック腎

なり，この肺病変を「ショック肺」と呼んでいる．組織学的には，肺水腫を経て肺胞壁の内面に硝子様物質がみられるようになり，いわゆる硝子膜形成性肺病変 hyaline membrane disease と呼ばれる所見を呈する．肝臓ではうっ血が主体で，小葉中心性肝細胞壊死を呈してくる．膵臓では外分泌腺細胞の変性と自己融解をきたし，周囲脂肪組織の壊死を伴ってくる．その他，消化管粘膜のうっ血・出血，壊死性腸炎をきたす．

3　局所循環障害

a. 充血　hyperemia

充血とは，局所の血管内に動脈血が多量に流入する場合をいう．

機能性（作業性）充血とは，運動（作業）時，骨格筋などの局所に多量の動脈血が流入する．このような充血をいう．

神経性充血とは，血管収縮神経の麻痺あるいは拡張神経の刺激により，局所に充血が生ずる場合をいう．

筋性充血とは，血管平滑筋が弛緩して生ずる充血をいう．例えば，温熱・紫外線・放射線等による充血がこれに属する．

炎症性充血とは，炎症局所に生ずる充血をいう．その発生機序は複雑であるが，炎症性の刺激が血管運動神経を麻痺させるのみならず，血管平滑筋自体にも作用して生ずるものと考えられる．

その他に，反応性充血，代償性充血などがある．

b. うっ血 congestion

　静脈血の流れが障害され，静脈血が局所にうっ滞するような場合をうっ血という．

　閉塞性のものとうっ滞性のものとがあり，閉塞性のものとしては，血栓・塞栓・静脈炎・腫瘍等による静脈の機械的狭窄・閉塞がある．

　うっ滞性のものとしては，心不全がある．左心不全の場合には肺に血液がうっ滞し，肺うっ血が，また，右心不全では全身に静脈血がうっ滞し，いわゆるチアノーゼ cyanosis とよばれる状態が生ずる．

　臓器レベルでは，肺・肝・腎などのうっ血がよくみられる．肺のうっ血では暗赤色調を呈し，浮腫を伴ってくる．肝臓では小葉中心性に血液がうっ滞するので，肉眼的には割面が「ニクズク肝」とよばれる状態になる（図 1-28）．

c. 浮腫（水腫） edema

　組織内（細胞間）の間質に組織液が過剰に貯留した状態を浮腫あるいは水腫という．

1）組織液の調節

　組織液の移動は主に毛細血管の部位で活発に行われる．

　毛細血管領域における水分の漏出・吸収は，血管内外の圧，および血管

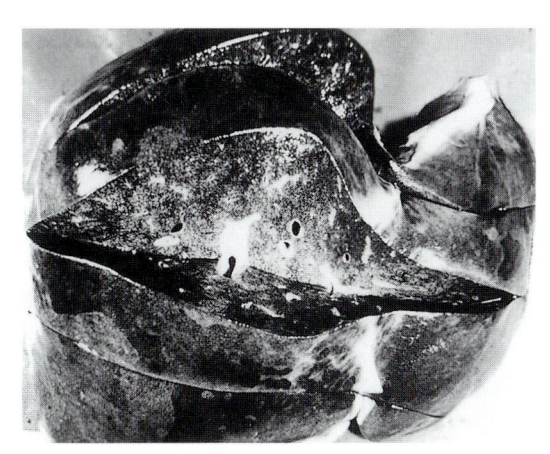

図 1-28　うっ血肝（ニクズク肝）

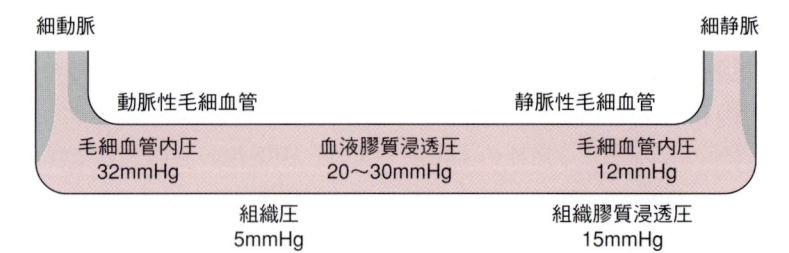

```
細動脈                                    細静脈
    動脈性毛細血管        静脈性毛細血管
  毛細血管内圧    血液膠質浸透圧    毛細血管内圧
   32mmHg       20～30mmHg        12mmHg
         組織圧           組織膠質浸透圧
         5mmHg              15mmHg
```

図 1-29 毛細血管領域の血管内圧・組織圧および膠質浸透圧
（梶原博毅．スタンダード病理学．東京: 文光堂; 1998. p.78）

内外の膠質浸透圧によって調節されている（図 1-29）．すなわち，動脈側の毛細血管内圧 32mmHg，組織圧 5mmHg，静脈側の毛細血管内圧 12mmHg，血液膠質浸透圧 20～30mmHg，組織液膠質浸透圧 15mmHg であるので，動脈側では，血管内外圧差から血管内外の膠質浸透圧差を引いた圧で血管内から血管外へ水分が移動する．また，静脈側では，静脈内外圧差から膠質浸透圧差を引いた圧で血管内から血管外へ水分が移動する（マイナスの場合は血管内に水分が移動する．すなわち再吸収）．毛細血管の動・静脈側からの水分の漏出・再吸収の差がリンパ管内に入る水分の量となって組織液の平衡が保たれている．

2）浮腫の成因

a）毛細血管内圧の上昇

充血あるいはうっ血のある場合は，毛細血管内に血液が貯留し，毛細血管内圧の上昇をきたす．その際，血管内から血管外に多量の水分が移動し，再吸収も抑制されるので間質に水分が貯留し浮腫が生じる．心不全の場合には静脈内に血液がうっ滞し，血液の重量が多くかかる生体の下方に浮腫が強く出現する（心臓性浮腫）．

b）血漿膠質浸透圧の低下

腎炎（ネフローゼ）・栄養不良等の際には血漿蛋白が減少し，血液の膠質浸透圧が低下して浮腫が生ずる．この際の浮腫は重力とは無関係で，眼瞼，陰嚢のような疎性結合織の多い部分に浮腫が目立つ．腎障害による膠質浸透圧性の浮腫は腎性浮腫と呼ばれる．

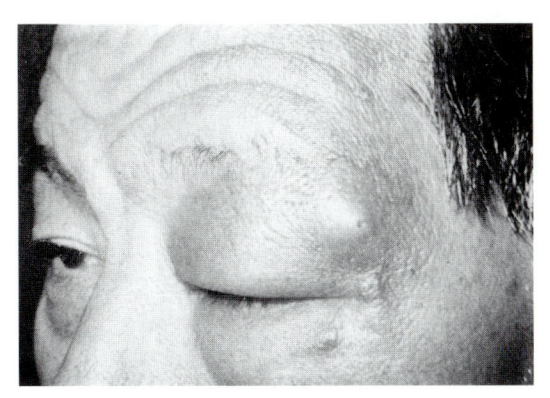

図1-30　眼瞼の炎症性浮腫

c）組織内 Na^+ 貯留

副腎皮質細胞腫瘍でアルドステロンが過剰に分泌される場合には，腎細尿管からの Na および水の再吸収が亢進し，浮腫が生ずる．

d）毛細血管壁の透過性亢進

毛細血管の内皮細胞が障害されると透過性が亢進し，浮腫が生ずる．炎症の際にはヒスタミンなどにより血管透過性が亢進し，浮腫が生じる（炎症性浮腫）（図1-30）．

e）リンパ液還流障害

リンパ液の流れが障害された場合にも浮腫が生ずる．例えば，乳癌手術時の腋窩リンパ節郭清，腫瘍や寄生虫感染によるリンパ管閉塞等でみられる．フィラリア感染による下肢の慢性浮腫は象皮病と呼ばれている．

d. 虚血（局所性貧血）ischemia

生体局所の血流が減少した状態を虚血という．虚血には動脈からの血液流入量の減少（直接虚血）と，静脈血の流出増加（間接虚血）がある．間接虚血としては，起立性低血圧の際の脳虚血があげられる．

直接虚血には，①血管の過剰な収縮による収縮性（神経性）虚血（寒冷，精神的衝撃，レイノー病など），②動脈内腔の狭窄・閉塞による閉塞（狭窄）性虚血（血栓・塞栓・動脈硬化等による狭心症・心筋梗塞・脳梗塞，あるいは炎症によるビュルガー病・高安病等），③血管周囲からの圧迫による圧

迫性虚血（機械的圧迫による褥瘡等）などがある．

e. 出血　hemorrhage

血液，特に赤血球を含む血液成分が血管外に流出することを出血という．

出血の機転としては，血管壁が破れた場合（破綻性出血），および血管壁が破綻することなく出血する場合（漏出性出血）とがある．

1）破綻性出血

外傷・手術等の物理的な外力による破綻と，動脈硬化症・壊死性血管炎・動脈瘤等血管壁病変に基づく破綻（例えば脳出血）がある（図1-31）．

2）漏出性出血

毛細血管から細静脈の領域において血管内皮細胞間の間隙を通じて赤血球を含む血液成分が漏出する場合をいう．これには，①毛細血管内圧の上昇（うっ血），②血管内皮細胞の障害（感染，中毒等），③毛細血管周囲基質の変化（ビタミンC欠乏等），④血液性状の変化（DIC，出血性素因等）等がある．

3）出血性素因

血液には凝固因子（表1-3）があり，これが活性化することにより血液が凝固する（図1-32）．この血液凝固は止血に重要な役割を果たしている．

出血性素因とは，血液凝固系に障害があり，止血が困難な状態をいう．その原因としては下記のものがある．

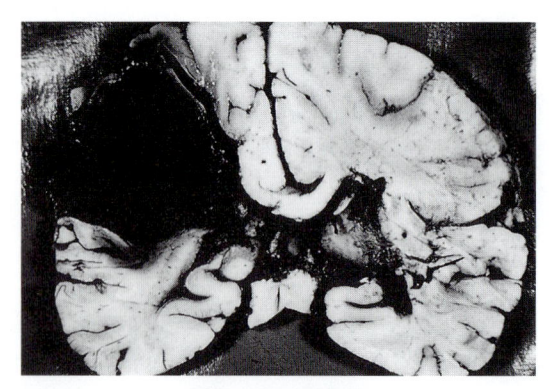

図1-31　脳出血

表 1-3 血液凝固因子と欠乏症

凝固因子	欠乏症
I：フィブリノゲン（Ia：フィブリン）	無（低）フィブリノゲン血症
II：プロトロンビン（IIa：トロンビン）	低プロトロンビン血症
III：組織トロンボプラスチン（血小板第 III 因子）	
IV：カルシウム（Ca^{2+}）	
V：不安定因子	類血友病
VI：（活性化不安定因子）	
VII：安定因子（SPCA）	
VIII：抗血友病因子 A（AHF-A）	血友病 A
IX：クリスマス因子（ATF-B）	血友病 B
X：スチュアート Stewart 因子	スチュアート因子欠乏症
XI：血漿トロンボプラスチン前駆物質（PTA）	PTA 欠乏症
XII：ハーゲマン Hageman 因子	ハーゲマン因子欠乏症
XIII：フィブリン安定化因子（FSF）	

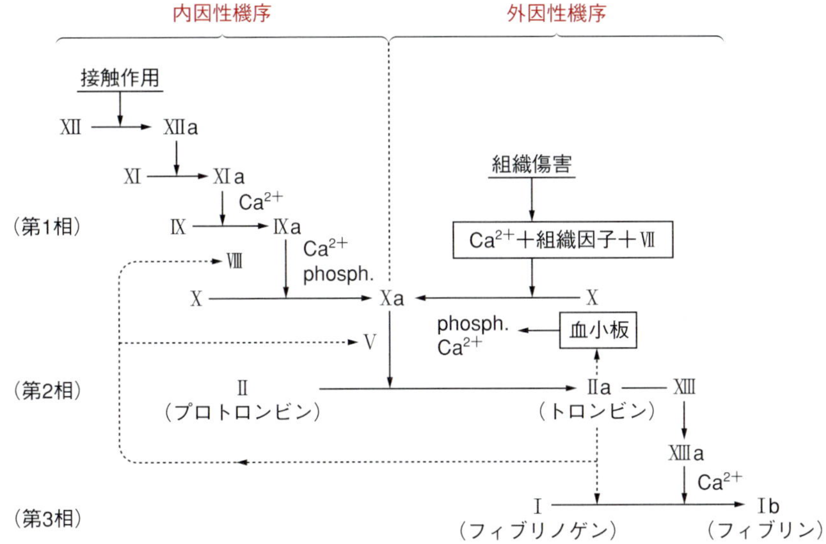

図 1-32 血液凝固機序

(梶原博毅．スタンダード病理学．東京:文光堂; 1998. p.84)

時計数字は凝固因子，a は活性型，phosph.は phospholipid（血小板第 III 因子），破線はトロンビンの自己触媒反応による活性化．

a) 血液凝固因子の障害

①血友病およびその類似疾患

血友病は，X染色体上にある抗血友病因子（AHF）の欠損によって生ずる伴性劣性遺伝の疾患で，血友病A（第VIII因子の欠乏）と血友病B（第IX因子の欠乏）がある（表1-3）．特に，第IX因子は別名クリスマス因子とも呼ばれ，血友病Bはクリスマス病ともいわれる．

②低プロトロンビン血症

先天的な低プロトロンビン血症は極めて稀なものであり，大部分は後天性のものである．すなわち，プロトロンビンはビタミンKの存在のもとに肝で生成されるので，肝機能障害がある場合に低プロトロンビン血症となる．また，ビタミンKは脂溶性のビタミンであるので，閉塞性黄疸の際には脂肪の吸収障害とともにビタミンKの吸収障害があり，低プロトロンビン血症となる．

③低フィブリノゲン血症

フィブリノゲンは肝で生成されるので，肝機能障害のある場合には低フィブリノゲン血症となる．

④線維素溶解（線溶）系の亢進

血液には析出したフィブリンを溶解する機構がある．これを線維素溶解（線溶）系という．線溶系が亢進すると，フィブリン（フィブリノゲン）分解産物（FDP）が上昇する．FDPはアンチトロンビン作用，血小板粘着・凝集抑制作用を有しているため出血を生ずる．線溶系の亢進は播種性血管内凝固症候群（DIC），白血病，肝疾患などにみられる．

b) 血小板減少および血小板機能障害

血小板は凝固因子を有しており，これが減少すると出血をきたす（血小板減少症）．また，遺伝性血小板機能障害（血小板無力症）などの血小板機能障害も出血をきたす．

c) 血管壁の障害

ビタミンC欠乏（壊血病）では，血管周囲基質が障害され，漏出性出血が生ずる．感染症（敗血症），過敏症（シェーンライン-ヘノッホ症候群）等によっても同様の出血が生ずる．

f. 血栓症　embolism

　血液は，血管内では液状であるが，特定の条件下では凝固する．この血管内で凝固した血液塊を血栓といい，血栓が形成された状態を血栓症という．

1）血栓形成の原因

a）血管壁障害

　血管内皮細胞は血液の凝固を抑制する機能を有する．内皮細胞が障害されるとその表面に血小板が凝集しやすくなり，血栓形成が生ずる．また，内皮細胞が剥離すると，内皮細胞直下の基底膜や膠原線維が露出し，これらと血液が接触することにより凝固因子が活性化され，血液凝固が起こる．血管炎，弁膜炎，動脈硬化症等の際に発生する血栓がそれである（図1-33）．

b）血流異常

　血流が停滞したり渦巻流を生ずる場合には，その局所に血栓が形成される．血流が停滞すると血液内の有形成分，特に血小板の内皮細胞への粘着が生じ，また，渦巻流では有形成分の凝集が生じ，これを中心に血液凝固

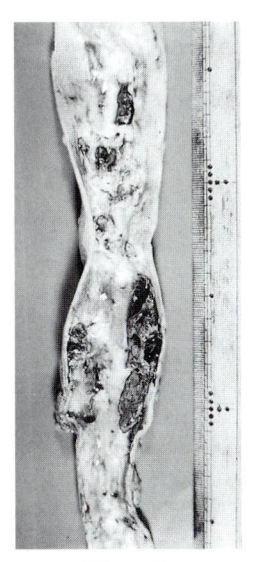

図1-33
大動脈内の血栓形成

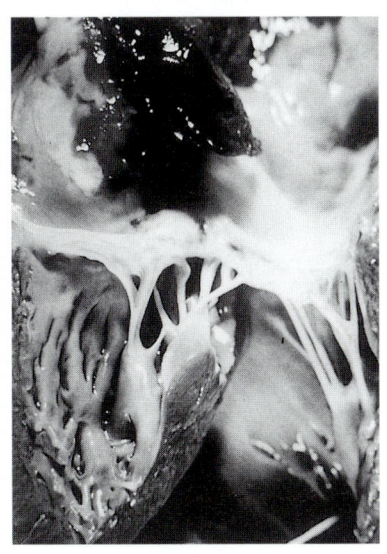

図1-34　左心房内の血栓形成
（僧帽弁狭窄と左心房拡張）

が始まると考えられている．うっ血性血栓症，拡張性血栓症（静脈瘤，拡張心房内等）などがよく知られている（図1-34）．

c）血液性状の変化

感染症，中毒，貧血等では，トロンボプラスチンやトロンビンの増加，線溶系の活性低下が生じ，また，多血症，白血病等で血小板が増加すると，血液が凝固系に傾き，血栓が生ずる．

2）血栓の種類と性状

血栓は肉眼的な色調によって白色血栓，赤色血栓および混合血栓の3種類に分けられる．

白色血栓は，その大部分が血小板とフィブリンからなり，白色を呈している．

赤色血栓は，血液凝固と同じメカニズムでできるもので，フィブリンの網の目に血球が凝集してできたものである．ほとんどが赤血球であるため赤色調を呈している．

混合血栓は，白色血栓と赤色血栓が不規則に入り交じった血栓である．これは単独にもできるが，一般的には白色血栓に続いて赤色血栓ができる際に，両者の中間に形成される．この場合，白色血栓の部分を血栓の頭部，混合血栓の部分を頸（胸）部，赤色血栓の部分を尾部という．

血栓の顕微鏡的な分類としては，フィブリン血栓（硝子様血栓），血小板血栓，白血球血栓，赤血球血栓などがある．播種性血管内血液凝固（DIC）の際はフィブリン血栓である．

3）血栓の運命

血栓付着部の血管内皮細胞が増生して肉芽組織を形成し，線維芽細胞やマクロファージととも血栓内に侵入して血栓を吸収し，最終的には線維化する（器質化）．この線維化した部分にはしばしば石灰が沈着する（石灰化）．また，閉塞性血栓では，肉芽組織の侵入により，上流と下流の血管が連絡すると，血流が再開する（再疎通）．新鮮な血栓では，線溶系の酵素や白血球等の蛋白分解酵素によりしばしば溶解する（軟化）．その他，血栓が剥離すると血栓性塞栓症が生じ，細菌が感染（化膿）すると，菌血症や敗血症の原因となり，また，化膿性血栓性血管炎をきたす．

g. 塞栓症　embolism

血栓が遊離したり，異物が血管内あるいはリンパ管内に混入して，血管あるいはリンパ管を閉塞した状態を塞栓症という．また，血管あるいはリンパ管を閉塞する異物を栓子（塞栓）embolus という．

1）塞栓症の種類

a）血栓性塞栓症　thrombotic embolism

新鮮な血栓は血圧の変動や血流の変化によって容易に剥離する．このような遊離血栓が栓子となって血管を閉塞する場合を血栓性塞栓症という．

b）空気およびガス性塞栓症　air and gas embolism

外傷や手術の際に静脈内に空気が入ることは稀ではない．また，外気の気圧が急激に下降すると，血液内に溶解していた空気（窒素ガス）が急速に遊離し，血液中に気泡となって出現する．このガスが栓子となって塞栓症を起こす．その好例が潜函病　caisson disease である．

c）脂肪性塞栓症　fat embolism

外傷，骨折などで脂肪組織から遊離した脂肪が損傷した静脈から血管内に流入し，この脂肪が栓子となって塞栓症を起こす．

d）細胞性および組織性塞栓症

外傷，手術，分娩などの際に細胞あるいは組織片が血管内に入る場合がある．これが栓子となって塞栓症を起こす．癌や肉腫の転移は，細胞性塞栓症によるものである．

その他には，細菌集塊による細菌性塞栓症，寄生虫の虫体や卵による寄生虫性塞栓症等がある．

2）栓子（塞栓）の経路

静脈内に発生した栓子は，右心房，右心室を経て肺動脈に至り，肺塞栓症（静脈性塞栓症）をきたす．

左心系あるいは動脈内に発生した栓子は，動脈の末梢部（脳，心，腎など）を閉塞する（動脈性塞栓症）．

静脈系に発生した栓子は，一般的には肺に到達して肺塞栓症を起こすが，稀に静脈系に発生した栓子が心房や心室の中隔欠損のある場合に動脈系に入って塞栓症を起こすことがある．これを奇異性（交叉性）塞栓症という．

激しい咳嗽や，胸水貯留時の急激な体位変換の際，胸腔・腹腔内圧が上

昇し，下大静脈の静脈血が一時的に逆流する．その際栓子が静脈内にあると逆流して塞栓症を生ずる．これを逆行性塞栓症という．

3）塞栓症の運命

塞栓症の結果は，その部位・大きさ・栓子の種類などによって異なる．脳，心，腎のように終動脈を持つ臓器では，閉塞した血管の末梢組織に壊死（梗塞）が生ずる．栓子が脂肪やガス（空気）の場合は，栓子は容易に吸収され，細菌集塊の場合には炎症性病変をきたし，悪性腫瘍細胞の場合には転移病巣を形成する．

h. 梗塞　infarction

吻合のない動脈（終動脈），あるいはあっても機能的にその役割を充分に果たさない動脈（機能的終動脈）が閉塞されると，その末梢流域の組織は壊死に陥る．これを梗塞という．壊死巣の形態は，一般的には閉塞された動脈を頂点に末梢流域に向かって円錐状となり，割面では楔状を呈する．

1）梗塞の原因

梗塞の原因としては，血管壁病変（動脈硬化症，血栓形成，血管炎，血管攣縮など），種々の栓子による血管閉塞（塞栓症），周囲からの圧迫などがある．

2）梗塞の種類

a）貧血性梗塞（白色梗塞）ischemic（white）infarction

心臓，脳，腎臓などのように，動脈が終動脈ないし機能的終動脈を呈する臓器では，動脈が急に閉塞されると，その末梢領域の組織は虚血（貧血）により壊死に陥る．いわゆる貧血性梗塞である（図 1-35，36）．この梗塞巣は血液を失って白色調を呈するので白色梗塞ともよばれる．

b）出血性梗塞（赤色梗塞）hemorrhagic（red）infarction

肺や肝臓のように，血液の流入路が2つある臓器，いわゆる血管の二重支配を受けている臓器の場合の梗塞はやや異なる．すなわち，肺や肝臓では機能血管と栄養血管が流入しており，これらの2つの血管はその末梢で吻合し，流出路は1つになっている．このような血管構造を有する臓器では，一方の血管が閉塞しても，他方の血管から血液が流入し，梗塞は起こりにくい．しかし，うっ血があり静脈圧が上昇している場合には梗塞が形

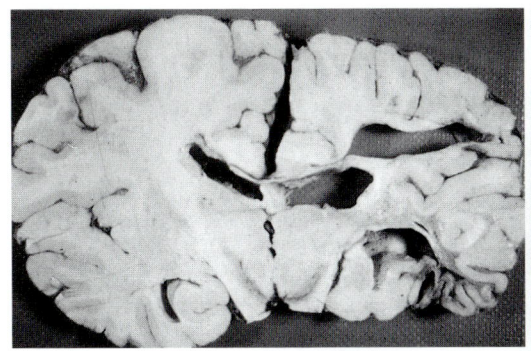

図1-35　脳の貧血性梗塞

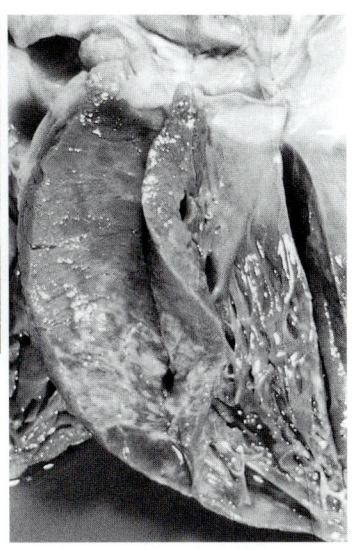

図1-36　左心室前壁貧血性梗塞

成される．その場合，閉塞のない他方の血管から血液が流入し，梗塞巣に出血が生ずる．いわゆる出血性梗塞である．この出血性梗塞は肉眼的に赤色調を呈するので赤色梗塞ともよばれる（図1-37）．肝臓の出血性梗塞はツァーンの梗塞と呼ばれる．

3）梗塞巣の運命

梗塞部の壊死組織（凝固壊死）は次第に周囲組織から境界され，炎症細胞の浸潤とともに境界部に肉芽組織が形成される．壊死組織は次第に吸収され，肉芽組織が梗塞部の中心に向かって侵入し，梗塞部を線維性結合織で置き換えられていく（器質化）．

梗塞巣が小さい場合には，壊死部は完全に吸収されて瘢痕化（器質化）するが，梗塞巣が大きい場合には，壊死組織は吸収されずに残り，その周囲は線維性結合織で被包される（被包化）．残存する壊死組織にしばしば石灰の沈着（石灰化）がみられる．

細菌感染を伴った血栓などで動脈が閉塞された場合，梗塞部に細菌が増殖して化膿巣を形成する（化膿）．このような梗塞を敗血症性梗塞という．また，腸管の場合は，梗塞部に腸内細菌が容易に感染し，壊死性腸炎をき

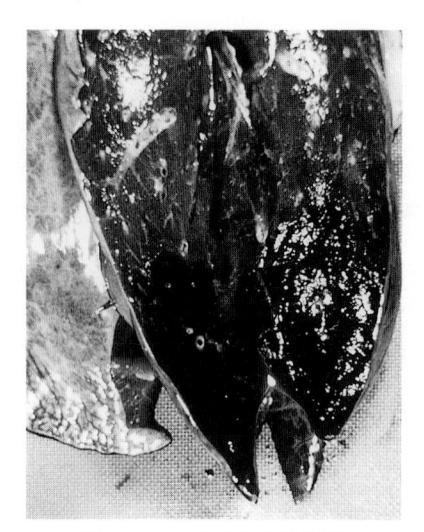

図1-37　肺の出血性梗塞

たす．
　脳梗塞の場合，梗塞部の組織は一時凝固するが，次第に梗塞部組織は軟化し，最終的には液化して梗塞部に空洞を形成する（軟化）．

<梶原博毅>

6 炎症・感染症

1 炎症の徴候と原因

- 組織に損傷を与えるような刺激に対して起こる組織の反応を炎症 inflammation という.

a. 炎症の4徴候（5徴候）
- 発赤 rubor, 熱感 calor, 疼痛 dolor, 腫脹 tumor (, 機能障害 functio laesa)

b. 炎症の原因
- 外部からの有害な刺激が炎症の原因となる．
  #### 1）生物学的因子
- 病原体の侵入によって起こる感染症一般．
  #### 2）物理的因子
- 機械的外力, 電気・紫外線・放射線, 高温や低温（熱傷や凍傷）．
  #### 3）化学的因子
- 重金属や有機溶剤による中毒, 酸やアルカリによる腐食など．

2 炎症に関与する細胞と炎症メディエータ

a. 炎症細胞
- 炎症局所に集まって, 炎症反応に関与する細胞．
  #### 1）急性期の炎症細胞
- 主として好中球からなる．
  #### 2）慢性期の炎症細胞
- リンパ球や形質細胞, マクロファージからなる．

3）好酸球　eosinophil
- 好酸性顆粒をもった顆粒球．
- 寄生虫の傷害や即時型過敏症（Ⅰ型アレルギー）に関与する．

4）好塩基球　basophil と肥満細胞　mast cell
- 好塩基性顆粒をもち，細胞膜受容体に結合した IgE に抗原が結合するとヒスタミンなどの顆粒内物質を放出（脱顆粒）する．

b．炎症メディエータ
- 炎症反応に関与する液性因子やサイトカイン．

1）血漿由来のメディエータ
- キニン-カリクレイン系（ブラジキニン），補体系，凝固線溶系．

2）細胞由来のメディエータ
- 血小板や血管内皮細胞，リンパ球やマクロファージ，好中球などが種々の炎症メディエータを産生，放出する．

　①血小板由来の血管作動性アミン類（ヒスタミン，セロトニン）
　②血小板や血管内皮細胞などが産生するアラキドン酸代謝産物（トロンボキサン，プロスタグランジン，ロイコトリエン）
　③リンパ球やマクロファージなどが産生するサイトカイン〔インターロイキン-1，-6 interleukin-1（IL-1），interleukin-6（IL-6），腫瘍壊死因子　tumor necrosis factor（TNF），インターフェロン　interferon（IFN），コロニー刺激因子　colony stimulating factor（CSF）など〕
　④血管内皮細胞などが産生する一酸化窒素（NO）
　⑤好中球やマクロファージが産生する活性酸素やリソソーム酵素

c．炎症の全身反応

1）発熱　pyrexia
- IL-1，IL-6，TNF，IFN，CSF などのサイトカインが視床下部の体温調節中枢に作用し，体温を上昇させる．

2）白血球増多　leukocytosis
- CSF などが骨髄に作用し，白血球の増殖を促す．

3）急性相反応物質　acute phase reactant
- C反応性蛋白質　C-reactive protein（CRP），血清アミロイドA，$α_1$-アンチトリプシンなど．
- IL-6，IL-1，TNFなどの作用により，肝での合成が促進される．

3 炎症の経過と転帰

a. 組織の損傷
- 組織が損傷を受けると，血漿中のメディエータが活性化される．
- 崩壊した細胞や血小板などから種々のメディエータが放出される．

b. 急性期の炎症反応
1）血管の拡張と血管透過性の亢進
- ブラジキニンやヒスタミンなど，多くのメディエータが血管に作用する．
- 血管は一過性に収縮した後，拡張し，炎症局所の血流が増加する．
- 血管内皮細胞が収縮し，血管の透過性が亢進する．
- これによって血漿蛋白が滲出する．

2）白血球の遊走
- ロイコトリエンなど，いくつかのメディエータは化学走化因子として働き，好中球などの遊走を促す．
- 好中球から放出されるリソソーム酵素などによって，炎症はさらに増強される．

c. 組織の修復（慢性期の炎症反応）
- 残った有害物質や壊死組織を取り除き欠損した組織をもとに戻す作業．
- 慢性期の炎症細胞（リンパ球や形質細胞，マクロファージなど）と線維芽細胞が主役を演じる．

1）肉芽組織　granulation tissue
- 毛細血管と線維芽細胞の増殖によって形成される組織（図1-38）．
- 除去された老廃物を運搬し，組織修復に必要な材料を輸送するため，豊富な毛細血管が構築される．

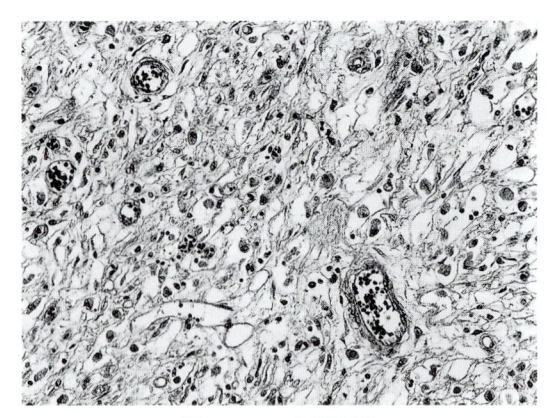

図 1-38　肉芽組織

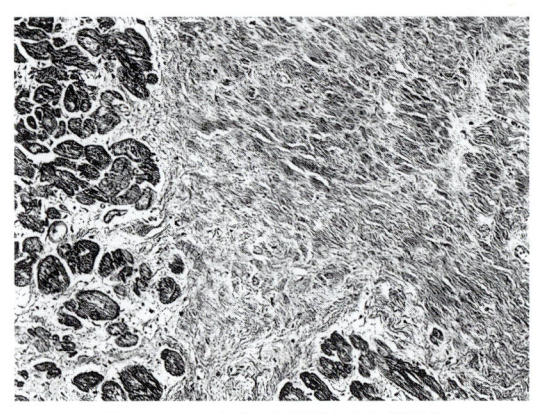

図 1-39　瘢痕（陳旧性心筋梗塞）

2）瘢痕　scar
- 線維芽細胞の作り出した膠原線維の密な増生からなる組織（図 1-39）．
- 経過とともに肉芽組織の毛細血管が減少して膠原線維成分が増し，瘢痕組織となる．
- 長期間経過すると硝子化し，ときに石灰沈着を伴う．

d. 急性炎症と慢性炎症
- 経過がすみやかで早期に終息する炎症を急性炎症といい，遷延する炎症反応を慢性炎症という．

- 組織障害が長期にわたる場合や原因となる病原がなかなか処理されない場合に炎症は遷延する．
- しばしば，急性期の炎症反応を起こすことなく慢性炎症を生じる．

4 炎症の分類

- 炎症経過のうち，どの過程がその炎症の特徴を示すかにより分類する．

a. 変質性炎　degenerative inflammation
- 組織の損傷をひき起こす原因（外因）が強力なときにみられ，滲出や増殖が生じていない状態．
- 細胞や組織の変性・壊死が広範囲にかつ顕著にみられる．
- 劇症肝炎や熱傷，昇汞中毒などの際にみられることがある．
- 「変質性炎」という言葉は，実際にはあまり使用されない．

b. 滲出性炎　exudative inflammation
- 局所の循環障害と血液成分の滲出を特徴とする炎症．
- おもに急性炎症にみられる．
- 滲出する成分の違いによって細分される．

1）漿液性炎　serous inflammation
- 血清（血漿からフィブリンを除いた成分）とほぼ同じ成分の滲出を主体とする炎症．
- 火傷の際などにみられる水疱や，虫に刺されたときの腫れなど．

2）化膿性炎　purulent inflammation
- 好中球の浸潤を主体とする炎症．

  a）**蜂巣炎**　cellulitis（蜂窩織炎，フレグモーネ　phlegmon）
- びまん性の好中球浸潤と浮腫を特徴とする化膿性炎症．
- 虫垂炎の際によくみられる（図1-40）．

  b）**膿瘍**　abscess
- 組織が欠損して生じた空洞に膿汁（好中球や壊死物）を含む状態．

  c）**蓄膿**　empyema
- 生体に本来ある空洞（体腔）に膿汁が貯留した状態．

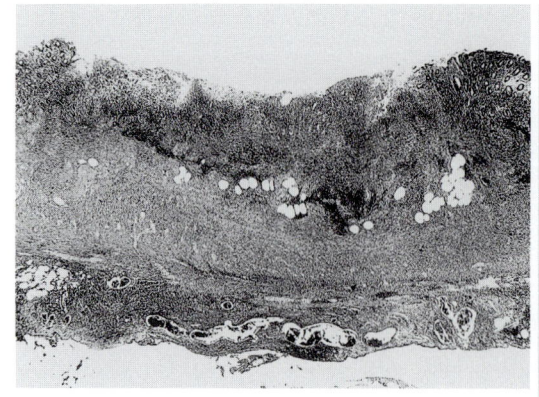

図 1-40　蜂巣炎（急性虫垂炎）

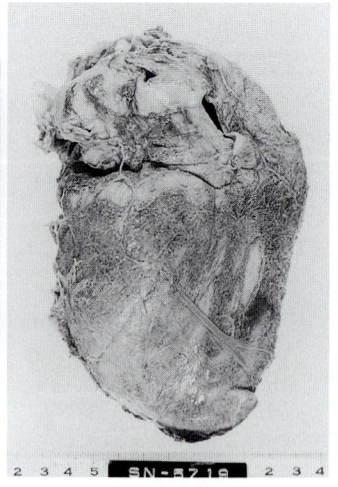

図 1-41　線維素性心膜炎

3）線維素性炎　fibrinous inflammation
- 多量のフィブリン（線維素）の析出を特徴とする炎症．
- 線維素性心膜炎（絨毛心）（図 1-41）など．
- 粘膜の線維素性炎を偽膜性炎　pseudomembranous inflammation という．
- 偽膜性炎では壊死物と滲出した線維素が粘膜表面を膜のように覆う．
- ジフテリアなど．

4）出血性炎　hemorrhagic inflammation
- 著しい出血を伴う炎症．
- インフルエンザ肺炎など．

5）壊疽　gangrene
- 広範囲の壊死に嫌気性菌の感染などが加わった状態．

　a）湿性壊疽　wet gangrene
- 嫌気性菌の感染により腐敗した状態．
- 湿性壊疽を示す炎症を壊疽性炎　gangrenous inflammation という（図 1-42）．
- 蜂巣炎性虫垂炎が進行すると壊疽性炎を示す．

　b）乾性壊疽　dry gangrene
- ミイラ化した状態．

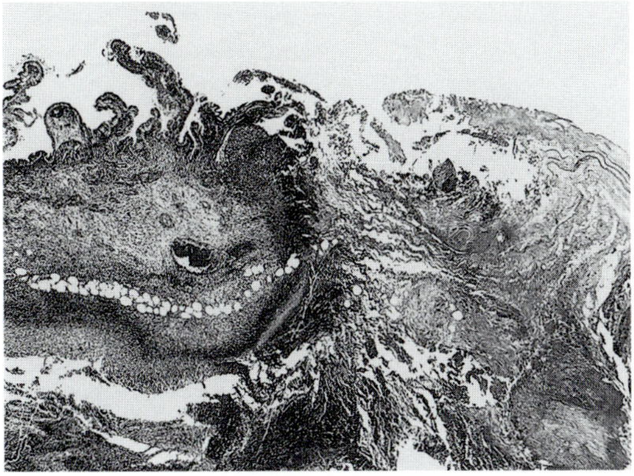

図1-42 壊疽性炎（急性胆嚢炎の穿孔）

- 血行障害により下肢の先端部が急速に壊死に陥った際にみられる．

　6）カタル　catarrh
- 粘膜の滲出性炎症．
- 粘膜表面から多量の水分や粘液を分泌する．
- 分泌液の性状により，漿液性カタル，粘液性カタル，膿性カタルなどに分ける．

c. 増殖性炎　proliferative inflammation
- 持続性の刺激に対する遷延した炎症反応．
- 線維芽細胞の増殖と膠原線維の増生を特徴とする慢性炎症．
- 肝硬変症や肺線維症など．

d. 特異性炎　specific inflammation（肉芽腫性炎　granulomatous inflammation）
- 増殖性炎のうち，肉芽腫　granuloma を形成する特異な型の炎症．
- 組織球に由来する類上皮細胞　epithelioid cell の結節状増殖を特徴とし，しばしば多核巨細胞の出現を伴う．
- 結核菌や真菌など，処理のしにくい特異な病原体によって生じる．
- 結核，ゴム腫（第3期梅毒），ハンセン病，サルコイドーシスなど．

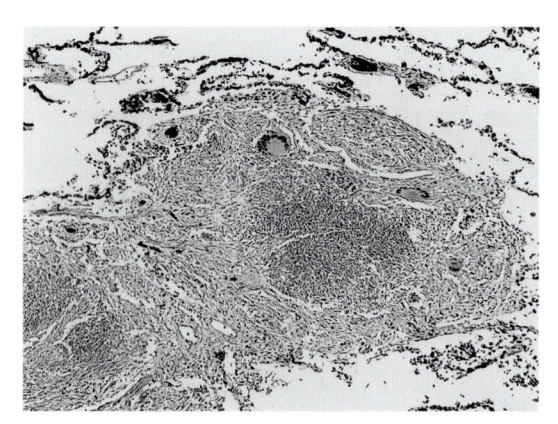

図 1-43 結核結節（肺結核）

1）結核結節　tubercle
- 結核症にみられる肉芽腫（図 1-43）．
- 類上皮細胞で構成され中心部に乾酪壊死　caseous necrosis を伴う．
- ラングハンス　Langhans 巨細胞と呼ばれる，核が馬蹄状に配列した多核巨細胞がみられる．

5 感染症の定義

- ヒトの感染症の原因となる微生物を病原微生物　pathogenic microorganism（病原体　pathogen）といい，感染を受けるヒトのことを宿主　host という．

a. 感染症とは
- 病原微生物がヒトの体の中に侵入して増殖することを感染といい，感染により病害をもたらした状態を感染症という．
- 病原微生物に感染してもすぐに感染症を発病するわけではない．

b. 感染源と感染経路
- 患者や健康保菌者，感染した動物，汚染された土壌や水などが感染源となる．
- 感染経路によって，接触感染，経口感染，経気道感染，経皮感染などに

分けられる．

1）垂直感染　vertical infection
- 病原体をもつ母親から胎児または新生児に直接伝播する感染様式．
- 髄膜炎や敗血症など，重症の疾病を起こすことがある．
- 子宮内で胎盤を経由する経胎盤感染と，胎児が産道を通過する際に起こる産道感染とに分けられる．

2）伝染病　communicable disease
- ヒトからヒトへ伝播する感染症．
- インフルエンザや赤痢，コレラなど，感染力や病原性（毒力）の強いウイルスや細菌による感染症．
- 法改正に伴い，「伝染病」という言葉はあまり使用しなくなった．
- 特定の時期に，特定の地域や集団で多数の患者が発生する（流行　epidemic）．

c. 微生物の病原性
- 微生物が生体に侵入，増殖した後，生体に害をひき起こす能力．
- 感染性，組織侵入性，毒素産生能が病原性に関与する．
- 細菌の産生する毒素は，菌体の外に放出される外毒素　exotoxin と，菌を構成する菌体成分そのものが毒性をもつ内毒素（エンドトキシン　endotoxin）とに分けられる．

d. 病原微生物の体内での拡散
- 体内に侵入した病原微生物は，ときにリンパ管や血管を介して全身に拡散することがある．

1）ウイルス血症　viremia
- ウイルスが血管内に侵入し全身に拡散した状態．
- ウイルス血症を経て発症する麻疹や風疹では，全身に発疹を生じる．

2）菌血症　bacteremia
- 細菌が血管内に侵入し全身に拡散した状態．
- 抜歯などの際に一過性に菌血症がみられることがある．
- 多くの場合，拡散した細菌は好中球やマクロファージに捕食されて無症

状のまま消退する．

3）敗血症　septicemia
- 菌血症のために重篤な全身症状をひき起こした状態．
- 感染巣から血液中に大量の細菌が持続的に流入している際に生じる．
- 発熱や白血球増多などの全身症状，ときにショック状態を呈する．

6　感染防御機構

- 感染症の発病には，宿主の抵抗性や免疫能が深く関わる．

a. 非特異的感染防御機構
- 免疫系の関与する特異的な感染防御機構のほか，皮膚，気道，消化管などには非特異的な感染防御機構が存在する．
- 皮膚は表皮と呼ばれる丈夫な重層扁平上皮で被覆され，最表層の角質層，汗や皮脂が微生物の侵入を防いでいる．
- 気道上皮には線毛があり，線毛運動により粘膜表面に付着した微生物や塵埃をのどの方へ押し戻し，肺胞に達した病原微生物はマクロファージなどによって貪食される．
- 胃液や膵液など消化酵素には微生物を殺傷する力があり，また上皮の産生する粘液は，微生物や消化酵素から粘膜を保護する．

b. 正常細菌叢と菌交代症
- 皮膚や気道，口腔，消化管，泌尿生殖器などには正常細菌叢　normal flora として宿主と共生状態を保っている細菌群があり，病原微生物と拮抗してその増殖を防ぎ，感染防御に働いている．
- 薬剤などによって正常細菌叢が妨害されると，他の微生物が増殖し，偽膜性腸炎やブドウ球菌腸炎，カンジダ症などの菌交代症　superinfection を起こすことがある．

c. 日和見感染　opportunistic infection
- 通常は無害なウイルスや細菌などによって感染症を起こすこと．
- 慢性疾患患者や抗癌剤の治療を受けている患者など，免疫力が低下した

状態でみられる．
- 正常細菌叢を構成する微生物や環境中に存在する微生物が原因となる．ニューモシスチス-カリニ肺炎やサイトメガロウイルス感染症など．

7 病原微生物

- ごく限られた種の微生物のみがヒトに感染し，感染症をひき起こす．

a. ウイルス　virus
- もっぱら宿主細胞内に寄生して増殖する．

1）封入体　inclusion body
- 細胞内で増殖したウイルスが核や細胞質の中に封入体として観察されることがある（図1-44）．
- サイトメガロウイルスやヘルペスウイルスなどに感染した細胞にみられる．

2）持続感染
- 症状を現さずに不顕性感染した状態．
- 水痘（水ぼうそう）の治癒後，神経節細胞に持続感染した水痘ウイルスが帯状疱疹をひき起こすことがある．

3）ウイルス発癌
- ある種のウイルスでは，持続感染が腫瘍発生に関与することがある．
- ヒト乳頭腫ウイルス　human papilloma virus（HPV）や肝炎ウイルス

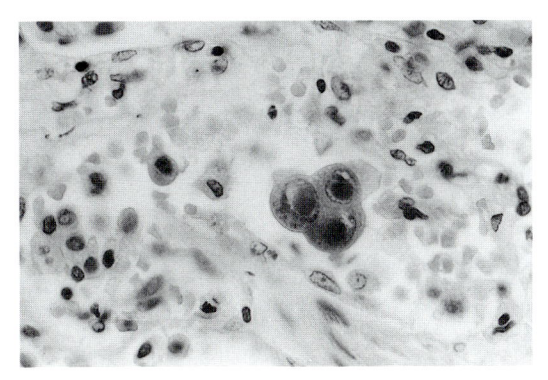

図1-44　ウイルス封入体（肺サイトメガロウイルス感染症）

(HBV, HCV), エプスタイン-バーウイルス Epstein-Barr virus（EBV）など．

b. リケッチア　rickettsia
- ノミ，シラミ，ダニなどの節足動物に寄生しており，皮膚の咬傷からヒトに感染する．
- 発疹チフスや種々の紅斑熱，つつが虫病などの原因となる．

c. クラミジア　chlamydia
- もっぱら宿主の細胞内で増殖する小型の寄生性細菌．
- クラミジア-トラコマチスやクラミジア-ニューモニエなど．

d. 細菌　bacterium
1）化膿性球菌
- 化膿性炎症の原因となる球菌群．
- グラム染色陽性のレンサ球菌・肺炎球菌・ブドウ球菌と，グラム陰性の髄膜炎菌・淋菌が含まれる．

2）腸内細菌
- 腸管内の正常細菌叢を構成するグラム陰性桿菌群．
- 大腸菌やクレブシエラなどが尿路感染症や胆道感染症の原因となる．

3）マイコバクテリア　mycobacterium（抗酸菌　acid-fast bacterium）
- グラム陽性桿菌の一種で，染色され難いが一度染色されると酸やアルコールで脱色され難い特徴をもつ．
- チール-ニールセン染色で検出される．
- 結核菌，らい菌，非定型抗酸菌が含まれる．
- 肉芽腫性炎症をひき起こす．

e. スピロヘータ　spirochaeta
- らせん状桿菌で，薄く柔軟な細胞壁をもち活発な運動を行う．
- トレポネーマ（梅毒），ボレリア（回帰熱），レプトスピラ（ワイル病）の3属がヒトに病気を起こす．

f. 真菌　fungus
- 俗に"カビ"と呼ばれるもので，植物に類似した特徴をもつ．

1）表在性真菌症
- 皮膚，毛髪，爪など外表の角化組織に限局して増殖．
- 皮膚糸状菌症（白癬菌），口腔カンジダ症など．

2）深在性（全身性）真菌症
- 肺などの臓器や髄膜腔，あるいは全身性に生じる真菌症．
- 免疫能の低下している患者に発症することが多い．
- しばしば身体各所に膿瘍を形成．
- カンジダ，クリプトコッカス，アスペルギルスなど．

g. 原虫　protozoa
- 1個の細胞からなる単細胞生物（原生動物）．
- 根足虫類（赤痢アメーバなど），鞭毛虫類（トリパノソーマやトリコモナスなど），線毛虫類（大腸バランチジウム），胞子虫類（トキソプラズマやマラリア原虫など）に分類される．

1）赤痢アメーバ　*Entamoeba histolytica*
- 嚢子の経口摂取で感染し，宿主の体内で増殖可能な栄養体となって大腸粘膜に寄生する（図 1 - 45）．
- 組織融解性の酵素を放出し，潰瘍形成や粘血便を生じる．

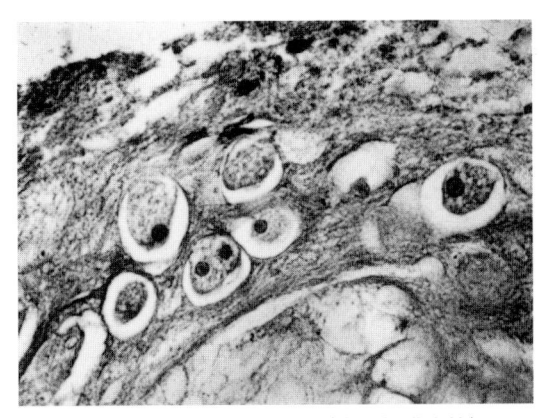

図 1 - 45　赤痢アメーバ（直腸粘膜生検）

- 栄養体が血流で運ばれ,肝臓などに膿瘍を形成することがある.
- 輸入伝染病として知られているが,国内感染例が増加している.

h. 寄生虫　parasite
- 多細胞の寄生蠕虫が疾患をひき起こすことがある.

　1）線虫類
- 回虫,アニサキス,蟯虫など.

　2）吸虫類
- 肝吸虫,肺吸虫,日本住血吸虫など.

　3）条虫類
- 広節裂頭条虫（さなだ虫）など.

〈谷澤　徹〉

7 免疫

1 免疫の定義

a. 免疫 immunity とは
- 生体内に侵入した病原体を非自己と認識し積極的に排除する機構.

b. 自然免疫 natural immunity（先天免疫 innate immunity）
- 下等動物を含めたすべての動物に備わっている感染防御機構.
- 単球, マクロファージ, 顆粒球（好中球, 好酸球, 好塩基球）, 肥満細胞, ナチュラルキラー細胞など, おもに貪食系の細胞群による.
- 皮膚や粘膜のバリアー, リゾチームや胃酸などの酵素類なども含む.
- 抗原特異的に働く狭義の免疫機構を獲得免疫（後天免疫）acquired immunity と呼ぶのに対して, 抗原非特異的な感染防御機構を自然免疫という. 両者は密接に連携している.

2 免疫系の成り立ち

a. 抗原 antigen
- 免疫の機構によって非自己と認識される病原体など.

1）抗原決定基（エピトープ epitope）
- T 細胞や B 細胞によって認識される抗原分子の特定部位.

2）交差反応 cross reaction
- 同一のあるいは類似したエピトープをもっていると, 異なる抗原でも T 細胞や B 細胞によって同一のものとして認識されることがある.

b. 主要組織適合抗原 major histocompatibility antigen
- 同種間での移植片生着の成否を左右する抗原のうち主要なもの. 非自己抗原を認識し, 排除する際に必須な分子.

- ヒトでは HLA，マウスでは H2 抗原と呼ばれる．
- 構成する分子は 2 つのクラスに分けられ，クラス I 分子は個体のあらゆる細胞に発現するが，クラス II 分子は B 細胞やマクロファージなど，特定の細胞だけに発現する．

1）主要組織適合遺伝子複合体　major histocompatibility complex（MHC）
- HLA や H2 抗原をコードする遺伝子領域．クラス I 分子をコードするクラス I 領域，クラス II 分子をコードするクラス II 領域，両者の間に位置するクラス III 領域に分けられる．
- クラス I 遺伝子とクラス II 遺伝子には高度の多型がみられる．

2）ヒト組織適合性白血球抗原　human histocompatibility leukocyte antigen（HLA）
- ヒトにおける主要組織適合抗原．
- ある種の自己免疫疾患と特定の HLA の型との間に強い相関がある．
- 高度の多型を示すため，個人識別や親子鑑定などに利用される．

c. 免疫応答に関与する細胞
- 生体が抗原に曝露した際，抗原特異的に起こる一連の反応を免疫応答 immune response といい，おもにリンパ球とマクロファージが関与する．
- リンパ球の細胞表面には特異的な抗原受容体があり，受容体の違いによりリンパ球は T 細胞と B 細胞とに分けられる．
- この受容体に特異的な抗原が結合すると免疫応答がひき起こされる．

1）T 細胞
- 骨髄に由来し，胸腺 thymus で分化する．
- 末梢血を循環するリンパ球の約 70 ％を占める．
- 細胞表面に T 細胞レセプター　T cell receptor と呼ばれる抗原受容体を有する．
- 細胞表面に表出される分子の違いから，CD4 陽性のヘルパー T 細胞と CD8 陽性のキラー T 細胞とに分けられる．
- T 細胞を介した免疫応答は，細胞と細胞との接触，あるいはサイトカインを介して行われ，細胞性免疫 cellular immunity という．
- ウイルス感染細胞や癌細胞の排除，移植片の拒絶，結核菌や真菌の感染

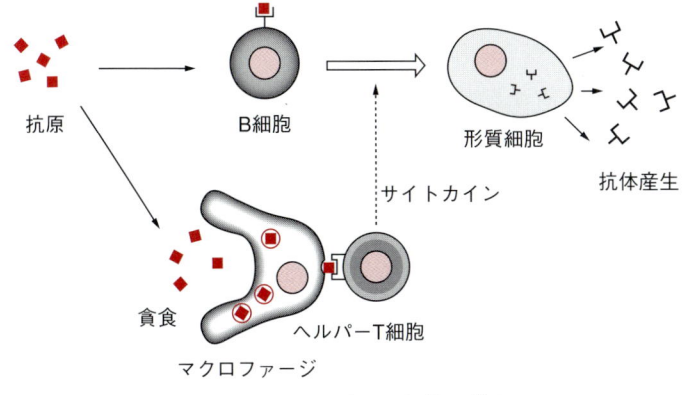

図 1-46　ヘルパー T 細胞の働き

防御（遅延型アレルギー反応）に関与する．
　a）キラー T 細胞　killer T cell（細胞傷害性 T 細胞　cytotoxic T cell）
- CD8 陽性 T 細胞．標的細胞に直接接触して細胞傷害性を示す．
- 特異的な抗原の提示を受けると幼若化して増殖し，細胞内の顆粒中にパーフォリンやグランザイムなどの細胞傷害性蛋白をもつ．
　b）ヘルパー T 細胞　helper T cell
- CD4 陽性 T 細胞．特異的な抗原の提示を受けると幼若化して増殖し，種々のサイトカインを産生する（図 1-46）．
- 産生するサイトカインの種類や働きにより，遅延型アレルギー反応に関与する Th1 細胞と，抗体産生を補助する Th2 細胞とに分けられる．

2）B 細胞
- 骨髄　bone marrow に由来し，リンパ節や扁桃，脾臓，虫垂，あるいは二次的に生じたリンパ装置などに豊富に分布する．
- 末梢血を循環するリンパ球の約 15％を占める．
- 抗原受容体である細胞表面免疫グロブリンを有する．
- 特異的な抗原が受容体に結合すると形質細胞に分化して抗体（遊離型の免疫グロブリン）を産生，放出する．

3）ナチュラルキラー細胞　natural killer cell（NK 細胞）
- 大型顆粒リンパ球　large granular lymphocyte（LGL）とも呼ばれ，抗原非特異的に癌細胞やウイルス感染細胞を排除する．自然免疫に属する細胞．

- 末梢血を循環するリンパ球の約 15 ％を占める．

4）マクロファージ　macrophage
- 旺盛な貪食能を有する細胞．免疫応答において T 細胞に抗原を提示する抗原提示細胞として働く．

a）抗原提示細胞　antigen-presenting cell
- 広義には，抗原を MHC 分子と共に T 細胞に提示する細胞．
- 狭義には，MHC クラス II 分子を発現しているマクロファージ，樹状細胞，B 細胞など．抗原を処理し MHC クラス II 分子と共に CD4 陽性 T 細胞に提示する．

b）抗原提示　antigen presentation
- 抗原提示細胞内で蛋白抗原をペプチドに分解して MHC 分子に結合した形で細胞表面に表出し，これを T 細胞が認識する．
- CD8 陽性キラー T 細胞の T 細胞受容体は，MHC クラス I 分子と結合した状態の抗原を認識する．
- CD4 陽性ヘルパー T 細胞の T 細胞受容体は，MHC クラス II 分子と結合した状態の抗原を認識する．

d．サイトカイン　cytokine
- 炎症反応や免疫応答において細胞間の情報伝達物質として働く一群の低分子量ポリペプチド物質．細胞表面に表出された特異的な受容体と結合することにより，微量で作用し，効率よく情報を伝える．
- 通常，ごく近接した局所で（パラクリン　paracrine），あるいは分泌した細胞自身に（オートクリン　autocrine）作用する．1 つのサイトカインが他のサイトカイン産生やその受容体発現に影響を及ぼし，複雑なネットワークを形成している．
- とくに白血球 leukocyte 相互間に作用するサイトカインには，インターロイキン　interleukin（IL）という名称が付けられている．

e．抗体と補体
- 血清中に存在する一群の蛋白．

1）抗体　antibody（免疫グロブリン　immunoglobulin）
- B細胞から分化した形質細胞によって産生，分泌される糖蛋白．血清蛋白電気泳動でγグロブリン分画に含まれる．
- IgG, IgA, IgM, IgD, IgE の5つのクラスに分けられる．通常の血清中にみられる免疫グロブリンの大部分は，IgG, IgA, IgM からなる．
- 初回の免疫応答（一次応答）では，まず IgM が産生され，その後 IgG が産生される．2回目以降の免疫応答（二次応答）では，おもに IgG が産生される．
- IgA は，消化管など，粘膜局所での感染防御に働き，母乳（とくに初乳）の中に豊富に含まれている．
- IgE はレアギンとも呼ばれ，もっぱら I 型アレルギーに関与する．
- IgD は，おもに B 細胞表面の抗原受容体として存在し，B 細胞の分化に関与する．
- 抗原と結合する Fab 領域と種々の活性を有する Fc 領域からなる．Fab 領域が対応する抗原に対して高い親和性をもち，抗原と特異的に結合して免疫複合体　immune complex（抗原抗体複合体）を形成する．
- 抗原と結合した抗体は，Fc 領域を介して補体や貪食系の細胞，細胞傷害性細胞と結合し，その働きを仲介する．

2）補体　complement
- 新鮮血清中に含まれる約20種類の蛋白群．抗体が抗原と結合することで生じるさまざまな機能を補い，増強する働きがある．
- 活性化経路には，抗体が結合することによって活性化する古典経路と，抗体が関与することなく活性化する第二経路やレクチン経路がある．
- 古典経路では抗体が C1q 分子に結合して C1 複合体を形成し，連鎖的なカスケード反応によって C4, C2, C3 が次々に活性化され，最終的に膜侵襲複合体を生じて標的細胞の細胞膜を傷害し細胞を融解する．
- 補体活性化の中間産物には，食細胞による貪食を促進するオプソニン効果をもつものや，炎症メディエータとしての働きをもつものがある．

3）液性免疫　humoral immunity
- 抗体を介した免疫反応．抗原の刺激を受けた B 細胞が幼若化して増殖し，形質細胞へと分化して抗原に対応した抗体を産生し分泌する．

a. 中和

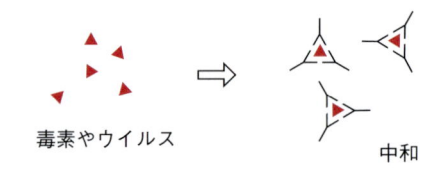

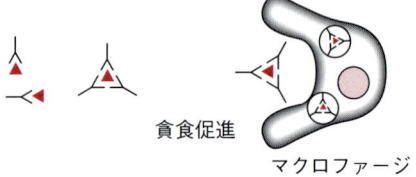

毒素やウイルス　　中和

b. オプソニン効果

貪食促進

マクロファージ

c. 抗体依存性細胞媒介性細胞傷害作用

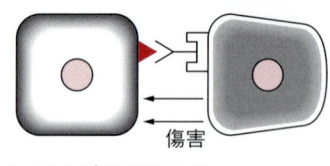

傷害

ウイルス感染細胞など

図 1-47　抗体の働き

- ある種の抗原では，抗体産生にヘルパー T 細胞の関与を必要とする．

 a) 中和　neutralization
- ある種の抗体は，毒素やウイルスと結合してその毒性や生物活性を失わせる力をもつ（図 1-47a）．

 b) オプソニン効果　opsonization
- 貪食系の細胞による抗原物質の貪食を促進する作用．抗原と結合した抗体が，マクロファージなど，貪食系の細胞と Fc 領域を介して結合し，抗原の貪食を促進する（図 1-47b）．

 c) 抗体依存性細胞媒介性細胞傷害作用　antibody dependent cell mediated cytotoxicity（ADCC）
- 抗体は，キラー T 細胞や NK 細胞などと Fc 領域を介して結合し，これらの細胞による細胞傷害作用を仲介する（図 1-47c）．

f. 免疫記憶　immunological memory

- 初回の免疫応答を一次応答，2 回目以降の免疫応答を二次応答といい，二次応答は，一次応答よりも強く速く起こる．
- 一次応答に参加した T 細胞や B 細胞の一部は増殖し分化して記憶細胞と

して残り，抗原刺激に対し敏感に応答する．

1）能動免疫　active immunity
- 抗原（ワクチン）を投与することによって一次応答をひき起こし，記憶細胞の生じた状態にすること．
- 弱毒化した病原体からなる生ワクチン，死滅した病原体からなる不活化ワクチン，無毒化した毒素蛋白からなるトキソイドなどがワクチンとして使用される．

2）受動免疫（受身免疫）passive immunization
- 中和抗体を含む抗毒素血清などの投与など，他の個体に生じた抗体を投与して一時的に免疫抵抗性を得ること．

3　アレルギー　allergy

a. アレルギーとは
- 生体にとって不都合な免疫反応．
- 外来抗原に対して起こる免疫反応が過剰なため生体自身が傷つく場合や，自己の細胞や組織に対する自己免疫現象が含まれる．
- 過敏症　hypersensitivity と呼ぶことがある．

b. クームス　Coombs の分類
- アレルギーを機序の違いによって分類したもの（図1-48）．
- Ⅲ型の免疫複合体による傷害はアレルギーに特有なものであるが，他の型はアレルギーに特有なものではなく，通常の病原体排除の際にみられる免疫反応と変わらない．

1）Ⅰ型アレルギー（即時型，アナフィラキシー型）
- アレルギー反応の代表的な型．1度接触して感作された抗原に2度目以降に接触した際，即座に起こる免疫反応（図1-48a）．
- IgE（レアギン）が関与しているため，レアギン型とも呼ばれる．
- 原因となる抗原をアレルゲンといい，アレルゲンとの接触を避けることが発症予防となる．
- 特定の抗原に対するアレルギーの有無は，皮内テストや抗原特異的な IgE 抗体の有無を調べることで判定される．

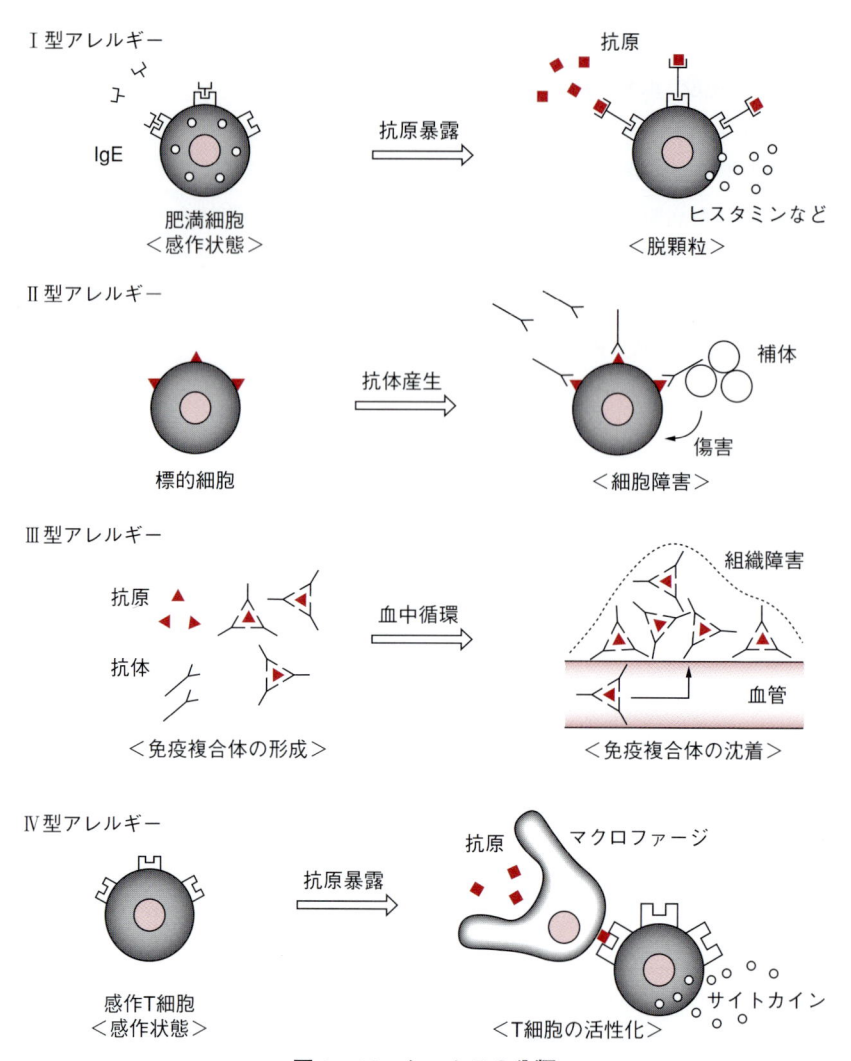

図1-48 クームスの分類

a) I 型アレルギーの機序
- 肥満細胞や好塩基球の放出する顆粒内物質が傷害作用を発揮する．
- 肥満細胞や好塩基球の細胞表面上に IgE の Fc 領域に対する受容体があり，この受容体に結合した状態の IgE 抗体に抗原が結合すると，肥満細胞や好塩基球は顆粒を放出する（脱顆粒）．顆粒中にヒスタミンや好酸球

遊走因子などの炎症メディエータが含まれており，局所に炎症反応をひき起こす．
- この型のアレルギー反応が起こるためには，抗原特異的な IgE 抗体がすでに存在していること（感作された状態）が必須である．
- 好酸球浸潤がみられることも特徴的で，寄生虫を攻撃したり炎症を促進したりする働きをもつ．

b) I 型アレルギーによる疾患
- アレルギー性鼻炎や花粉症，気管支喘息，蕁麻疹，アトピー性皮膚炎，また，ヨードアレルギーやペニシリンショックなど薬剤に対するアレルギーが含まれる．呼吸困難や循環不全など，全身性の症状を示し，ショック状態となることがある（アナフィラキシーショック）．
- 疾患の発症には患者側の素因が関係し，同一患児がアトピー性皮膚炎から気管支喘息，アレルギー性鼻炎へと移行することがある（アレルギーマーチ allergic march）．

2）II 型アレルギー（細胞障害型）
- 細胞や組織に対して特異的な抗体が結合することによる障害．
- しばしば自己抗体が原因となり，多くの場合，抗体に加えて補体やキラー T 細胞などが作用することで細胞障害や組織障害をひき起こす．
- 血液型物質に対する同種抗体が原因となる血液型不適合輸血や新生児溶血性黄疸，赤血球や血小板に対する自己抗体が原因となる自己免疫性溶血性貧血や特発性血小板減少性紫斑病，基底膜に対する自己抗体が原因となり重篤な糸球体腎炎と肺出血をひき起こすグッドパスチャー Goodpasture 症候群，アセチルコリン受容体に対する自己抗体が神経筋接合部の受容体をブロックするために筋の弛緩が起こる重症筋無力症などが含まれる．
- バセドウ Basedow 病（甲状腺機能亢進症，グレーヴズ Graves 病）では，自己抗体が TSH 受容体に結合し，持続性の機能亢進状態をひき起こすため，刺激型として II 型とは区別されることがある．

3）III 型アレルギー（免疫複合体型，アルサス型）
- 免疫複合体が臓器や組織へ沈着することによる障害．
- 溶血性連鎖球菌の感染後に生じる急性糸球体腎炎，および，全身性エリ

テマトーデス（SLE）や慢性関節リウマチ（RA），シェーンライン-ヘノッホ Schönlein-Henoch 紫斑病などの自己免疫疾患の多くが含まれる．

4）IV 型アレルギー（遅延型，細胞性免疫型）

- あらかじめ抗原に感作された T 細胞による反応．抗原に接触してから約 48 時間経った後に反応が起こるため，遅延型とも呼ばれる．
- ツベルクリン反応が代表的な遅延型反応で，疾患としては接触性皮膚炎などが含まれる．結核菌やウイルス・真菌の感染の際に起こる免疫反応や，移植組織片の拒絶の機序もこの型に属する．
- 細胞性免疫能（T 細胞の機能）が侵された状態ではこの反応を起こさないため，ツベルクリン反応は陰性化する．

4 免疫不全症　immunodeficiency disease

a. 免疫不全と日和見感染

1）免疫不全　immunodeficiency とは

- 免疫の機能が正常に働かない状態．T 細胞，B 細胞，補体，食細胞（好中球やマクロファージ）のいずれかの機能が低下するため生じる．
- 先天性のものと後天的に生じるものとに分けられる．
- 免疫不全の状態では感染症に罹患しやすくなり（易感染性），また感染症が遷延したり重症化したりする．

2）日和見感染　opportunistic infection

- 健常人には病原性を示さない弱毒性の病原体が，免疫能の低下した患者に感染症をひき起こすこと．環境中の微生物，正常細菌叢を構成している細菌や真菌，持続感染しているウイルスなどが原因となる．
- ニューモシスチス-カリニ肺炎，サイトメガロウイルス感染症など．
- 緑膿菌や，カンジダ，アスペルギルス，単純ヘルペスなど，弱毒性の病原体による感染症が重症化したものも含む．

b. 原発性免疫不全症　primary immunodeficiency

- 多くのものが遺伝性疾患で，ふつう先天性の疾患としてみられるため，先天性免疫不全症ともいう．
- 複合型免疫不全症，抗体欠乏症，補体欠損症，食細胞異常症などに分類

される.
- 治療として，免疫グロブリンの補充などの対症療法のほか，骨髄移植や遺伝子治療が行われている.

1) 重症複合免疫不全症 severe combined immunodeficiency (SCID)
- T細胞とB細胞の両者に先天的な欠陥があり，胸腺低形成，T細胞数減少と細胞免疫能低下，血清免疫グロブリン値の低下などがみられる.
- 出生直後よりさまざまな重症感染や日和見感染を起こし，無菌環境で育てるか，あるいは骨髄移植をしない限り生存不能.
- 常染色体劣性遺伝を示すものと，伴性劣性（X連鎖）遺伝形式を示すものとがあり，原因の異なるいくつかの病態が知られている.
- 常染色体劣性遺伝のアデノシンデアミナーゼ（ADA）欠損症は，リンパ球の発生に関与する酵素の欠損により類似した病態を示し，世界で初めて遺伝子治療が行われた疾患であるが，広義の重症複合型免疫不全症に含めることもある.

2) X連鎖（ブルトン Bruton型）無γグロブリン血症
- B細胞の成熟異常のためにB細胞や形質細胞が欠損し，すべてのクラスの免疫グロブリンが著しく減少する.
- 母体由来のIgGが減少する生後3〜6カ月ごろから易感染性が出現し始め，おもにグラム陽性球菌による感染症を反復する.
- 伴性劣性遺伝を示し，男児にのみ発症する.

3) ディジョージ DiGeorge症候群
- 胸腺の発生異常のためにT細胞の成熟が妨げられ，細胞性免疫だけが冒されている病態.多くの場合，同時に心大血管の奇形や副甲状腺の低形成を伴う.

c. 続発性免疫不全症 secondary immunodeficiency
- 後天的，二次的に生じる免疫不全症.白血病やその他の悪性腫瘍，ウイルス感染症，糖尿病，膠原病，敗血症や粟粒結核などの重症感染症，肝硬変症や慢性腎不全などの慢性消耗性疾患，薬剤や放射線照射などが原因となる.加齢によっても免疫能は低下する.

d. 後天性免疫不全症候群　acquired immunodeficiency syndrome（AIDS）

- ヒト免疫不全ウイルス　human immunodeficiency virus（HIV）の感染によって引き起こされる免疫不全状態．
- HIV は血液や体液を介してヒトからヒトへ感染し，体内で CD4 分子を介してヘルパー T 細胞に感染して死滅させる．ヘルパー T 細胞数がある程度以下に減少すると，免疫能が低下して，AIDS を発症する．
- ニューモシスチス-カリニ肺炎やサイトメガロウイルス感染症，カンジダ症，単純ヘルペスウイルス感染症，結核症などの感染症を発症しやすくなり，また，悪性リンパ腫やカポジ　Kaposi 肉腫など，悪性腫瘍の発生が増加する．

5　移植

a. 移植と拒絶反応

1）移植　transplantation とは

- 生きた臓器・組織・細胞などを他の部位あるいは他の個体に移し植えることを移植といい，臓器や組織の提供者をドナー　donor，移植臓器を受け取る患者をレシピエント　recipient という．
- 皮膚や角膜・腎・心・肝・膵・肺・小腸などの移植が行われている．
- 自分自身の組織を自分のからだの他の部位に移植する自家移植，遺伝子型の同じ一卵性双生児のような個体間での同系移植，同種の他の個体からの同種移植，異なった動物種からの異種移植に分けられる．

2）拒絶反応　rejection

- レシピエントの免疫系が，移植片を非自己と認識し，排除する反応．
- ドナーとレシピエントの組織適合性が高いほど，またレシピエントの免疫能が抑制されているほど，移植片の生着率は高い．
- 自家移植と同系移植では，免疫学的な問題はなく，移植片は生着し，機能しつづけるが，同種移植や異種移植の場合，移植片は拒絶され生着しない．HLA の型を合わせ，また，免疫抑制剤でレシピエントの免疫反応を抑え込むことにより，ある程度拒絶反応をコントロールできる．

3）生体臓器移植　living organ transplantation

- 生きたドナーから臓器を取り出し移植すること．片方の腎臓を移植する

- 生体腎移植や，肝臓の一部を移植する生体肝移植が行われている．
- 通常，親から子，同胞間など，同じ血液型の血縁者がドナーとなる．

4）死体臓器移植 cadaver organ transplantation
- 死体から臓器の提供を受けて移植すること．
- 腎や角膜などでは心停止後に摘出した臓器の移植も可能であるが，多くの臓器は脳死下での臓器摘出が必要となる．

b. 骨髄移植 bone marrow transplantation
- 正常な造血能の失われている患者の骨髄細胞を死滅させ，造血幹細胞を含む骨髄組織を新たに輸注して造血能を再生させること．自家骨髄移植，同系骨髄移植，同種骨髄移植に分けられるが，同種骨髄移植が最も多く行われている．
- 白血病や再生不良性貧血，先天性免疫不全症などに対して行われる．

1）移植片対宿主反応 graft-versus-host reaction（GVHR）
- 骨髄などの移植片 graft に含まれるドナーのリンパ球が，移植を受けたレシピエント（宿主 host）の組織適合抗原に対して起こす免疫反応．
- GVHR を防ぐため，骨髄移植では一層慎重に HLA の型を合わせる必要がある．

2）骨髄バンク bone marrow bank
- 骨髄提供するドナーを登録し，骨髄移植をコーディネートする組織．
- HLA の一致したドナーを効率よく捜し出すために生まれた組織．

3）臍帯血移植 cord blood transplantation
- 造血幹細胞を豊富に含んだ臍帯血を用いた造血幹細胞移植．
- GVHR の発生頻度が低く，HLA が完全一致しなくても移植可能．
- 採取できる幹細胞の量が少ないため，おもに小児を対象とする．
- 骨髄バンクと同様，臍帯血を凍結保存し，希望する患者に提供する臍帯血バンク cord blood bank が設立されている．

4）末梢血幹細胞移植 peripheral blood stem cell transplantation（PBSCT）
- 顆粒球コロニー刺激因子 granulocyte colony stimulating factor（G-CSF）を投与するなどして一過性に増加した造血幹細胞を末梢血から取り出し，移植片とする造血幹細胞移植．自家末梢血幹細胞移植も行われている．

6 自己免疫現象と自己免疫疾患

a. 自己免疫　autoimmunity
- 正常な自己の組織や細胞に対して免疫応答を生じること．
- 特定の抗原に対して免疫応答が起こらない状態を免疫寛容　immunological tolerance といい，免疫系は一般に自己の組織や細胞に対しては反応を起こさない．自己の組織に対する免疫寛容を自己寛容　self tolerance と呼ぶ．
- 自己免疫は自己寛容の破綻によって生じ，自己の組織や細胞と反応する抗体（自己抗体　autoantibody）が作られる．

b. 自己免疫疾患　autoimmune disease
- 自己免疫によって生じ，患者血清中には自己抗体が検出される．

1）膠原病　collagen disease
- クレンペラー　Klemperer P らによって提唱された概念．
- フィブリノイド変性　fibrinoid degeneration（類線維素変性）を特徴とし，全身性に生じる一群の自己免疫疾患．
- リウマチ熱，関節リウマチ，全身性エリテマトーデス，強皮症，多発性筋炎/皮膚筋炎，結節性多発動脈炎の6疾患を古典的膠原病という．
- 類縁疾患を含め，全身性自己免疫疾患として扱う．

2）全身性自己免疫疾患
- 全身のあるいは複数の臓器や組織を障害する自己免疫疾患．

　a) 全身性エリテマトーデス　systemic lupus erythematosus（SLE）
- 2本鎖DNAに対する自己抗体をはじめとした抗核抗体の出現を特徴とする代表的な全身性自己免疫疾患で，若年女性に好発する．
- 腎病変（ループス腎炎）や中枢神経症状，蝶形紅斑とよばれる特徴的な皮疹，胸膜炎や心膜炎などがみられる．

　b) 進行性全身性硬化症　progressive systemic sclerosis（PSS）
- 比較的若年の女性に好発し，多くの症例で抗核抗体が出現する．
- 皮膚および，消化管や肺，心，腎など全身諸臓器に膠原線維の増加を来し，手指の硬化や仮面様顔貌，食道拡張や肺線維症などを示す．

表 1-4 臓器特異的自己免疫疾患

疾患名	特異的な自己抗体
橋本病（慢性甲状腺炎）	抗甲状腺ペルオキシダーゼ抗体, 抗サイログロブリン抗体
自己免疫性溶血性貧血	抗赤血球抗体
特発性血小板減少性紫斑病	抗血小板抗体
悪性貧血	抗内因子抗体, 抗壁細胞抗体

c) 結節性多発動脈炎　polyarteritis nodosa（PN）
- 全身の中型筋性動脈を侵す壊死性血管炎で，中高年男性に好発する．
- 類縁疾患に，抗好中球細胞質抗体　antineutrophil cytoplasmic antibody（ANCA）が陽性となる，顕微鏡的多発動脈炎　microscopic polyarteritis やウェゲナー肉芽腫症　Wegener granulomatosis などがある．

3) 臓器特異的自己免疫疾患
- 組織の障害が特定の臓器に限定される自己免疫疾患．
- それぞれの疾患に特徴的な自己抗体が出現し，病態と深く関連する（表1-4）．

<谷澤　徹>

8 放射線障害

1 放射線照射効果　radiation effect

　放射線とは空間を伝播し最終的に物質に吸収される**輻射エネルギー**の流れをさし，一般に**電離放射線**のことをいう．電離放射線は2つの形で発生する．①電磁波（X線およびγ線）と，②高エネルギー中性子および荷電粒子（α粒子，β粒子および陽子）である．

　生きた細胞の中での放射線障害の最も重要な標的分子は**DNA**であるが（図1-49），**フリーラジカル**の産生を誘導することによって間接的に傷害することのほうが多い．細胞膜に含まれる脂質や重要な機能蛋白も放射線障害の標的となる細胞内分子である．

　放射線エネルギーは標的分子に数秒以内に付与されるが，生物学的効果は数分たっても明らかにならないこともあり，さらには作用がDNAに及んだ場合には効果が現れるまでに数十年を要することもある．

　放射線の線量は，以下のように表される．
　　①吸収線量：放射線により物質の単位質量内に与えられたエネルギー．物質1 kgに1 J（ジュール）のエネルギーを与える線量を1 Gy（グレイ）という．
　　②線量当量：生物に与える影響は放射線の種類（線質）によって異なるため，吸収線量に線質係数をかけた単位としてSv（シーベルト）が用いられる．線質係数はX線，γ線では1，中性子線では20．
　　③放射能：放射線を出す能力または性質．1秒間に1個の壊変を表す単位が1 Bq（ベクレル）．

　これらはm-kg-second単位に基づいたシステムであるが，以前はcm-g-second単位に基づくシステムを使っていたため新単位と旧単位との間には換算が必要となる．1 Gy = 100 rad（ラド），1 Sv = 1 rem（レム），1 Bq = 2.7×10^{-11} Ci（キュリー）である．

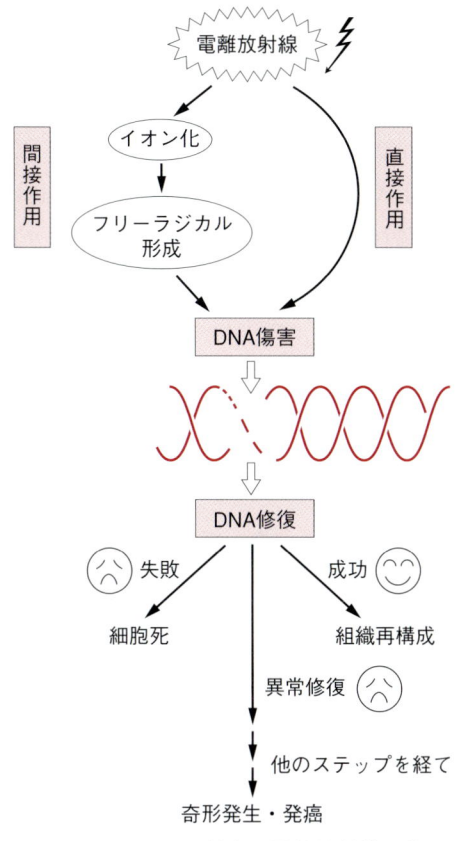

図1-49 DNAに対する電離放射線の作用

また，放射線の生物学的効果を表す数値としては次のようなものがある．
　①線エネルギー付与 linear energy transfer（LET）：放射線が通過する単位距離あたりのエネルギー消失量．LETの高い放射線ほど，組織や細胞への障害度が強いが，一般に組織透過力が弱い．
　②相対的生物学的効果比 relative biological effectiveness（RBE）：様々な放射線のLETの；コバルトγ線に対する関係を表す比．

2 放射線感受性　radiation sensitivity

　先にも述べたとおり，電離放射線の第一の標的はDNAである．分裂間期（細胞分裂が終わり，次の分裂が起こるまでの間の期間）にある細胞では照

射によるDNA傷害は起こりにくいが，分裂中の細胞では修復不能なDNA損傷を受けやすい．DNA損傷を受け，染色体の異常によって正常な細胞分裂が阻害されると細胞は死に至る．したがって，骨髄や消化管粘膜のような細胞回転率が高い組織は放射線に対して感受性が高く，曝露後早期に傷害が明らかとなる．肝や血管内皮細胞のような細胞回転率の低い組織は，照射後すぐに変化が現れることはないが，正常な細胞分裂による補充ができないので細胞数は徐々に減少していく．ところが，脳や心筋のような分裂をしない細胞からなる組織は，照射による影響を受けにくい．

分子レベルでは，放射線照射を受けた細胞のDNAは多様な変化を受ける．これに伴って染色体内には欠失，破損，転座や切断などの構造変化が生じる．細胞レベルでは，核の腫大・凝縮やクロマチン凝集，細胞質の腫大，ミトコンドリアの変形，小胞体の変性などが認められる．

組織は多くのタイプの細胞からなっているので，照射の影響は複雑である．例えば，電離放射線によって神経細胞が直接傷害されることはないが，照射後の中枢神経系の血管変化によって遅発性の放射線傷害病変が起こってくることがある．

代表的な組織の放射線感受性の目安を以下にあげる．

　①高感受性組織（25 Gy以下で傷害）：造血細胞，消化管上皮細胞，生殖細胞
　②中等度感受性組織（25〜50 Gy）：皮膚，唾液腺，成長骨，成長軟骨，血管，肝，肺
　③低感受性組織（50 Gy以上）：筋肉，線維芽細胞，神経組織

3 身体的障害　physical disturbance

放射線による全身障害の程度は，生理的要因（人種差，年齢，性，代謝状態など）と放射線学的要因（放射線の種類，線量，組織内の線量分布など）の相関によって決まる．ヒトでの放射線障害は時間経過の上から，急性期（2週目まで），亜急性期（5週目まで），慢性期（後遺症期，4カ月以降），晩発障害期（数年以降）のように分類されている．

また致死的な急性放射線障害については，照射線量と生存日数の上から以下の3型に分けられている．

① 造血障害死：10 Gy 以下で死亡はおよそ 10 〜 12 日（悪心，嘔吐，血球減少症）
② 腸性死：10 〜 15 Gy の範囲で死亡はおよそ 6 〜 7 日（下痢，出血など重症消化器症状）
③ 脳性死：50 Gy 以上で死亡はおよそ 2 〜 3 日（倦怠感，傾眠，痙攣，昏睡）

4 遺伝的障害　genetic disturbance

　生殖細胞の障害によって，次世代以降の世代に現れる障害をいう．妊娠初期の被曝による奇形はこれに入らない．しかし現在のところ，高線量被爆した原爆被爆生存者の子孫に先天的奇形の発生頻度の増加などはみられていない．

5 放射線による各種臓器障害　organ disturbances by radiation

1）造血，リンパ系組織　hematopoietic and lymphoid organ

　造血系細胞は放射線感受性が極めて高く，全身照射されるとリンパ組織は萎縮し，末梢血中のリンパ球・骨髄系細胞は減少する．その結果，被曝個体は免疫機能低下による感染，血小板減少による出血，貧血を起こす．

2）消化管　gastrointestinal tract

　小腸上皮細胞は代謝回転が早く，放射線感受性が高い．高線量被曝での急性変化は，小腸の潰瘍・出血・壊死性変化を伴う個体の腸性死であるが，放射線治療などの低線量被曝では下痢あるいは血性下痢を起こし，大腸，直腸に放射線腸炎がみられる．

3）生殖腺　gonad

　成熟精子は放射線抵抗性であるが，睾丸内の精原細胞は高感受性で，精子への分化機構が破壊されるために受精障害が起こる．卵巣も放射線高感受性組織であり，顆粒細胞の変性，原始卵胞の卵胞細胞に変性，消失が起こる．

4）皮膚および付属器　skin and appendage

　皮膚は事故や放射線治療に際して最も高い線量を被曝する臓器であり，放射線照射後の急性皮膚炎（紅斑，落屑，潰瘍化）が起こる．慢性の放射

線皮膚炎は被曝後2～3カ月さらには何年もしてから出現する変化で，皮膚の萎縮や色素沈着を認め，治癒能力が欠如しているとともに悪性腫瘍も発生しやすい．

5）眼　eye

眼には水晶体のように比較的放射線感受性の高い組織と，結膜や角膜のように中等度の感受性を示す組織，網膜や視神経のように低感受性の組織が含まれている．水晶体では照射による水晶体線維の断裂のため，混濁すなわち白内障が発生する．

6）骨　bone

骨端線などの成長しつつある部分は放射線感受性で，骨の脆弱化をきたす．放射性物質が沈着すると悪性腫瘍（骨肉腫）が起こることもある．

7）血管　blood vessel

血管内皮細胞には中等度の放射線感受性がある．各種臓器の放射線障害による病変は，その臓器における血管の障害に由来することが多いことが知られている．

8）肺　lung

肺への放射線被曝は放射性物質の吸引，腫瘍の放射線治療などで起こる．通常，肺の細胞回転はそれほど速くないので障害は比較的起こりにくい．急性期に起こる病変は血管内皮細胞障害に伴う浮腫と硝子膜形成で（急性放射線肺炎），器質化と修復機転が作用すると間質の線維化と胸膜の癒着が起こる（慢性放射線肺炎，肺の線維化）．

9）肝　liver

肝は比較的放射線抵抗性だが，高線量被曝では放射線肝炎を起こす．急性期はうっ血と肝細胞の萎縮と壊死，後期には線維化が起こる．

6　放射線発癌　radiation carcinogenesis

放射線被曝と発癌の相関関係を最も明らかに表しているのは，原爆被爆生存者，原子力発電所の事故における当事者や周辺住民，診断目的で胎内被曝した子供などにおける白血病やその他の癌（甲状腺癌，骨腫瘍，皮膚癌など）の発生である．例えば，爆心より1000 m以内で被爆した広島の原爆被爆者における白血病の発生率は対照に比較して10倍以上高く，また，

1500 m 以内の生存者における癌の発生率は対照の 2 倍である．

　動物実験の結果からは，放射線誘発腫瘍は新たに誘導される腫瘍ではなく，単に自然発生腫瘍の頻度の増加と発生時期の促進によって起こっていると考えられている．ヒトの癌における放射線発癌機構の解析にも今後さらに多くのデータの集積を必要とする．

7　放射線治療　radiation therapy

　悪性腫瘍は自律性増殖能を獲得しており正常組織よりも放射線感受性が高いので，放射線治療の適応となっている．

　組織由来の異なる腫瘍は放射線感受性が異なる．一般に腺癌，骨肉腫，悪性黒色腫，神経系腫瘍などは感受性が低く，セミノーマ seminoma（睾丸腫瘍のひとつ），白血病 leukemia，悪性リンパ腫 malignant lymphoma などは高感受性である．

＜北川昌伸＞

9 老化

老化 senescence とは発育の完成した成熟期以降，加齢 aging とともに生じる生理的な現象である．

1 老化と寿命

- 老化は進行性かつ不可逆的な変化で，種ごとに固有の寿命があり，ヒトの最長寿命は 120 歳前後といわれている（図 1-50）．
- 平均寿命とは，その年に出生したものが何年生きられるかの予測値，すなわち零歳児の平均余命のことであり，厚生労働省の発表による 2003 年の日本人の平均寿命は，男性 78.36 歳，女性 85.33 歳でいずれも世界のトップクラスとなっている．
- 脊椎動物の体細胞を培養すると細胞の増殖は次第に遅くなったり，ある時点で停止する．これを細胞老化といい，細胞老化に至るまでの細胞集団倍加数を細胞寿命（分裂寿命）と呼んでいる．

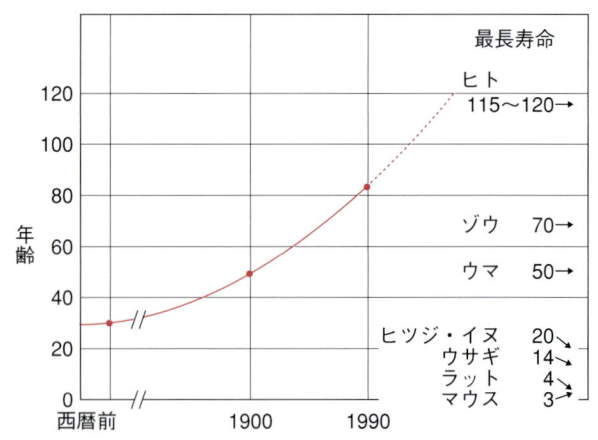

図 1-50 ヒトの寿命の変遷と他の哺乳動物の寿命との比較

2 老化の分子生物学

- 染色体の両端部はテロメア telomere DNA と呼ばれ，約 12 kb の 6 塩基の反復配列と 4 kb のサブテロメア領域からなっている．
- テロメアの反復配列は，DNA の複製に際し少しずつ脱落していく．ヒトでは 1 回の細胞分裂にあたり，50〜200 の塩基対が失われる．ヒトのテロメアの反復配列は約 2000 個と有限であるから，いずれはテロメア DNA は使いつくされてしまい，細胞寿命が規定されることになる．したがって，テロメア DNA は分裂時計とも呼ばれている．

3 老化の機序

- 老化の機序は未だ明確に解明されてはいないが，遺伝子に内蔵されたプログラム説と種々の外因が働くエラー蓄積（破綻）説とが代表的なものである．複雑な老化現象にはこれらの機序が互いに協同して作用している．

a．プログラム説

- 生物は種によってそれぞれの寿命はほぼ一定しているが，それは遺伝的に受精卵の時期に DNA 上にプログラムされているという説である．
- 事実，テロメア DNA が長いと最長寿命は長く，短いと寿命も短いといわれている．また，ウェルナー Werner 症候群，ハッチンソン-ギルフォード Hutchinson-Gilford 症候群，コケイン Cockayne 症候群，ブルーム Bloom 症候群，ダウン Down 症候群など老化現象が早期に出現する早期老化症候群では，テロメア DNA の短縮速度が早くテロメア代謝に異常があり，培養細胞の細胞寿命も著しく短縮している．

b．エラー蓄積（破綻）説

- 遺伝子の発現機構中にある DNA 情報が RNA に転写される過程，あるいは蛋白質合成に至る翻訳の過程でエラーが生じると異常蛋白質がつくられ蓄積される．これが繰り返し起こることによって，やがて細胞の機能は破綻し，個体は老化していくという説である．

表1-5 早期老化症候群とその原因遺伝子

早期老化症候群	原因遺伝子
ウェルナー Werner 症候群	*WRN*
コケイン Cockayne 症候群	*CSA*, *CSB*
ブルーム Bloom 症候群	*BLM*

- 外因としては，放射線，化学物質，活性酸素など種々のものがあげられているが，中でも活性酸素が重要視されている．

c. 老化モデル
- 前述した早期老化症候群は老化のモデルにも相当し，その原因遺伝子や病態の解明が進められている（表1-5）．
- 老化促進モデルマウスや早期老化症状を呈するクロート *klotho* マウスなどの動物モデルによる研究も活発に行われている．

4 老化の形態像および老年病

a. 主な臓器・組織の変化
- 老化とともに諸臓器・組織の重量は一般に減少し，老人性萎縮の像をとる．

1）中枢神経系
- ヒトの脳には約140億の神経細胞があるが，成人以降は1日に数万個の神経細胞が死滅，消失していく．この神経細胞の脱落消失に伴い脳重量は減少する．
- 加齢に伴い神経細胞には，リポフスチン沈着の増量や中心部にアミロイドの芯を有する老人斑，アルツハイマー Alzheimer 原線維変化などがみられる．

2）心臓・血管系
- 高血圧症を伴わない場合には，老年性変化として心筋は萎縮し，リポフスチン沈着を伴った褐色萎縮の状態になることがある（図1-51）．
- 加齢とともに血管はしなやかさを失い，動脈硬化をきたすようになる．

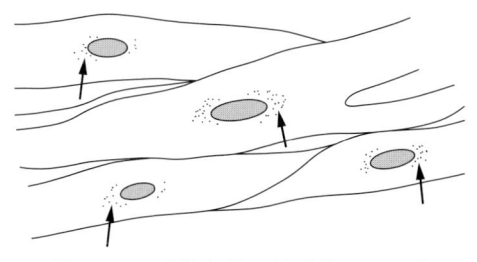

図 1-51　心筋細胞の核近傍へのリポフスチン沈着像（→）

3）呼吸器系
- 老化に伴って肺組織の弾性は低下し，老人肺の状態となり肺機能も低下してくる．また，線維化や塵埃の沈着も増加する．

4）消化器系
- 消化管，特に胃粘膜では萎縮や腸上皮化生が進行する．
- 肝臓には褐色萎縮もみられるようになる．

5）泌尿・生殖器系
- 腎臓では動脈硬化性あるいは細動脈硬化性の萎縮が加齢とともに強くなり，糸球体には硝子化がみられるようになる．
- 精巣では造精細胞が減少し，造精子能も低下する．
- 女性では閉経後，卵巣は萎縮し子宮も縮小してくる．

6）内分泌系
- 甲状腺では濾胞上皮の扁平化やコロイドの濃縮がみられ，副腎では皮質が 3 層とも萎縮してくるなど，いずれの内分泌臓器も加齢とともに縮小し，内分泌ホルモンの産生は低下してくる．

7）造血器・免疫系
- 骨髄では脂肪髄の部が拡大し，造血部は縮小してくる．
- リンパ節や脾臓ではリンパ濾胞が萎縮するとともに全体が縮小してくる．
- 胸腺は思春期以降著明に退縮し，T 細胞の機能も低下する．
- 自己抗体の出現頻度や自己免疫疾患の発症も増加してくる．

8）その他
- 皮膚は萎縮し，結合組織の膠原化や弾性線維に断裂が起こり，基質の水

分も減少してくる．したがって，皮膚は弾力性を失い，乾燥する．
- 骨では骨梁の萎縮・消失があり，骨量は減少し，骨粗鬆症の病態を呈するようになる．
- 感覚器では眼に白内障，耳には難聴などの老年性変化が出現してくる．

b. 老年病

- 老年期によくみられる疾患を老年病あるいは老人病と総称する．また，老年期では，多数の異なった病変が諸臓器にみられるといった多病性であることが特徴的である．
- 老年者では悪性腫瘍，心疾患，脳血管障害，呼吸器感染症などが死因の上位を占めている．

1）癌

- 加齢とともに多くの癌でその発生頻度は高くなる．
- 多重癌や潜在性癌（潜伏癌）が見出される頻度も増加する．

2）感染症

- 生体の防御機構としての免疫系の機能低下に伴い，高齢者では一般に感染に対する抵抗力が弱くなる．
- 感染症では肺炎，特に嚥下性肺炎や尿路感染が多くみられ，敗血症も起こりやすくなる．

3）循環障害

- 老年期では動脈硬化症や高血圧症に基づいた心筋梗塞，脳梗塞（脳軟化症），脳出血などの心臓血管障害や脳血管障害が多くみられる．

<神山隆一>

10 先天異常・奇形

　先天異常あるいは遺伝性疾患に関してよく用いられる用語を明確にしておこう．遺伝性 hereditary，家族性 familial，先天性 congenital の3つの用語である．遺伝性疾患は親に由来し，世代を通して配偶子に伝えられ，それゆえ家族性である．先天性とは生下時より存在するという意味である．先天性疾患は必ずしも遺伝性でないものもあること，いっぽう，遺伝性疾患はかならずしも先天的とは限らず，20〜30代になってはじめて症状が発現する疾患もある．

　先天異常の原因には，①遺伝的要因，②環境要因，③それら2つの要因の相互作用によるものがあげられる．

1 遺伝の生物学

　遺伝情報は細胞の核にある核酸（DNA）に保存されている．1つの蛋白をつくるための情報を含む DNA 上の一連の塩基配列の最小単位を遺伝子という．核 DNA はアデニン（A），グアニン（G），シトシン（C），チミン（T）という4つの塩基配列で構成されており，A と T，G と C が塩基対を形成し，二重ラセン構造のつながりとして染色体 DNA をつくっており，6×10^9 の塩基対からなる（図1-52）．ヒトの正常染色体は46本であり，22対の常染色体と1対（男性はXY，女性はXX）の性染色体からなっている（図1-53）．

2 メンデルの法則に従う疾患（単一遺伝子の異常による疾患）

　単一遺伝子の異常（突然変異）はメンデルの法則に従って遺伝する．この疾患の数は5000以上にも達している．単一遺伝子の異常は次の3つの遺伝様式，すなわち常染色体優性，常染色体劣性，伴性（X染色体性）遺伝のいずれかによって伝えられる．

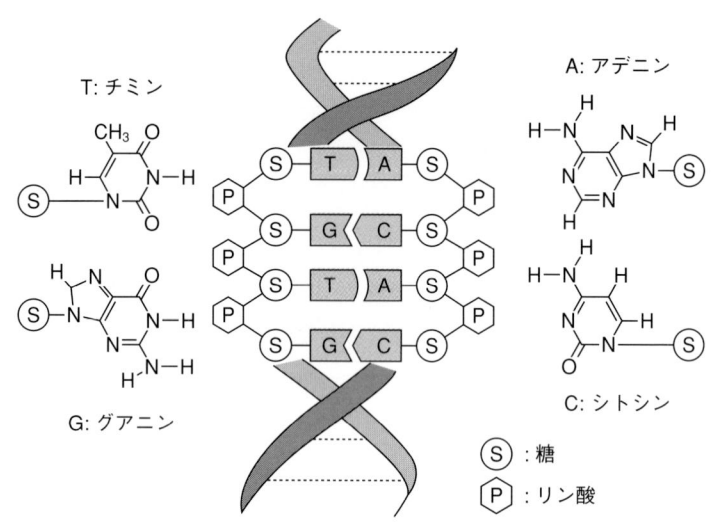

T: チミン
A: アデニン
G: グアニン
C: シトシン
S: 糖
P: リン酸

図1-52 DNA二重ラセン構造の模式図

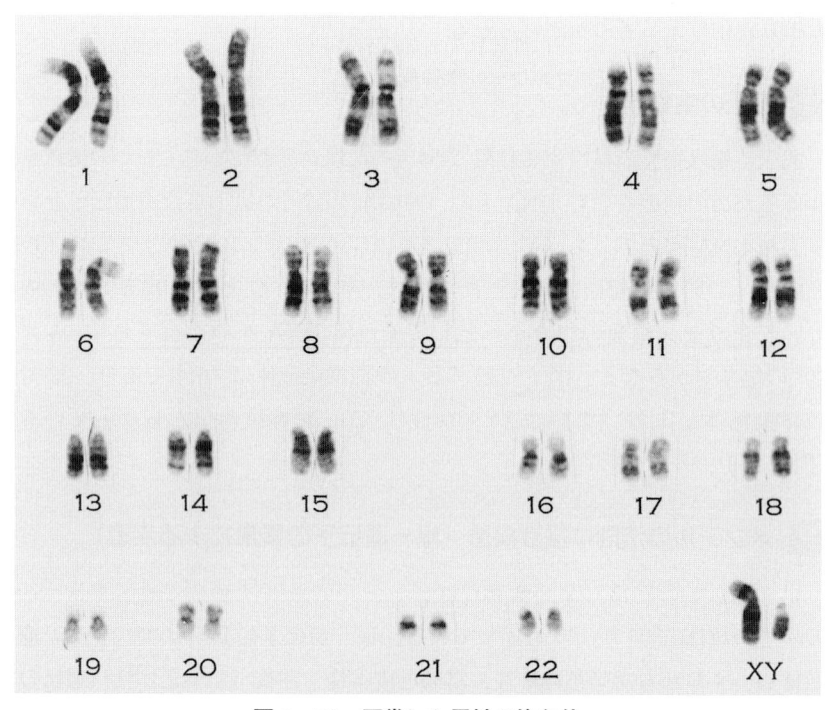

図1-53 正常ヒト男性の染色体

1) 常染色体優性遺伝

常染色体上の一対の相同な遺伝子のうち片方の遺伝子の異常のみで発症し，少なくとも片親がその疾患をもっている．男女の別なく罹患し，次世代へ伝達する．家族性大腸ポリポーシスのように同一家系に多発することがある．表1-6に代表的な常染色体優性遺伝性疾患を示す．

2) 常染色体劣性遺伝

相同遺伝子の両方の遺伝子に突然変異があるときにのみ発症する．劣性遺伝子を1個だけ有するヘテロ個体は表現型は正常であるが，劣性遺伝子を次世代に残す可能性があるので保因者という．すなわち，その形質は両

表1-6 常染色体優性遺伝を示す主な疾患

皮膚神経系	結節性硬化症
	レックリングハウゼン症候群（神経線維腫症）
	スタージ-ウェーバー病
神経系	ハンチントン舞踏病
血液	遺伝性球状赤血球症
骨	マルファン症候群
	骨形成不全症
その他	家族性高コレステロール血症
	家族性大腸ポリポーシス
	エーラース-ダンロス症候群

表1-7 常染色体劣性遺伝を示す主な疾患

先天性代謝異常	フェニルケトン尿症
	白皮症
	楓シロップ尿症
	ホモシスチン尿症
	糖原病
	ガラクトース血症
	テイ-サックス病
	ニーマン-ピック病
	無カタラーゼ血症
	色素性乾皮症
内分泌	クレチン病
その他	先天性筋ジストロフィー症

表 1-8 伴性劣性遺伝を示す主な疾患

ファブリ病
グルコース 6 リン酸脱水素酵素欠乏症
先天性無ガンマグロブリン血症
血友病 A
血友病 B
デュシェンヌ型筋ジストロフィー症

親に現れているわけではないが，同胞に認められ，同胞は 1/4 の確率で罹患する．代表的なものにフェニルケトン尿症がある（表 1-7）．

3）伴性遺伝

すべての性染色体遺伝性疾患は伴性（X 染色体性）である．伴性優性遺伝は X 染色体上の優性遺伝子 1 つのみで，ある形質が発現する遺伝である．伴性劣性遺伝は疾患はヘテロ接合体の女性キャリアによって伝えられ，男子のみに伝わる（表 1-8）．

3 多因子遺伝性疾患

いくつかの遺伝子の異常が関与して発症する疾患で，生活習慣病としての糖尿病，高血圧症，痛風（高尿酸血症）などが明らかになっている．

4 染色体異常による疾患

1）常染色体の異常

常染色体の異常としてよく知られているものは，ある特定の染色体の数が 1 つ多いトリソミーであり，このなかでよくみられるものは 21，18，13 トリソミーである．トリソミー 21（ダウン症候群）（図 1-54）は最も頻度の高い常染色体異常であり，母親の年齢が高いほど発生頻度が高くなる．45 歳以上では 50 回の出産に 1 例ほどの割合でダウン症がみられる．ダウン症では独特の扁平な顔貌，内眼角贅皮，先天性心疾患（約 40％），猿線，知能障害などがみられ，白血病の罹患率が高い．また 5 番染色体短腕の部分欠損はネコ鳴き症候群として知られている．

2）性染色体の異常

ターナー症候群は X 染色体の短腕の部分的あるいは完全なモノソミー（X

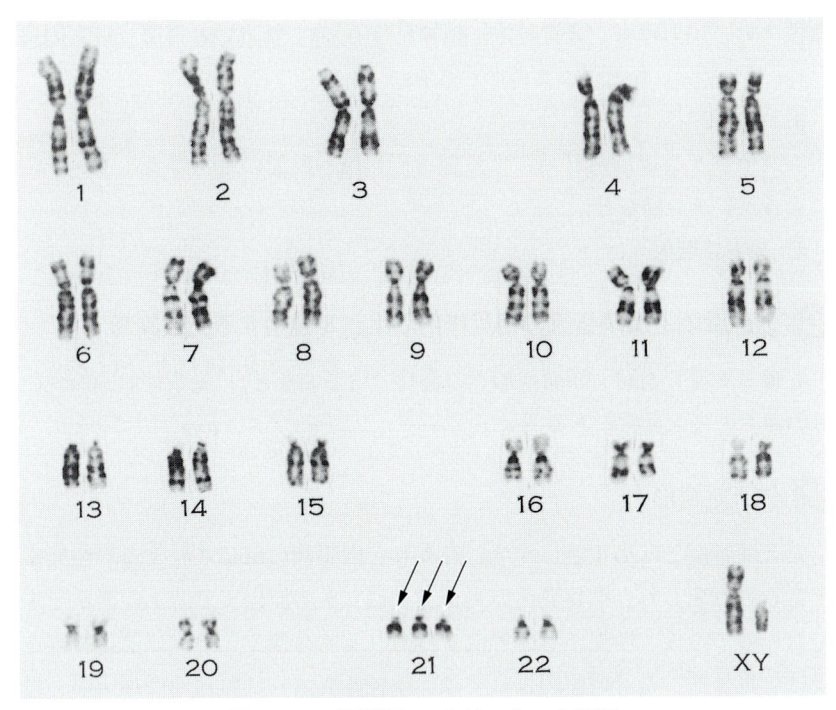

図 1-54　標準型 21 トリソミーの核型

染色体が 1 つしかない 45, X）で，卵巣の形成不全，低身長，翼状頸，外反肘などがみられる．**クラインフェルター症候群**は 2 本の X 染色体と 1 本以上の Y 染色体がある男性（47, XXY）に発症する男性腺機能低下症と定義される．

5　環境要因によって発生する先天異常

1）感染要因

風疹（妊娠初期に感染すると 30〜50％に先天奇形が発症する．白内障，聴力障害，小眼球症，心奇形，歯の欠損など），**サイトメガロウイルス**（小頭症，水頭症），**トキソプラズマ**（小眼球症，小頭症，水頭症），**梅毒**（精神障害，先天性聾，水頭症）などがある．

2）化学物質

サリドマイド（アザラシ肢症），**有機水銀中毒**（胎児性水俣病：四肢の痙

攣性マヒ，視力障害，発育障害，精神発達障害），抗けいれん薬，抗凝固薬（ワーファリン）などによる奇形がある．

3）ホルモン

エストロゲン経口避妊薬による催奇形作用，胎児の甲状腺ホルモン異常によるクレチン病など．

4）放射線照射

6 遺伝要因と環境要因の相互作用によって発生する先天異常

心臓・大血管奇形，顔面奇形（口唇裂，口蓋裂など），先天性股関節脱臼等の多くの先天異常がある．

7 先天性奇形

先天性奇形とは出生時にすでに存在し，肉眼的に確認されうる形態異常と定義されており，個体発生の過程で，何らかの原因で形態上の異常を生じたものである．胎児の形態形成が行われる胎芽期や，それ以前に障害を受けて生じる．奇形の原因としては，染色体異常，妊娠初期の感染症，母

表1-9　おもな先天性奇形

頭頸部・顔面	外耳奇形，小顎症，先天性胸腺無形成症，口蓋裂，口唇裂
神経系	無脳症，小頭症，脳髄膜瘤
循環器	心房中隔欠損，心室中隔欠損，動脈幹分隔異常
呼吸器	気管食道瘻，気管閉鎖，肺形成不全，先天性肺嚢胞
消化管	臍ヘルニア，食道閉鎖，十二指腸閉鎖，胆道閉鎖，輪状膵，腸閉鎖，メッケル憩室，ヒルシュスプルング病（先天性巨大結腸症），鎖肛
泌尿器	腎無形成，嚢胞腎，馬蹄腎，重複尿管，尿膜管嚢胞，膀胱外反症，直腸尿瘻
生殖器	尿道下裂，停留精巣，先天性鼠径ヘルニア，陰嚢水腫，陰茎無形成，重複子宮，単角子宮
骨格系	短頸症，軟骨無形成，先天性股関節脱臼，二分脊椎
感覚器	虹彩欠損，先天性緑内障，先天性白内障，先天性網膜剥離，無水晶体症，小眼球症，無眼球症，単眼症，先天性聾，外耳道閉鎖
皮膚	色素性母斑，多乳房症，歯エナメル質低形成，癒合歯，無毛症，多毛症

体の代謝疾患，薬剤，放射線などによるものがあげられるが，約半数では原因があきらかではない．主な奇形を表1-9に示した．顔面，咽頭の発生は妊娠第4〜6週の間に鰓弓が形成されるが，顔・舌・口唇・口蓋・顎の奇形はこの過程で発生する（図1-55）．呼吸器の奇形は第4〜5週，心血管系は第3週中に発生し，第4〜5週で4室に分割され，第7週で完成するため，この間に心奇形が発生しやすい．消化管の原基は第4週に発生し，第7週に後腸の終末部が尿生殖洞に分かれた後，直腸となる．第10週中に消化管は腹腔内に復帰するが，これらの過程で奇形が生じる．

　四肢は第4週末に外方の隆起として現れる．四肢の奇形は遺伝子異常と環境要因の相互作用で生じる．中枢神経系は第3週に神経板から発生し，神経管と神経堤を形成する．神経管の閉鎖不全で無脳症が起こる．視覚・平衡感覚器は第4週に発生し，第4〜6週の間に重症奇形が生じる．

　結合体児は一卵性双生児ができる過程で受精卵が完全に分離しないために身体の一部が結合した不完全な双生児である．結合体児には頭蓋結合体，頭胸結合体，胸部結合体，胸腹部結合体（図1-56），腸骨結合体，臀結合体などがある．

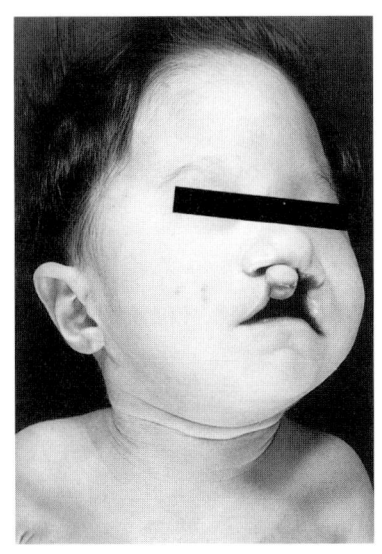

図1-55　口唇裂・口蓋裂の新生児　　　図1-56　胸腹部結合体児

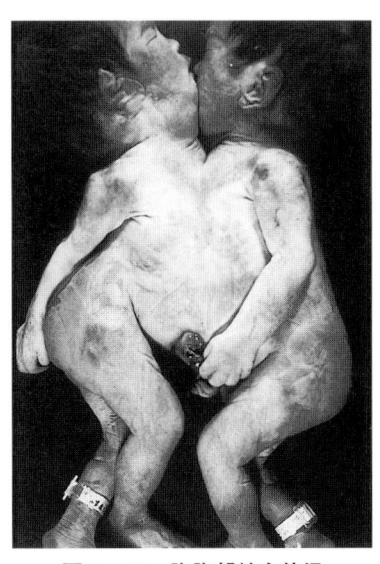

8 出生前診断

　出生前に羊水診断，血液診断，胎児鏡，超音波・X線検査などによって，胎児の先天異常や奇形などの診断が行われている（表1-10）．また近年DNAレベルで染色体上の遺伝情報を解析できるようになった．たとえばPCR法によるDNA増幅を用いて遺伝子の突然変異を特定できる．さらに制限酵素断片長多型性の解析（RFLP）法によって特定の単一遺伝子による疾患が多型部位とともに遺伝しているかどうかを同定でき，嚢胞性線維症，ハンチントン舞踏病などの遺伝性疾患が出生前に診断が可能である．

　しかしながら，出生前診断，遺伝子診断には両親，家族等へのインフォームドコンセント，遺伝カウンセリングの充実が必要である．

表1-10　出生前診断

羊水上清で診断可能な疾患
　　無脳症，二分脊椎
　　胎児赤芽球症
　　先天性副腎過形成

超音波により出生前診断できる疾患
　　無脳症，水頭症，脳瘤，二分脊椎，単眼症
　　臍帯ヘルニア，水腎症，多嚢胞腎
　　二重体，多胎，四肢奇形，奇形腫

9 新生児マススクリーニング

　代謝性疾患のなかでフェニルケトン尿症，楓シロップ尿症，ホモシスチン尿症，ガラクトース血症，クレチン病（先天性甲状腺機能低下症），先天性副腎皮質過形成症に関しては生後5日に足底穿刺により採血して，濾紙にしみ込ませる方法がとられている．

<武村民子>

11 腫瘍

1 腫瘍の定義

　1個の細胞の異常増殖によって，宿主（患者）側のコントロールのきかないままに増大する塊状の構造物をつくりだす病態を，腫瘍 tumor と総称する．腫瘍は状況がゆるせば，永遠に分裂，増殖をくり返すことができると考えられているが，宿主の死が，その個体内での腫瘍の死となる．なお，新生物 neoplasm は同義語である．
　これらをまとめると
　　①単クローン性（モノクローナル monoclonal）増殖，すなわち，1個の細胞の異常分裂ではじまる増殖
　　②自律性 autonomous 増殖，すなわち，宿主側がコントロールすることのできない増殖
　　③不死性 immortal 増殖，すなわち，テロメアによる細胞分裂回数の制限をこえた細胞分裂をくり返す増殖
が，腫瘍の増殖の特徴である．

2 腫瘍の増殖様式

　腫瘍細胞が分裂をくり返し，その大きさを増していくプロセスの中で，2種類の増殖様式，すなわち，①圧排性（膨張性），②浸潤性増殖を示す．

1）圧排性（膨張性）expansive 増殖

　腫瘍がいくら大きくなっても一塊りとなって存在し，その塊が周囲健常組織をおしつけるようにして増殖する．風船がふくらむように，大きくなってもひとつづきの塊として膨張していくことに特徴がある（図1-57）．

2）浸潤性 invasive 増殖

　細胞分裂によって新たに生じた腫瘍細胞が，腫瘍の本体から離れ，近傍の組織内で新たな増殖を開始するものをいう．新たにつくられた腫瘍塊か

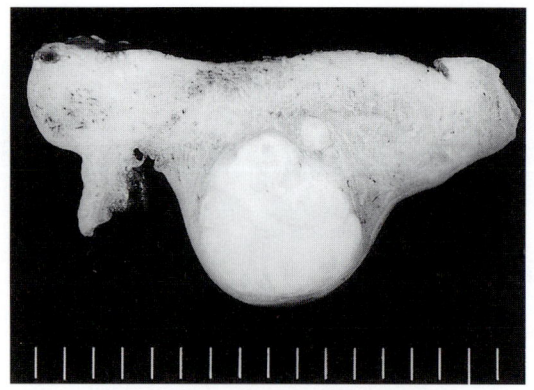

図1-57　子宮平滑筋腫の割面像
白い円形の腫瘍（平滑筋腫）が周囲組織を圧排し，下方（腹腔内）に膨隆している．

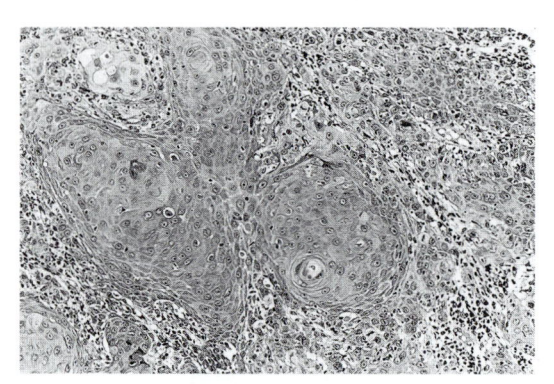

図1-58　扁平上皮癌の浸潤を示す組織像
扁平上皮類似の形態を示す癌細胞が間質内で増殖している．リンパ球の浸潤も目立つ．

らはさらにここから分離する細胞によってもう1つ別の腫瘍塊が形成される．この途上で，脈管に細胞が入りこんで，遠隔部位へ流出することも少なくない（図1-58）．

3 腫瘍の分類

　腫瘍はいくつかの視点から分類されており，それにもとづいて日常の診療が行われている．腫瘍の組織分類として標準的なものは国際的にはWHO

の定めたものが刊行されている．わが国ではWHO分類との互換性を考慮しつつ，さらにきめ細かい医療を念頭においた各種の「癌（腫瘍）取扱い規約」がそれぞれ関係する学会によって作成されている．現在，このような規約のある臓器は20以上にわたっている．本書では，わが国の標準である「取扱い規約」にのっとって説明する．

a. 良性腫瘍と悪性腫瘍

腫瘍は前項でのべた増殖様式のちがいによって良性腫瘍と悪性腫瘍とにわけられる．

1）良性腫瘍　benign tumor

いくら大きくなっても一塊りとして増殖する．圧排性増殖のみを示し，浸潤性増殖は決して示さない．

2）悪性腫瘍　malignant tumor

浸潤性増殖を示しうる腫瘍である．しかしながら，初期の段階では圧排性増殖を示すのみで，浸潤性増殖を示さないことがある．

浸潤性増殖を示していなくても，この段階で病理検査を行えば，その腫瘍が良性腫瘍であるのか，将来放置すれば浸潤性増殖を示すようになる悪性腫瘍であるかが判断できる．

良性腫瘍は一般的には増殖のスピードがゆるやかで，患者に生命の危険をまねくことは少ない．手術で腫瘍全体を摘出することができれば治癒したことになる．切除などの適切な治療が行えれば完治することも可能であるが，広い範囲にひろがってしまった場合はしばしば死をふくむ重篤な状

表1-11　良性腫瘍・悪性腫瘍の主な一般的特徴

	良性腫瘍	悪性腫瘍
増殖様式	圧排性	浸潤性
ひろがり方	局所性	転移，播種
増殖速度	おそい	はやい
身体への影響	一般には局所的，ただしホルモン過剰産生により全身的となることもある	細胞，組織，臓器を破壊

態をまねくことがある（表 1-11）．

b. 上皮性腫瘍と非上皮性腫瘍

　腫瘍はどのような細胞や組織から発生したかによって，その起源が上皮であれば上皮性腫瘍，上皮でなければ非上皮性腫瘍にわけられる．

1）上皮性腫瘍　epithelial tumor

　腺上皮，扁平上皮，尿路上皮（移行上皮）などから発生する腫瘍を上皮性腫瘍という．

　腺上皮は全身にひろく分布している．腺上皮から発生する良性腫瘍は腺腫 adenoma，悪性腫瘍は腺癌 adenocarcinoma である．

　扁平上皮は全身をおおう皮膚や，食道などに存在する．扁平上皮から発生する良性腫瘍は扁平上皮乳頭腫 squamous papilloma，悪性腫瘍は扁平上皮癌 squamous cell carcinoma とよばれる．悪性腫瘍は，初期の段階では，浸潤性増殖を示さないかあるいは示しても軽微である．扁平上皮癌のなかには腺上皮から発生しても，癌としての形態が，扁平上皮癌に合致するものもあり，これらは腺癌ではなく扁平上皮癌とされる．つまり，腫瘍の命名には由来細胞や組織が重視されるが，それよりも重要なことは，実際に存在している腫瘍の形態上の特徴，すなわち顕微鏡で観察した際に得られる所見によって決められるという点である．

　尿路上皮はかつては移行上皮とよばれたが，その名の示す通り，尿路系にみられる特有な上皮である．尿路上皮から発生する良性腫瘍には尿路上皮乳頭腫 urothelial papilloma（移行上皮乳頭腫 transitional cell papilloma）がある．悪性腫瘍は尿路上皮癌 urothelial carcinoma（移行上皮癌 transitional cell carcinoma）である．これらは腺上皮，扁平上皮より発生する腫瘍にくらべると，発生頻度は低い．

2）非上皮性腫瘍　non-epithelial tumor

　非上皮細胞・組織より発生する腫瘍の総称が非上皮性腫瘍である．

　これらは原則的には発生した細胞・組織の名称を冠して用いられる．脂肪細胞由来の腫瘍は脂肪腫 lipoma ないし脂肪肉腫 liposarcoma である．一般に良性腫瘍の語尾は―腫，― oma，悪性腫瘍の場合は―肉腫，― sarcoma である．平滑筋腫 leiomyoma と平滑筋肉腫 leiomyosarcoma，血管腫

hemangioma と血管肉腫 hemangiosarcoma などのように用いられる．

c. 癌腫と肉腫

すでにのべたように，腫瘍は大きく 2 つの立場から分類される．すなわち，
- 良性腫瘍か悪性腫瘍か
- 上皮性腫瘍か非上皮性腫瘍か

である．

これらをくみあわせると，腫瘍は
- 良性上皮性腫瘍
- 良性非上皮性腫瘍
- 悪性上皮性腫瘍
- 悪性非上皮性腫瘍

に 4 大別される．

これらのうち，悪性上皮性腫瘍は癌腫 carcinoma，悪性非上皮性腫瘍は肉腫 sarcoma とよばれる．癌腫，肉腫という用語はしばしば用いられる．肉腫は筋肉由来の腫瘍のみを指すわけではなく，悪性非上皮性腫瘍の全体を指す語，つまり同義語である．

d. その他の腫瘍

腫瘍の多くはすでにのべた原則によって分類されるが，それらにはあてはまらないものも存在する．

1）混合腫瘍 mixed tumor

1 つの腫瘍の中に上皮性成分と非上皮性成分が混在するものを混合腫瘍という．唾液腺の多形腺腫 pleomorphic adenoma，乳腺の線維腺腫 fibroadenoma，子宮体部の癌肉腫 carcinosarcoma などがその例である．

2）奇形腫 teratoma

腫瘍の構成成分の由来細胞・組織が胚葉をこえて様々な形態を示しつつ混在している腫瘍を奇形腫という．奇形腫には良性と悪性とがある．卵巣にみられる皮様嚢胞腫 dermoid cyst（デルモイド チステ）は良性奇形腫である．皮膚，毛髪，歯のほか神経組織などもしばしば混在する．

4 腫瘍の肉眼形態と組織学的分化度

腫瘍は肉眼でみた形状でいくつかに分類される．X線写真所見や内視鏡所見との対応に用いられる．

腫瘍は顕微鏡による観察で，組織学的に分類される．その大筋はすでにのべたが，これらはさらに組織学的分化度という尺度を用いて細分される．これにより，現実の治療や経過観察の方針をたてる際の有力な情報がえられる．

a. 肉眼形態

肉眼形態が重要なのは体表や体内の腔に面した部位から発生する腫瘍についてである．肉眼形態は，腫瘍が表面から隆起しているか否かなどを目安にしてわけられる．

- ・隆起型：腫瘍は限局性にもりあがりを形成（図1-59）．
- ・平坦型：腫瘍はもりあがりもへこみもつくらない．
- ・陥凹型：腫瘍は限局性のへこみを形成．

胃癌の分類では，肉眼的には進行胃癌のボルマン Borrmann 分類が用いられる．早期胃癌では独自の分類が用いられる．

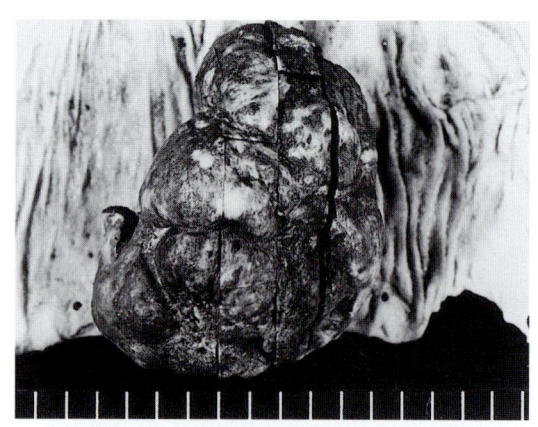

図1-59 内腔に隆起している大腸癌
表面に出血をともないつつ，腸管内腔にむかって隆起性に増殖する大腸癌．

b. 組織学的分化度　histological differentiation

　組織学的分化度は悪性腫瘍の細分類に用いられる指標である．分化度分類の原則は，顕微鏡レベルの観察において，そこに見出される所見が正常構造に近似しているか否かによって分化度をわけるという立場をとる．近似している場合は高分化（型），近似していない場合は低分化（型）とよばれる．その中間的な場合は中分化（型）である．

- 腺癌：腺管が形成されている場合は高分化（型）腺癌（図1-60），形成されていない場合は低分化（型）腺癌である．なお，粘液産生は腺癌か否かの判定には重要な所見であるが，分化度判定には関与しない．
- 扁平上皮癌：角化傾向が著明な場合は高分化（型）扁平上皮癌（図1-61），その傾向に乏しい場合は低分化（型）扁平上皮癌である．
- 尿路上皮癌：正常尿路上皮の形態に近似している場合はGrade 1 (G1)，正常とのへだたりの著しい場合はGrade 3 (G3)，その中間がGrade 2 (G2) である．

　なお，分化傾向が明らかでない癌は未分化癌　undifferentiated carcinoma (anaplastic carcinoma) とよばれる．癌腫であることはたしかであるが，腺癌か扁平上皮癌か尿路上皮癌かの区別がつけられないものをいう．

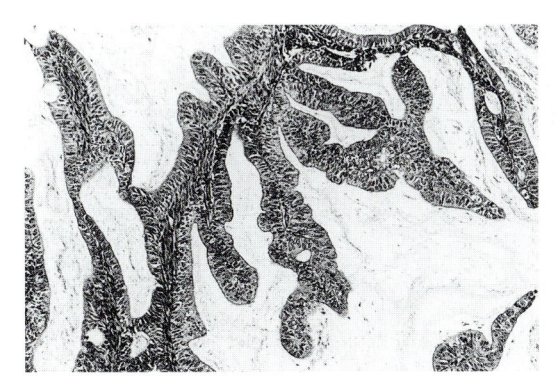

図1-60　乳頭状増殖を示す腺癌
癌細胞は乳頭状増殖を示している．この所見は高分化（型）腺癌であることの裏づけとなる．腺癌のつくる腔の中には粘液が貯留している．

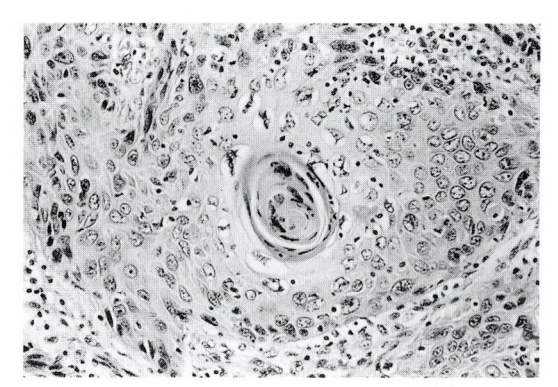

図1-61　癌真珠をもつ扁平上皮癌
中央にみられる円形の角化物質からなる構造物はこの扁平上皮癌が高分化（型）であることの証である．

　組織学的分化度の臨床的意義は，治療への反応のちがいや，患者の予後のちがいにある．
　一般に，高分化であるほど予後がよい．未分化癌は予後が不良である．
　分化度の低い癌ほど分裂・増殖能が旺盛で，それだけひろがりやすく，したがって予後が悪い．しかし，化学療法，放射線治療法によって癌細胞が死滅しやすい場合もある．治療に対する効果はどの臓器のどの組織型の癌かによって異なる．

5　癌のひろがり方

　癌は分化し増殖するプロセスで，元来の癌のかたまり（原発巣 primary lesion）をはなれて，遊離した癌細胞が新たな病巣を形成する．この現象は浸潤 invasion, infiltration とよばれ，癌が患者のいのちをおびやかす最初のステップとなる．
　浸潤によって原発巣周囲の脈管壁より脈管内に癌細胞が侵入する．また，体腔をおおう中皮の位置にまで達する．それらをこえて，遠隔部に新たに癌巣を形成することはしばしばである．このように遠隔部へ癌細胞がひろがることを転移 metastasis といい，形成された癌巣は転移巣 metastatic lesion という．

a. 転移巣の形成ルート

転移巣形成には次のルートがある．

1) リンパ行性転移　lymphogeneous metastasis

リンパ流によって癌が転移する場合はリンパ行性転移とよばれる．

リンパ節に到着した癌細胞は，リンパ節の被膜直下の辺縁洞にしばしば転移巣を形成する．リンパ節転移である．さらに下流に癌細胞が流れていくと，最終的には静脈系に流入する．

リンパ節転移が体表から触知されることがあり，それによって体内に癌が生じていることが推測される．

左鎖骨窩のリンパ節腫大はウィルヒョウの結節　Virchow's node とよばれ，胃癌などの存在が示唆される．

2) 血行性転移　hematogeneous metastasis

血液の流れによって癌細胞が他の部位へひろがることを血行性転移という（図1-62）．

胃癌や腸癌の肝転移，前立腺癌の骨転移などはよくみられる例である．

血行性転移が確認された段階では積極的な治療が行われない場合が少なくない．癌治療を行っても転移のある場合の予後は一般に不良である．

3) 播種　dissemination

体腔内に癌細胞がばらまかれたように散らばることを播種（はしゅ）という．播種とは"たねをまく"という意味であり，胃癌では腹腔内に，肺癌では胸腔内に無数の播種巣が形成される．

播種が起こると体腔液の貯留が起こり，しかもそれらは血性であることが多い．血性の腹水・胸水がたまるまでにすすんだ状態をそれぞれ癌性腹膜炎，癌性胸膜炎とよぶ．いずれも末期癌にみられる所見である．

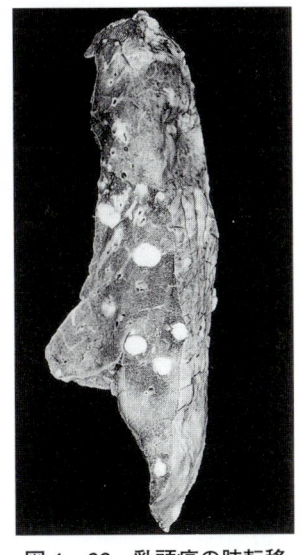

図1-62　乳頭癌の肺転移
肺の割面像である．多数の白色の結節は1つ1つが転移巣である．

b. 早期癌と進行癌

ところで癌はひろがりの程度によって，早期癌と進行癌にわけられる．

完全な治療が期待できる段階を早期癌 early cancer，予後不良な場合も見込まれる段階を進行癌 advanced cancer という．進行癌の中でも，おおいに進行して救命困難な状態におちいった場合は末期癌 end-stage cancer とよばれる．

癌は早期癌の段階で発見し，適切な治療がほどこされれば，ほぼ100％の確率で治すことができる．早期発見・早期治療の必要性がさけばれるのはこの理由による．

1）早期癌 early cancer

早期癌の定義は臓器によってことなる．どの程度までの進行度のものを完治せしめられるかは臓器によって各々事情がことなるからである．

早期癌は癌腫のみに設定されており，今までの段階では肉腫にはあてはまるものはない．

早期癌は癌腫が発生した上皮の中にとどまるものであると定義されるのが一般的であるが，胃癌や子宮頸癌では軽度の浸潤のあるものもふくめている．

次にいくつかの臓器での早期癌のあつかいについてのべる．

a）胃早期癌

粘膜下層までにとどまる癌をいう．胃表在癌ともよばれる．リンパ節転移の有無は問わない．したがって，胃早期癌の中にはリンパ節転移があるものもふくまれる．

b）子宮頸部早期癌

上皮内にとどまるもの（上皮内癌 carcinoma in situ，CIS）（図1-63）と微小浸潤癌の総称である．微小浸潤癌は間質への浸潤がみとめられるが，その深さが5 mm 内にとどまり，かつ水平方向のひろがりが7 mm 以内のものをいう．

c）乳腺非浸潤癌

乳管内，あるいは小葉内の上皮内にとどまり，基底膜を破壊して間質浸潤をしめしていないもの．

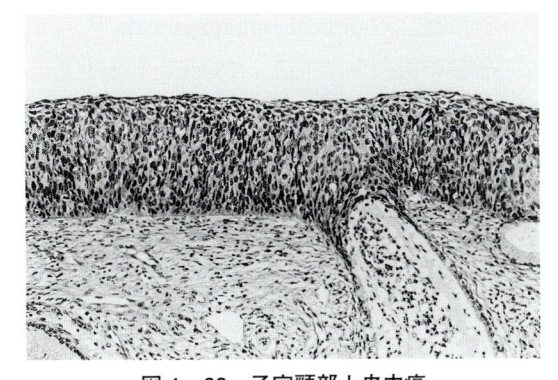

図1-63　子宮頸部上皮内癌
癌細胞は子宮頸部の表層被覆上皮内に限局しており，基底膜は破壊されていない．

d）膀胱上皮内癌

膀胱内腔をおおう尿路上皮内にとどまるもの．

2）進行癌　advanced cancer

癌の進行の程度は臨床進行期　Stage によって評価される．上皮内にとどまるものは0期で早期癌に相当する．それ以外は一般に進行癌とされ，そのひろがりの範囲によりⅠ期～Ⅳ期に分類される．

Ⅰ期は癌が発生した臓器内にとどまっているものをさす．原発巣のある臓器をこえて浸潤する癌はⅡ期以上で，具体的には臓器毎にその判定基準が定められている．Ⅳ期癌は遠隔転移をともなうので，救命は期待し難い．

末期癌患者は体力が消耗して悪液質（カヘキシー）におちいりやすく，頬が極端にこけたヒポクラテス様顔貌を示すことがある．

6　腫瘍の発生原因

多くの腫瘍は発生原因が不明である．しかし，いくつかのものはその原因が特定されている．

腫瘍の発生の原因となる因子は，化学的要因，物理的要因，生物学的要因に大別される．

発生原因の解明は予防に直結することでもあるので重要な課題である．

a. 化学的要因―化学発癌　chemical carcinogenesis

　ヒトは化学発癌物質の海の中で生活しているといわれるほど，さまざまな物質がわれわれの日常生活をとりまいている．

　化学物質と発癌との関係がはじめて明らかにされたのは，イギリスの産業革命期（18世紀）における煙突そうじ人と陰嚢癌（皮膚の扁平上皮癌）であった．以後，表1-12で示すような物質がからだのいろいろな部位で癌を発生させることが明らかにされてきた．

　化学物質による発癌を化学発癌というが，今日では複数の段階をへて化学発癌のプロセスが進行されると考えられている．これを多段階発癌説とよぶ．多段階発癌説は二段階発癌説を展開したものである．したがって，化学発癌においては二段階発癌説が基礎となる考え方である．

　二段階発癌説はイニシエーション，プロモーションから構成されている．

1）イニシエーション　initiation

　癌原物質とDNAとの反応がはじめて生じる．これをイニシエーションという．その変化は外部からは観察できない．この作用を引き起こす因子をイニシエータ　initiatorとよぶ．

2）プロモーション　promotion

　イニシエーションの生じた状態に，元来癌原物質ではない新たな因子が作用すると，それによって癌が発生する．この因子をプロモータ　promotorという．

表1-12　ヒト癌の発生に関連する主な化学的要因

要因	主な癌（腫瘍）
喫煙（紙まきタバコ）	肺癌，咽頭癌
アスベスト	中皮腫，肺癌
アニリン色素	膀胱尿路上皮癌
アフラトキシン（B）	肝細胞癌
ベンゼン・アルキル化剤	急性白血病
ジエチルスチルベストロール（DES）	腟・明細胞腺癌*

*妊娠中にDESを服用した母親より生まれた女性に生じる癌

b. 物理的要因―紫外線発癌，放射線発癌

紫外線や放射線によって癌が生じる．

1) 紫外線

日光への過度の曝露により皮膚に扁平上皮癌，基底細胞癌，悪性黒色腫などができることがある．

2) 電離放射線

ウラン鉱山の労働者，放射線取扱い者，原爆被爆者，原子力発電所の事故の被害者に高率に癌が発生することは以前より知られていた．これらの患者に白血病・肺癌・甲状腺癌・乳癌の生ずる率が高い．

表1-13　ヒト癌の発生に関連する主な生物学的要因

病原体	癌ならびに関連病変
HTLV-1	ALT（成人T細胞白血病/リンパ腫）
HPV（図1-64）	子宮頸部・腟の扁平上皮癌/異形成
HVB	肝細胞癌，肝硬変
EBV	上咽頭癌，バーキット Burkitt リンパ腫
HIV	カポシ Kaposi 肉腫
ピロリ菌	胃腺癌，MALT リンパ腫

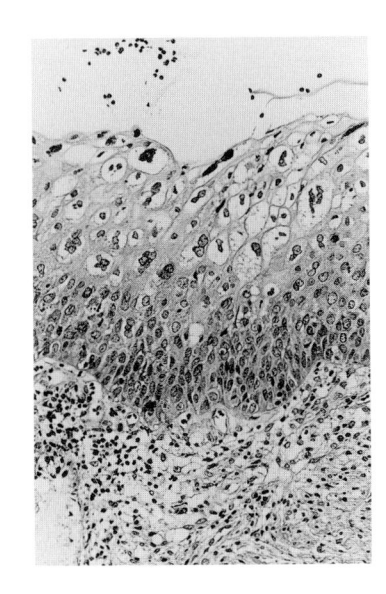

図1-64　子宮頸部のコイロサイトーシス
子宮頸部上皮内に大型の異型核と豊富な細胞質をもつコイロサイトを多数みとめる．ヒト乳頭腫ウイルス（HPV）感染所見である．

c. 生物学的要因―ウイルス発癌　viral carcinogenesis

　生物学的要因の中で最も注目度が高いものはウイルスによる発癌（ウイルス発癌）である．ヒト悪性腫瘍と関連のあるとされるウイルスは表 1–13 のごとくである．

7　腫瘍の発生機序

　癌は遺伝子の病気であるという考え方は現在では広く受けいれられている．すなわち，癌は遺伝子異常が関与した病気である．ただし，このことより癌は遺伝子病であると誤解してはならない．
　発生機序に大きく関与する遺伝子に癌遺伝子と癌抑制遺伝子がある．

a. 癌遺伝子　oncogene

　元来はその蛋白質産物は DNA の複製や転写に必要なものであり，
- ras 癌遺伝子の GTP（グアノシン 3 リン酸）結合による活性化
- 蛋白質チロシンキナーゼ活性
- 増殖因子・増殖因子受容体の活性
- 核内蛋白を構成

などの役割をはたしている．
　これに何らかの異常が生じると，以下のようなプロセスによって癌発生へとすすむ．
- プロモーターの挿入
- 点突然変異　point mutation
- 染色体転座　chromosomal translocation
- 遺伝子増殖　gene amplification

b. 癌抑制遺伝子　tumor suppressor gene

　癌抑制遺伝子では欠失 delation などで遺伝子が不活性化されると，細胞増殖が促進される．増殖抑制ブレーキがこわれた状態にたとえることができる．癌抑制遺伝子としては *p53*, *WT-1*, *WT-2*, *APC*, *BRCA-1* などが知られている．

8 腫瘍の疫学

わが国では癌は男女とも，死因の1位をしめている（表1-14）．

男性の癌死の1位は肺癌で，以下，胃癌・肝癌・大腸癌などである（図1-65，66）．女性の1位は胃癌で，以下，大腸癌，肺癌，肝癌などである．

男女を通じてみると，死因となる癌には消化器の癌や呼吸器の癌が目に

表1-14　死因別死亡順位とその割合（1999年）（人口動態統計による）

死亡順位	死因	死亡数	死亡率（人口10万対）	死亡総数に占める割合（％）
第1位	悪性新生物	290,473	231.6	29.6
2	心疾患	150,960	120.4	15.4
3	脳血管疾患	138,935	110.8	14.1
4	肺炎	93,944	74.9	9.6
5	不慮の事故	40,027	31.9	4.1
6	自殺	31,385	25.0	3.2
7	老衰	22,809	18.2	2.3
8	肝疾患	17,665	14.1	1.8
9	腎不全	16,566	13.2	1.7
10	糖尿病	13,049	10.4	1.3

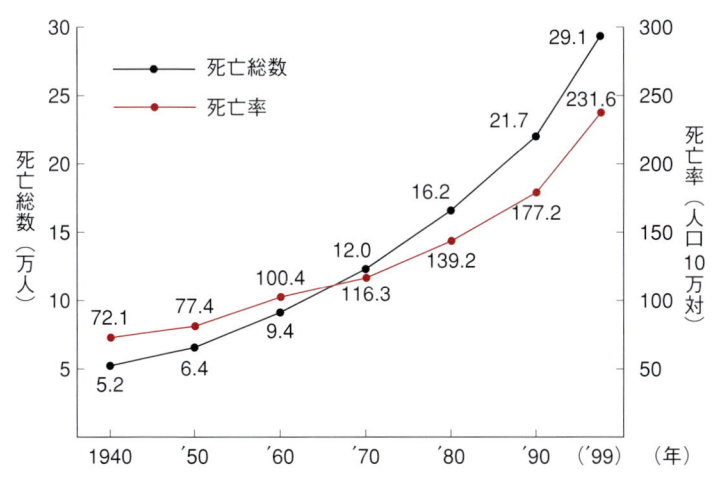

図1-65　悪性新生物の死亡総数・死亡率の年次推移（人口動態統計による）

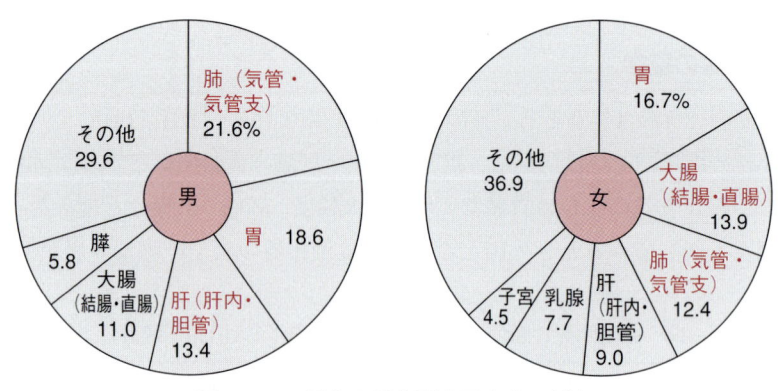

図1-66 男女の部位別癌死亡率の割合

つく傾向にある.
　禁煙や食生活の改善，癌検診の普及などにより癌死の増加をおさえる試みがされつつある.

<坂本穆彦>

II 各論

1 循環器系

1 心臓

　心臓は，ポンプ機能を持つ中腔臓器で，機能的には生涯（生存期間中）絶え間なく血液を全身に送り続ける力強い臓器である．その適応能力は驚異的で，激しい運動時には，安静時の何倍もの血液を送り出すことができる．この循環中枢としての心臓に何らかの障害が生ずると，たとえそれが軽微であっても生体に大きな影響をおよぼす．

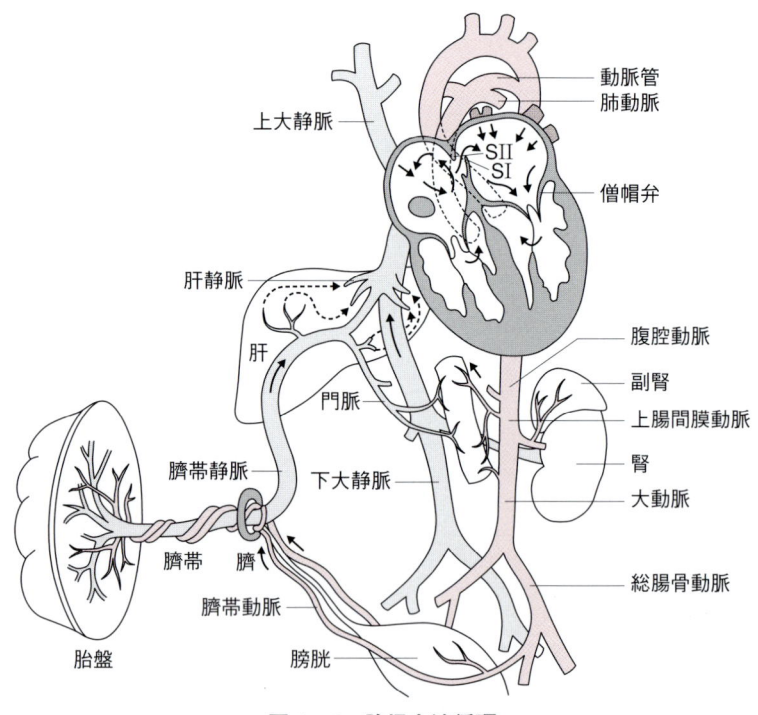

図 2-1　胎児血液循環
(Patten BM. Foundation of Embryology. New York: McGraw-Hill; 1958 より一部改変)

a. 心臓の発生　development of heart

　胎生3週頃，神経板前方の中胚葉内に左右一対の造血管細胞集団が出現し，これが管状の細胞集塊となり，心筒を形成する．この心筒が屈曲，拡張して原始心房，原始心室となり，この心房，心室に中隔が形成されて左右の心房・心室が形成される．

　心房中隔の形成には，一次中隔と二次中隔の形成があり，一次中隔には一次孔が，二次中隔には卵円孔が開存し，胎児ではこの心房中隔に開いた孔を通じて右心房から左心房へと血液が流れている．

　出生直前の胎児循環は，図2-1に示すごとく，胎盤を通じて母胎から酸素と栄養を受け取った血液は，臍帯静脈を経て門脈に入り，肝臓を経て下大静脈から右心房に入る．右心房に入った血液の大半は卵円孔を通って左心房に入り，左心室を経て大動脈に送られる．

b. 心臓の正常構造　normal structure of heart

　成人（日本人）の心臓は，手拳大の大きさで，重量は250〜300gである．右心房には上大静脈および下大静脈が開口し，右心房と右心室の間には血液の逆流を防ぐ三尖弁がある．右心室からは肺動脈が出ており，肺動脈の起始部には肺動脈弁がある．左心房には肺静脈が開口し，左心房と左心室の間には僧帽弁がある．左心室の中隔側後方から大動脈が出ており，その起始部には大動脈弁がある．

1）冠状血管系　coronary vessels

　心臓を栄養する血管は冠状動脈で，左右2本あり，いずれも大動脈の起始部から出ている（図2-2）．

　左冠状動脈は，大動脈から出るとまもなく前下行枝と回旋枝に分かれ，前下行枝は左右の心室間（前室間溝）を下行しながら分枝し，左心室前壁と心室中隔の前2/3を栄養する．一方，回旋枝は左房室間溝を後方に走り，左心室側壁を栄養する．

　右冠状動脈は，右心房と右心室の間を後方に走りながら分枝し，右心室壁を栄養するとともに，心後部に達すると後室間溝を下行し，左心室溝壁と心室中隔の後ろ1/3を栄養する．

　冠状静脈は，細いものは冠状動脈とほぼ並行して走るが，集合して大き

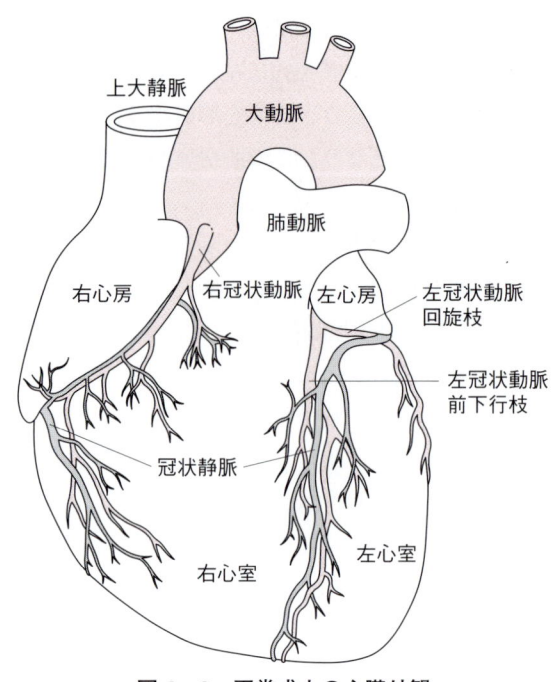

図2-2 正常成人の心臓外観

くなり，房室溝を後方に進み，冠状静脈洞となって右心房に開口する．

2）心臓の壁構造　structure of heart wall

心臓の壁は，(1) 心内膜，(2) 筋層（心筋層），(3) 心外膜，の3層からなり，ポンプ機能を発揮する筋層が最も厚い．

①心内膜および弁膜　endocardium and valve

心内膜は心臓の内腔表面を被う薄い線維性結合織からなり，表面は内皮細胞で被われている．弁も内皮細胞で被われているが，内皮細胞下には緻密な膠原線維と弾力線維がある．

②筋層　myocardium

筋層は，心臓のポンプ機能を発揮する最も重要な部分で，その主体は心筋細胞である．心筋細胞は直径約 15μ，長さ約 30μ の円柱状細胞で，中央に核がある（図2-3）．細胞質内には横紋を有する筋原線維，糸粒体（ミトコンドリア），筋小胞体，T管などがある（図2-4）．これらの心筋細胞は光輝線とよばれる細胞境界を介して縦に連なっている．

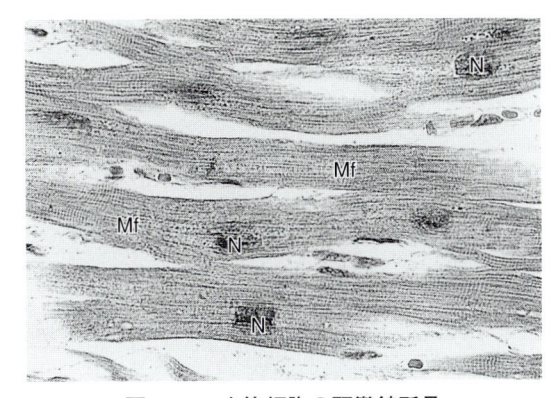

図2-3 心筋細胞の顕微鏡所見
核（N）は細胞の中央にあり，細胞質内には豊富な筋原線維（Mf）を容れている．

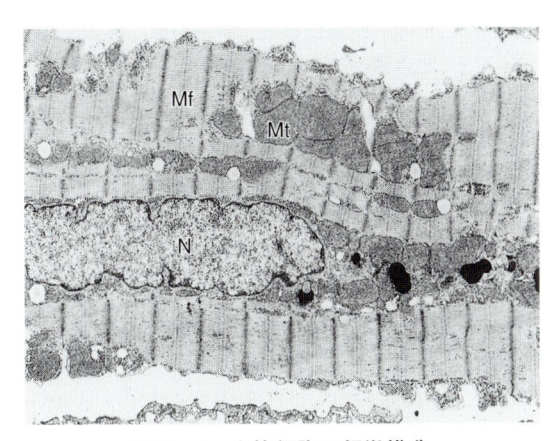

図2-4 心筋細胞の超微構造
N：核，Mf：筋原線維，Mt：糸粒体（ミトコンドリア）

③刺激伝導系　conduction system

　心臓の拍動は刺激伝導系とよばれる特殊な心筋細胞の集団によって調節されている．この刺激伝導系は図2-5に示すごとく①洞房結節，②房室結節，③ヒス束，④プルキンエ線維からなる．洞房結節は最も上位にあってペースメーカとよばれ，ここから房室結節に刺激が伝わる．房室結節に達した刺激は，ここから房室間を前方に走るヒス束に伝わり，さらにプルキンエ線維の左右両脚を経て左右の心室筋細胞に達し，筋収縮を引き起こす．

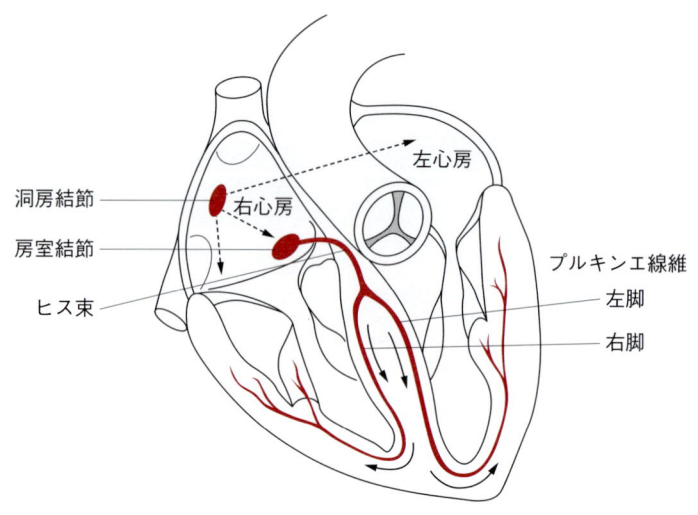

図 2-5　心臓の刺激伝導系（洞房結節，房室結節，ヒス束，プルキンエ線維）

④心外膜　pericardium

心外膜は，心臓を被う薄い膜様組織で，表面は中皮細胞で被われており，中皮細胞下には冠状血管や神経が分布し，豊富な脂肪組織を伴っている．

c. 先天性心疾患　congenital heart disease

先天性の心疾患は胎生期における心臓の発達障害によるもので，報告者によっても異なるが，全出産の 0.1〜1％といわれる．しかし，機能的に異常を示さない卵円孔開存などはこの中には含まれていない．

1）原因と病態発生

心奇形の原因の多く（約 80％）は不明であるが，明らかに遺伝的要因あるいは環境因子の作用によるものが知られている．遺伝的要因としては，単一遺伝子異常および多因子異常によるものがあり，単一遺伝子異常のものとしては，ダウン症候群（21 トリソミー）がよく知られている．環境因子としては，ウイルス疾患（麻疹ウイルス），放射線被曝，薬剤（フェニトイン，アンフェタミン類など），ホルモン（ステロイド類）などが知られている．これらの因子が，胎生 1〜7 週に作用すると心奇形が発生するといわれる．

2）心奇形の種類

a）左右のシャントのある疾患

①卵円孔開存　patent foramen ovale（PFO）

胎児期に開口している卵円孔は，一般に生後閉鎖する．しかし，閉鎖の不完全な場合があり，これを卵円孔開存という．機能的には問題はないが，右心房圧が上昇するような場合には，右心房から左心房へのシャントが生ずる．

②心房中隔欠損症　atrial septal defect（ASD）

2次中隔欠損型と1次中隔欠損型とがある．2次中隔欠損型の場合は2次孔の開存があり，小さいものでは機能的に問題はないが，大きいものでは右から左へのシャントが生ずる．1次中隔欠損型は稀なものであるが，2次中隔の発育も傷害されるので，広範な心房中隔の欠損を生ずる．

③心室中隔欠損症　ventricular septal defect（VSD）

心室中隔は，心尖部から上行性に発育する筋性中隔と，基底部の心内膜床から下行性に発育する膜様部からなる．心室中隔欠損症の大部分は上位の膜様部の欠損したものである（図2-6）．

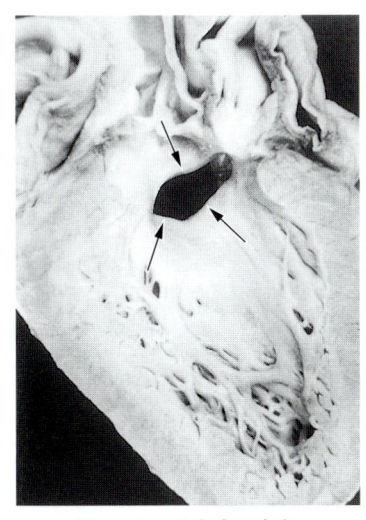

図2-6　心室中隔欠損
　　　→：欠損部

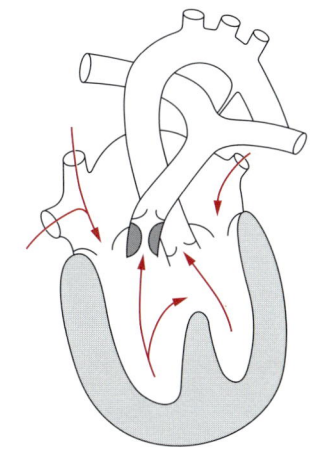

図2-7　ファロー四徴（心室中隔欠損，大動脈右方偏位，肺動脈狭窄，右心室肥大）の略図

④ファロー四徴　tetralogy of Fallot（TF）

　複数の奇形の合併したもので，1）心室中隔欠損，2）大動脈の騎乗転位，3）肺動脈狭窄，4）右心室肥大の4徴候を有するものをいう（図2-7）．複数の奇形を有するものの中では最も頻度の高いものである．右から左へのシャントが大きいので，静脈血が左室内に流入し，チアノーゼを呈する．

⑤アイゼンメンゲル　Eisenmenger 症候群

　心室中隔欠損が大きく，大動脈の右方偏位（騎乗転位）があると，最初は左から右へのシャントが生じるが，右心室圧の上昇により肺動脈肥厚と肺血管抵抗が増加すると右心室肥大が生じ，右から左へのシャントに移行する．この心室中隔欠損，大動脈右方偏位（騎乗転位），右室肥大の3徴候を有するものをいう．

⑥房室中隔欠損症　atrio-ventricular septal defect（AVSD）

　胎生初期の心臓では心房と心室が共通房室管で連絡しており，この房室管の前後壁から心内膜床が隆起し，この部分に心房中隔と心室中隔が集まってきて中隔と房室弁を形成する．この部分の形成不全で生ずる奇形で，心房中隔欠損と三尖弁・僧帽弁の裂開をきたす重篤な奇形である（図2-8）．

b）シャントのない疾患

①肺動脈狭窄症　pulmonary stenosis（PS）

　肺動脈弁あるいは漏斗部に狭窄のある状態をいう．単発性のものもある

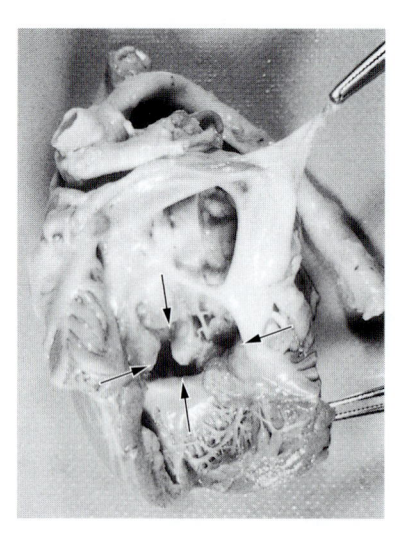

図 2-8　房室管開存
→：開存部

が，ファロー四徴のように他の奇形を合併することが多い．

②総動脈管（ボタロー管）開存　patent ductus arteriosus（PDA）

ボタロー管は生後まもなく閉鎖するものであるが，生後も閉鎖することなく開口し，大動脈と肺動脈の間にシャントを形成しているものである．

③先天性大動脈狭窄症　congenital aortic stenosis（CAS）

乳児型と成人型とがある．乳児型はボタロー管から心臓側にかなり幅広く狭窄の見られるもので，一般的にはボタロー管の開存を伴っている．成人型はボタロー管に近接した末梢部に狭い範囲の狭窄が見られるもので，一般的にはボタロー管は閉鎖している．

④心内膜線維弾性症　endocardial fibroelastosis（EFE）

左心室の心内膜が弾力線維を豊富に含む線維性結合織の増生によって肥厚しているもので，線維弾性組織の増生は弁にも及んでいる．

d. 虚血性心疾患　ischemic heart disease

心臓は左右の冠状動脈によって酸素と栄養を供給されているが，酸素需要の極めて大きい臓器で，動静脈の酸素分圧勾差の最も大きい臓器でもある．従って，冠状動脈の循環血液量の減少，あるいは酸素を運搬する赤血球の減少，すなわち，貧血は心臓の機能に大きく関係してくる．このように，心筋の酸素需要と供給に不均衡が生じ，心機能に異常をきたす場合を虚血性心疾患という．

この虚血性心疾患には，①心筋の酸素需要に対して酸素供給が相対的に不足する場合と，②血液供給が完全に途絶えて絶対的に酸素供給がなくなる場合とがある．前者は狭心症，後者は心筋梗塞である．

1）狭心症　angina pectoris

心筋は安静時においても酸素摂取量が多く，冠状静脈血の酸素含有量は極めて少ない（酸素分圧の動静脈酸素較差が大きい）．従って，運動等による心筋の酸素需要の増大には冠状動脈の拡張による循環血液量の増加で対応している．しかし，動脈硬化等により冠状動脈内腔が狭窄されると，心筋の酸素需要の変化に対して血管拡張による適応ができなくなってくる．この適応破綻が狭心症である．

a) 原因と病態発生

冠状動脈の血液供給能にはかなり大きな予備力があり，激しい運動の際には血管が拡張して血流量は安静時の 4〜5 倍にもなる．しかし，冠状動脈疾患やその他の疾患により，心筋の酸素需要に対して血液供給が充分でなく，心筋に相対的な虚血が生じた場合に狭心症が発生する．

狭心症（相対的心筋虚血）の原因には，①冠状動脈疾患（動脈硬化症，動脈炎，圧迫，攣縮等）と，②冠状動脈以外の疾患（大動脈炎，弁膜疾患，高度な貧血等）の 2 つがあるが，ほとんどの場合は冠状動脈疾患，特に冠状動脈硬化症によるものである．

最も一般的な冠状動脈硬化症について述べると，動脈の内膜肥厚により内腔が次第に狭窄されていくが，冠状動脈の血液供給予備能力はかなり大きく，内腔がかなり狭窄されても安静時の心筋には相対的虚血は生じない．しかし，血管の内腔狭窄がさらに進行すると，予備能力が低下し，運動時には心筋の酸素需要が冠状動脈の予備能力を越えて増大し，心筋に相対的な虚血が生ずる（図 2-9）．これが狭心症の発症するメカニズムである．

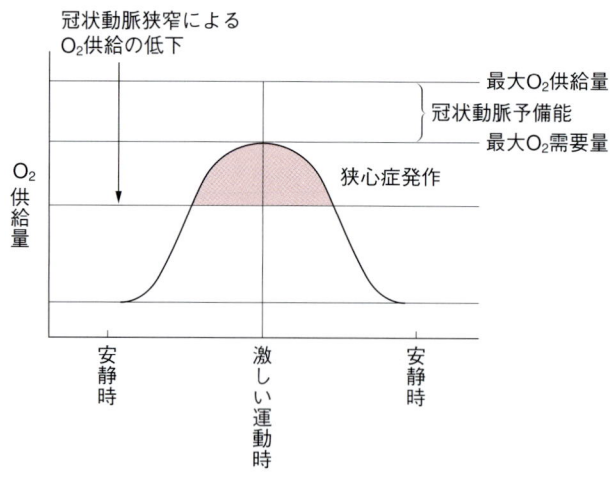

図 2-9 冠状動脈狭窄による相対的冠循環障害と狭心症の発生機序（梶原博毅．スタンダード病理学．2 版．東京: 文光堂; 2004. p.186） b）分類

狭心症の分類は時代的な変遷もあるが，一般的には労作狭心症と安静狭心症（異型狭心症）に分けられる．労作狭心症は，冠状動脈の器質的内腔狭窄により予備能が減少するために生ずるもので，身体の労作により発症する．安静狭心症は，身体の労作なしに生ずるものをいう．その中でも異型狭心症と呼ばれるものは夜間あるいは早朝に発生し，冠状動脈の攣縮が原因である．

c）臨床所見

狭心症発作時の典型的な症状としては，締めつけられる（圧迫される）ような胸部不快感があり，しばしば左肩・左腕への放散する痛みを感ずる（図2-10）．

労作によって生ずる狭心痛（労作狭心症）は一般に1〜5分間で消失するが，安静時に生ずるもの（安静狭心症）では5〜15分と比較的長く持続するものが多い．

狭心症発作時の心電図の所見としては，ST，Tに変化が見られる．労作型の狭心症では，一般にSTの低下が見られ，安静狭心症の中でも異型狭心症ではSTの上昇が見られる．Tの変化は多彩で，増高したり，逆転あるい

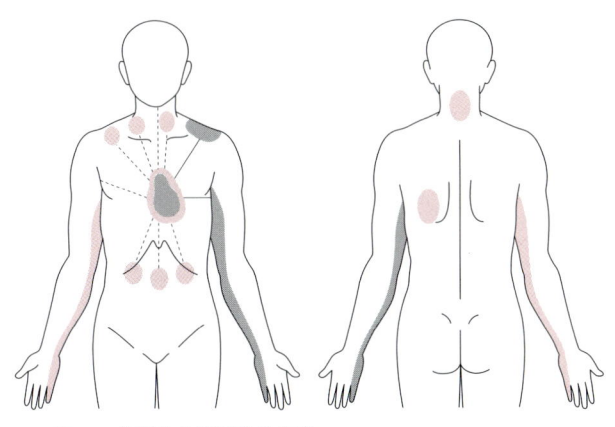

　　　　　典型的な疼痛放散部位
　　　　　非典型的ではあるが，頻度の多い疼痛放散部位

図2-10　狭心痛の発生と放散部位（梶原博毅．スタンダード病理学．2版．東京: 文光堂; 2004. p.186）

は二相性を呈するものもある．

狭心症の誘発試験として運動負荷試験がある．これには室内歩行，膝屈伸，階段昇降等の運動負荷があるが，一般によく知られているのはマスターの二階段試験である．これは高さ9インチの2段の階段を，性別，年齢，体重に応じて一定時間一定の速度で昇降するもので，その時の心電図所見で判定する．

　d）病理所見

狭心症の心臓病変には，①冠状動脈病変と，②心筋病変がある．その中でも冠状動脈病変，特に冠状動脈硬化による内腔狭窄は狭心症における中心的な病理所見である（図2-11）．

冠状動脈は生体の動脈の中でも最も早くから内膜肥厚の生ずる動脈で，20歳代ですでに内膜への脂質の沈着が見られ，30歳代以後は次第に粥腫の形成と線維化が進み，コレステリン結晶の析出，石灰沈着等を伴いながら内腔の狭窄をきたす．内膜肥厚の組織所見としては，粥腫の多いものから，比較的少ないものまであり，粥腫が多く内膜内層の線維性結合織の薄いものでは容易に破壊して血栓を形成し，心筋梗塞に移行する．また，粥腫が少なく，線維性結合織の多いものは労作狭心症を示す．

心筋病変としては，心内膜側の心筋や乳頭筋に選択的心筋細胞壊死が起こり，散在性に心筋の小壊死巣が見られる．また，古いものでは巣状の小

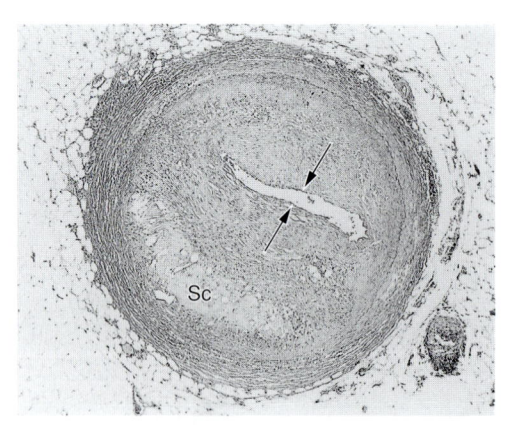

図2-11　動脈硬化による冠状動脈内腔狭窄
Sc：粥状硬化，→：狭窄内腔

線維化巣が心内膜側に散見される．

2) 心筋梗塞　cardiac infarction

ヒトの冠状動脈は動脈間吻合の極めて少ない血管で，機能的には終動脈と考えられている．この冠状動脈が急激に高度狭窄あるいは閉塞し，その血管の栄養領域の心筋組織が生存できなくなり，心筋組織が限局性に壊死に陥った場合，これを心筋梗塞という．すなわち，狭心症の場合が相対的虚血であるのに対し，心筋梗塞の場合は絶対的虚血といえる．

a) 原因と病態発生

冠状動脈の急激な高度狭窄あるいは閉塞の原因は，狭心症の場合と同様大部分（90％以上）が動脈硬化を基盤としたものである．特に，冠状動脈起始部から2〜5 cmの部位に硬化が最も強く，動脈硬化性に肥厚した内膜の剥離，粥腫の破綻等による血栓形成と内腔閉塞が原因となる場合が圧倒的に多い．その他の器質的病変としては，梅毒性大動脈炎，結節性動脈周囲炎等がある．機能的な原因としては，冠状動脈攣縮による内腔狭窄があげられる．また，稀ではあるが血栓などの栓子による塞栓症が原因となる心筋梗塞もある．

心筋梗塞の危険因子としては，高血圧，高脂血症，糖尿病，喫煙，ストレス等がある．

b) 分類

①梗塞発生部位による分類（図2-12）

(i) 左室前壁梗塞：左冠状動脈前下行枝が閉塞した場合で，その栄養領域である左室前壁・心尖部・室中隔前方約2/3の心筋組織に壊死が生ずる．心筋梗塞の中で最も頻度の高いものである（硬化発現頻度40〜50％）．

(ii) 左室後壁梗塞：右冠状動脈の後室間枝の閉塞した場合で，その栄養領域である左室後壁と室中隔後方約1/3に壊死が生ずる．これは左室前壁梗塞に次いで多い梗塞である（30〜40％）．

(iii) 左室側壁梗塞：左冠状動脈回旋枝が閉塞した場合で，その栄養領域である左室の側壁に壊死が生ずる（15〜20％）．

以上の3型が最も頻度の多い梗塞であるが，その他に稀ではあるが，下記のものがある．

【好発部位と病変部位】

1. 左冠状動脈−前下行枝

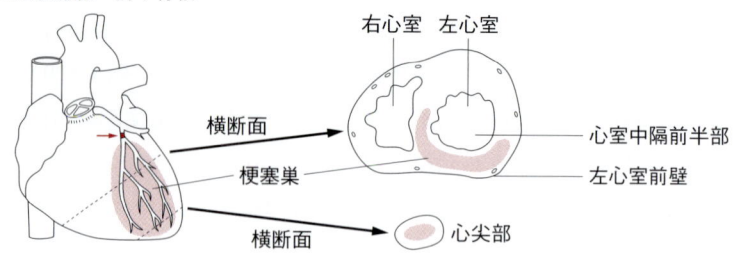

   - 心室中隔前半部
   - 左心室前壁
   - 心尖部

2. 右冠状動脈

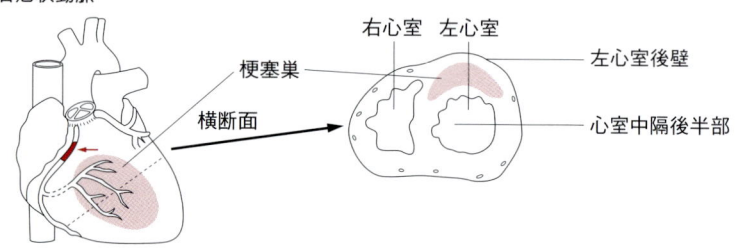

   - 左心室後壁
   - 心室中隔後半部

3. 左冠状動脈−回旋枝

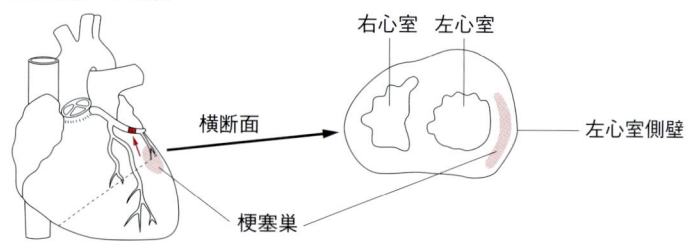

   - 左心室側壁

図 2-12　冠状動脈の閉塞部と梗塞部の関係
（梶原博毅．スタンダード病理学．2 版．東京: 文光堂; 2004. p.189）
→：心臓横断面の梗塞部位

(iv) **右室梗塞**：右心室を栄養する右冠状動脈の枝が閉塞した場合であるが，それほど多くない．

(v) **心房梗塞**：心房を栄養する血管の閉塞によって生ずるもので，稀に見られる．

② 梗塞の筋層局在による分類

(i) **貫壁性梗塞**：梗塞層が心内膜層から心外膜層にかけて貫壁性に見られるものをいう．

(ii) 非貫壁性（心内膜下）梗塞：梗塞層が心筋層の一部に限局しているものをいうが，一般的には心内膜下層の心筋に見られるので，心内膜下層に限局する場合が多く，このような梗塞を心内膜下梗塞ともよぶ．

c）臨床所見

臨床症状としては，10 ～ 50 ％の症例において動悸，倦怠感，胸痛などの前駆症状がある．心筋梗塞の発作時には持続的な狭心性疼痛があり，呼吸困難，不安感，悪心，嘔吐，発熱などを伴うことがある．また，血圧は低下し，重症であればショック状態となる．

血液所見としては，白血球増多（一般的には 15,000 ～ 20,000/mm^3），赤沈の亢進などが見られ，血清化学的には GOT (glutamic oxaloacetic transaminase) が上昇して 24 ～ 48 時間以内に最高値に達する．また，LDH (lactic dehydrogenase) は遅れて上昇し，3 ～ 4 日で最高値に達し，8 ～ 14 日で正常値に復帰する．心電図所見としては，典型的なものでは ST の上昇，T 波の逆転，深い Q 波が出現する（図 2−13）．

d）合併症

乳頭筋断裂による弁膜障害，心臓破裂（心タンポナーデ），心外膜炎，心

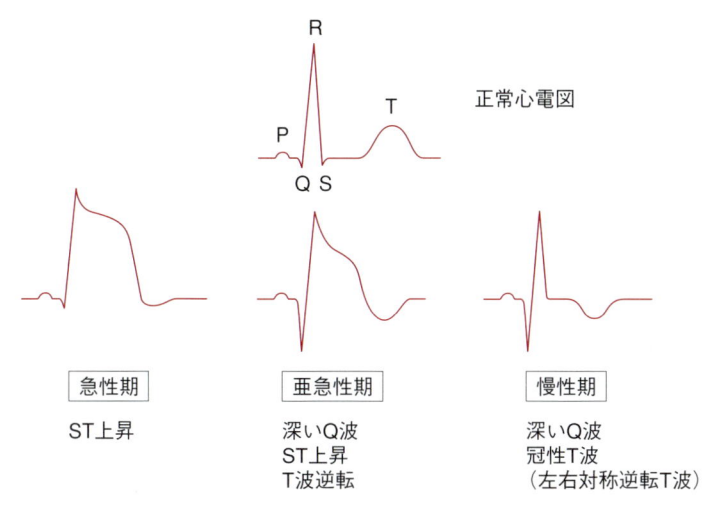

図 2−13　正常および心筋梗塞の心電図波形

臓瘤，不整脈，心不全などをしばしば合併する．また，心内腔に壁在性血栓の形成があると血栓性塞栓症をきたすこともある．

e) 病理所見

肉眼的には，一般的に責任血管に血栓の形成が見られる（図2-14），梗塞発生後約15時間で梗塞巣は蒼白となり，浮腫状に腫大する．約36時間後では梗塞巣の中心部は光沢を失い，黄色ないし黄白色を呈してくる（図2-15）．また，この梗塞巣周囲には出血を伴ってくる．3～4日後では，梗塞巣はゴム様硬となり，1週間後では梗塞巣がやや縮小し，周囲は肉芽組織の形成とともに赤色調をおびてくる．中心部が軟化したものも見られる．約3週間後では，梗塞巣は菲薄化し，周囲から線維化が進むとその部分は陥凹してくる．6～8週頃では線維化がさらに進み，3カ月頃には梗塞巣は瘢痕化して白色調となり，6カ月頃までに梗塞巣は硬い線維性結合織で置き換えられる（図2-16）．

組織学的には，6～8時間後すでに梗塞部心筋細胞の細胞質が好酸性を増し，12～24時間で核融解が見られるようになり，白血球の浸潤を伴ってく

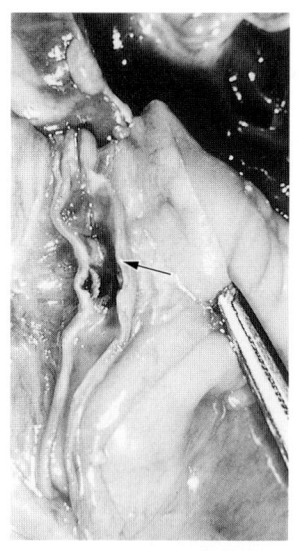

図2-14 左冠状動脈前下行枝の動脈硬化と血栓(→)による閉塞

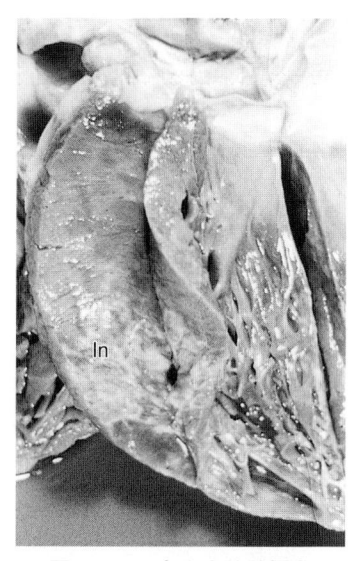

図2-15 左心室前壁梗塞
In：梗塞部

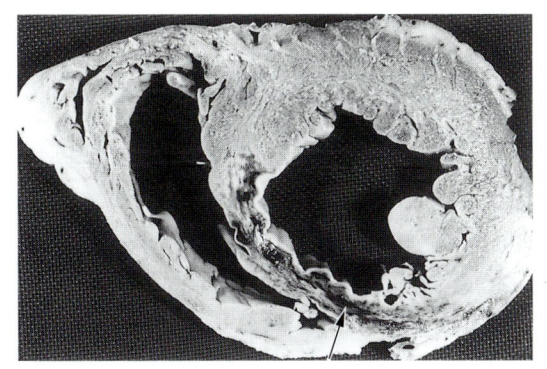

図2-16 左心室前壁梗塞の器質化（瘢痕化）
→：瘢痕部

る．48～72時間で心筋細胞の核は消失し，明瞭な凝固壊死となる．4～5日頃から梗塞巣周辺部に肉芽組織が形成されはじめ，2～6週頃から徐々に線維化が進み，3カ月頃までには梗塞巣は瘢痕化する．比較的大きい梗塞巣でも6カ月頃までには完全に瘢痕化が完了する．

e．炎症性心疾患　inflammatory heart disease
1）リウマチ性心臓炎（汎心臓炎）rheumatic carditis（pancarditis）

リウマチ性心臓炎は，リウマチ熱の際に出現する心臓の炎症で，統計的にはリウマチ熱に罹患した人の約65％に見られる．

リウマチ熱は，一般的には小児および若年者の罹患する疾患で，その発症は5～14歳に最も多い．その本態は免疫学的反応により生ずる炎症性疾患と考えられており，全身各部位の結合組織に炎症を生ずる疾患であるが，心臓が最も高頻度に侵される．

a）原因

現在なお不明な点が多いが，素因と誘因がある．素因としては年齢，性，栄養状態などがあげられる．誘因としては細菌感染，特にβ溶血性連鎖状球菌（A群）による咽頭感染が先行することが多い．

b）病態発生

β溶血性連鎖状球菌（A群）感染に始まり，細菌に対する抗体（抗ストレプトリジン-O：ASLOなど）の産生，細菌と共通抗原を有する組織と抗体

との反応による炎症，抗原抗体複合体と補体の組織沈着，III型アレルギー反応の発生，といった種々の経路が考えられている．

c）臨床経過

細菌感染後3～4週頃から発熱，全身倦怠感，白血球増多，ASLO値上昇などが見られ，局所症状としては，関節炎，皮膚病変（発疹，紅斑など），皮下リウマチ結節などが見られる．

最も重要な病変は心臓病変で，心外膜・心筋・心内膜の全てが侵され，汎心臓炎の所見を呈する．

①リウマチ性心内膜炎　rheumatic endocarditis

急性期には心内膜にも炎症が生ずるが，特に機械的な強い外力が加わる弁膜に見られる．すなわち，弁の閉鎖縁を中心に内膜の炎症が生じ，内皮細胞の剥離と血栓形成を伴ってくる．この血栓形成が疣（イボ）状を呈するので疣贅性心内膜炎とよばれている．このような弁膜病変は，右心系の弁膜（三尖弁，肺動脈弁）よりも，内圧の高い左心系の弁膜（僧帽弁，大動脈弁）に多く出現する．

リウマチ熱の急性期が消退すると，弁膜病変も線維化，瘢痕化し，弁の変形を残して治癒するが，少数例では再発を繰り返し，弁の変形が高度となり，いわゆる弁口狭窄，弁閉鎖不全といった弁膜疾患を招来する（図2-17）．

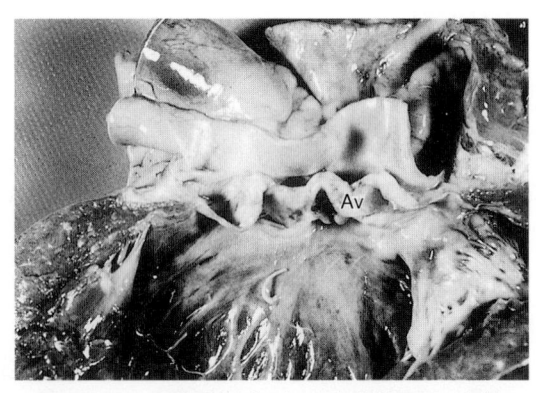

図2-17　大動脈弁（Av）の瘢痕性肥厚・収縮

②リウマチ性心筋炎　rheumatic myocarditis

心筋の炎症もリウマチ熱の急性期に見られる病変である．筋層の炎症が顕著な場合は心不全で死にいたることもある．この場合には心筋層全体にわたる非特異的な炎症が主体である．

炎症が比較的軽い場合には，まず，筋層内の間質結合織（膠原線維）に限局性の変性と浮腫およびリンパ球を主体とした炎症細胞浸潤が見られ，まもなく変性組織を中心に大型の単核球や多核巨細胞が出現し，いわゆるアショッフ体　Aschoff body が形成される．

急性期が消退すると，アショッフ体も次第に線維化，瘢痕化して消失する．

③リウマチ性心外膜炎　rheumatic pericarditis

リウマチ熱の急性期に発生し，心外膜の非特異的な炎症とともに心外膜表面への線維素の析出，心囊内への滲出液の貯留が見られる．線維素の析出が顕著な場合は，心臓の表面がビロード状に見えるのでビロード心とよばれる（図2-18）．しばしば心囊膜と線維性に癒着し，この線維化した部分に石灰が沈着して硬くなれば鎧心とよばれる．

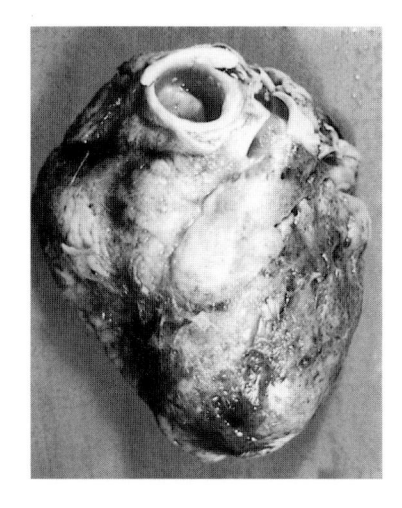

図2-18　線維素性心外膜炎（ビロード心）

2）非リウマチ性心臓炎　non-rheumatic carditis
a）心内膜炎　endocarditis
①細菌性心内膜炎　bacterial endocarditis

健康人であっても血液内に一過性に細菌が侵入すること（菌血症）はそれほど稀なものではない．その際，心臓の弁膜に細菌の定着しやすい条件，例えば生体防御機構の低下，リウマチ性心内膜炎，弁奇形，弁硬化，人工弁などがあれば，侵入した細菌が心内膜に定着して細菌性心内膜炎をひき起こす．

細菌の侵入門戸（感染源）としては，口腔内感染巣（抜歯），扁桃腺炎，上気道感染などが多く，全体の 70 ％を占めている．

原因菌はブドウ状球菌と連鎖状球菌がほとんどで，90 ％以上を占めている．ブドウ状球菌の中でも黄色ブドウ状球菌の感染が多く，この場合は急性の経過をたどる．白色ブドウ状球菌（皮膚に広く分布）の感染もあるが，この場合は病原性が比較的弱く，亜急性の経過をたどる．連鎖状球菌では，緑色連鎖状球菌や溶血性連鎖状球菌の感染があるが，その中でも緑色連鎖状球菌感染が重要である．

臨床症状としては，急性と亜急性ではやや異なるが，菌血症ないし敗血症を伴うので，急性のものでは突然の発熱と悪寒戦慄に始まる．また，倦怠感，疲労感，関節痛，出血斑，脾腫，血尿などが見られ，ほとんどの症例に心雑音が聴かれる．亜急性のものでは発熱は軽い．皮膚にはしばしばオスラー結節（有痛性）が出現する．

血液学的には，白血球増多が見られ，溶血性連鎖状球菌感染のある場合には ASLO 値の上昇，CRP 陽性などの所見が見られる．

病理学的所見としては，心臓弁膜，特に左室系の弁膜に病変が多い．すなわち，僧帽弁，大動脈弁に好発し，数 mm から 1 cm 前後の疣贅を形成するが，一般的には弁膜組織の破壊を伴って潰瘍を形成する（潰瘍性弁膜炎）．また，弁穿孔，乳頭筋腱索断裂なども見られる．組織学的には，血栓の形成とともに細菌の増殖が見られ，急性のものでは好中球の浸潤が目立つ．

合併症としては，心病変と心外病変とがある．心病変としては，弁膜穿孔，腱索断裂などの弁膜障害，心筋炎，心筋梗塞，心不全などの心筋障害が見られる．心外病変としては，細菌性塞栓症によるものが最も多く，各

臓器・組織の感染症ないし膿瘍形成（脳，肺，腎，皮膚等）があげられる．

②非細菌性心内膜炎　non-bacterial endocarditis

病変部に細菌の増殖が見られない心内膜炎を非細菌性心内膜炎といい，リウマチ性心内膜炎，非定型性疣贅性心内膜炎，非細菌性血栓性心内膜炎およびレフレル　Loeffler 症候群がこれに属する．

(ⅰ) 非定型性疣贅性心内膜炎：これはリップマン-ザックス　Libman-Sachs 型心内膜炎ともいう．すなわち，全身性紅斑性狼瘡（SLE）の際にしばしば（約 70 %）弁膜に出現する直径 1 ～ 4 mm の血栓性病変である．

(ⅱ) 非細菌性血栓性心内膜炎：これは終末性心内膜炎ともよばれ，消耗性疾患，特に結核や癌患者の末期に心臓の弁膜に直径数 mm の血栓を形成してくるものである．

(ⅲ) レフレル　Loeffler 症候群：好酸球増多症とともに心内膜の線維性肥厚を伴ってくる原因不明の稀な疾患である．男性に多く見られ（約3/4），30 歳代に好発する．病理学的には，心内膜，特に心室の血液流入部の心内膜に線維性肥厚が見られ，肥厚した心内膜表面にはしばしばフィブリンの析出を認める．心筋は肥大している．組織学的には，線維性に肥厚した心内膜および心内膜下の心筋にびまん性の好酸球浸潤が見られる．

b) 心筋炎　myocarditis

心臓の筋層に炎症性病変をきたす疾患を心筋炎といい，原因の明らかなものと原因不明なものとがある．

臨床的には炎症の程度によって様々であるが，発熱，動悸，前胸部痛，易疲労感等が初期の症状である．

①ウイルス性心筋炎　viral myocarditis

心筋炎をひき起こすウイルスとしては，コクサッキーウイルス（A 群および B 群），インフルエンザウイルス，ECHO ウイルス，アデノウイルス，サイトメガロウイルス等が知られている．

病理学的にはリンパ球を主体とする炎症細胞浸潤が見られ，比較的早くから心筋細胞の変性・壊死を伴ってくる．時間の経過とともに組織球の浸潤が見られ，次第に線維性結合織の増生を伴ってくる．

②細菌性心筋炎　bacterial myocarditis

菌血症や敗血症に合併したり，細菌性心嚢炎からの心筋層への波及等がある．ブドウ状球菌や連鎖状球菌感染の場合には筋層内に膿瘍形成を伴ってくる．

その他の感染症として，真菌感染（カンジダ，アスペルギルス等）は菌交代現象による全身真菌感染症の部分症としてしばしば見られ，シャガス心筋炎は原虫（トリパノゾーマ）感染によるものである．

③中毒性心筋炎　toxic myocarditis

心筋細胞を障害する毒性物質によって生ずる心筋炎がある．その代表的なものがジフテリー心筋炎である．これは上気道に感染したジフテリー菌の出す菌体外毒素が血液を介して心臓に達し，心筋細胞を障害するもので，心筋細胞，特に右室心筋細胞の広範な変性・壊死を伴ってくる．また，刺激伝導系の細胞も障害され，不整脈をきたすと同時に，急死の原因となる．

抗腫瘍性抗生物質の中にアンスラサイクリン（アドリアマイシン，ダウノマイシン等）のような心毒性の強いものがあり，投与量が一定量を越えると心筋細胞の変性・壊死が顕著となり，心不全をきたす．いわゆるアンスラサイクリン心筋症　anthracycline cardiomyopathy である．

④特発性心筋炎　idiopathic myocarditis

原因不明の心筋炎をいう．すなわち，心臓のみに病変が限局しており，その他の臓器に病変が認められないものをいう．この疾患に属するものとして下記のものがある．

(ⅰ) 非特異性びまん性心筋炎：孤立性心筋炎，あるいはフィードラー心筋炎ともよばれている．単一の原因によるか否かは議論のあるところで，ウイルス，アレルギー等が考えられている．臨床的には比較的若い年齢層に見られ，一般的には急性致死性である．病理学的には，心臓は一般に肥大，拡張し，心筋は蒼白ないし黄白色を呈して軟かい．組織学的には間質へのリンパ球を主体とする炎症細胞浸潤が目立ち，それとともに心筋細胞の壊死と脱落を伴っている．

(ⅱ) 巨細胞性心筋炎：この疾患も原因不明の心筋炎で，臨床的には一般に亜急性ないし亜慢性の経過をたどる．病理学的には，間質にリンパ球を主体とする炎症細胞浸潤とともに多核巨細胞の出現を伴ってくる．

結核菌や梅毒のような肉芽腫を形成する疾患の原因菌は見られない．
　(iii) 好酸球性（アレルギー性）心筋炎：スルフォンアミド，アンチモン等の薬剤が原因と考えられる心筋炎で，間質に好酸球の浸潤が目立つ心筋炎である．臨床的には重篤な症例が多く，急性の経過をたどって一般的に予後は悪い．
　⑤心サルコイドーシス　cardiac sarcoidosis

　サルコイドーシスは全身の各臓器および組織に肉芽腫を伴ってくる原因不明の疾患である．従って，心臓にも全身性サルコイドーシスの部分症として肉芽腫を伴ってくる．
　組織学的には類上皮細胞の集簇とともに多核巨細胞が見られ，周囲にはリンパ球浸潤を伴っている．結核性の肉芽腫と類似しているが，中心部の壊死組織に乏しい．また，巨細胞内にしばしば星芒小体が見られる．
　c) 心外膜炎　pericarditis

　心囊内には健康時でも5〜10 ccの心囊液を容れているが，心囊膜に炎症が生ずると，心囊内に多量の滲出物が貯留してくる．この滲出物の性状はさまざまで，炎症の原因によっても異なる．一般的には下記のごとく分類されている．
　①漿液性心外膜炎　serous pericarditis

　心囊内に漿液性の滲出液が貯留する場合をいい，ウイルス性炎，非特異性炎等で見られる．
　②線維素性心外膜炎　fibrinous pericarditis

　心囊表面に線維素（フィブリン）の析出してくる炎症で，リュウマチ性心外膜炎，尿毒症性心外膜炎等が代表的なものである．線維素が心外膜に析出すると肉眼的にビロード状を呈するので，このような心臓をビロード心，あるいは絨毛心という．
　③化膿性心外膜炎　suppurative pericarditis

　心囊内に細菌感染，特にブドウ状球菌・連鎖状球菌・グラム陰性桿菌等の感染が生ずると，心囊内に好中球の浸潤が顕著となり，化膿性の心外膜炎を呈する．細菌の侵入門戸としては，隣接臓器感染巣からの直接波及が最も多く，稀に血行性感染がある．

④出血性心外膜炎　hemorrhagic pericarditis

血性滲出液を伴う心外膜炎で，結核性心外膜炎，悪性腫瘍転移等でよく見られる．心嚢血腫とは区別される．

⑤腫瘍性心外膜炎　neoplastic pericarditis

悪性腫瘍の心嚢内転移でも心嚢炎が生ずる．転移経路としては，血行性，リンパ行性のみならず，肺癌や乳癌の直接浸潤によるものもある．

⑥その他

心不全や低蛋白血症等で浮腫が生ずる場合には，炎症がなくても心嚢内に水分が貯留してくる．これを心嚢水腫という．また，心臓の外傷，心筋梗塞による心臓破裂，剥離性大動脈瘤等の際には，心嚢内に血液が大量に貯留する．このような状態を心嚢血腫という．また，心嚢内に大量の滲出液，漏出液，血液等が貯留し，心臓の機能を障害するような場合を心タンポナーデという．また，心嚢が線維性に癒着し，心嚢腔が消失して硬い線維性結合織で囲まれたような状態を癒着性心外膜炎といい，この線維化組織内に石灰の沈着が生じて硬くなった状態を鎧心という．

f.　特発性心筋症　idiopathic cardiomyopathy

心臓が一次的に障害され，その原因が明らかでないものを特発性，あるいは原発性心筋症とよんでいる．しかし，その疾病概念は必ずしも明確なものではなく，現在なお議論の多い疾患群である．歴史的には様々な名称でよばれた変遷があり，その分類も統一的に確立されたものはないといえるが，現在では臨床的あるいは臨床病理学的に下記の3つの病型分類が一般的に採用されている．

1）肥大型心筋症　hypertrophic cardiomyopathy

心筋，特に左室心筋に異常な肥大を伴ってくるもので，非対称性肥大ともよばれている．これには閉塞性のものと非閉塞性のものとに分けられる．

a）閉塞性肥大型心筋症　obstructive hypertrophic cardiomyopathy

心室中隔の異常な肥大があり，心臓の収縮時に左室流出路が狭窄ないし閉塞されるのでこの名称がある．肥大型心筋症の代表的なものである（図2-19）．

臨床的には動悸，失神，呼吸困難，狭心症様症状等を伴ってくる．病理

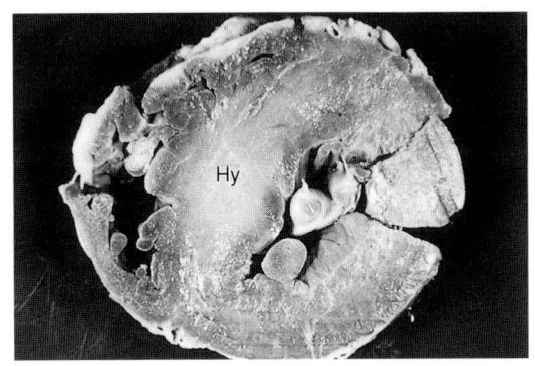

図 2-19 肥大型心筋症の心臓横断面
Hy：心室中隔の肥大部

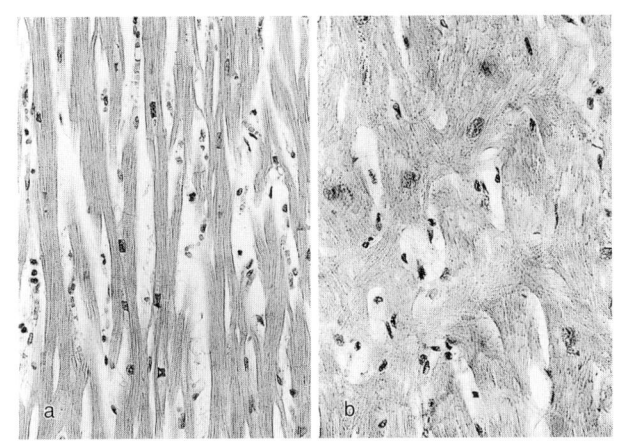

図 2-20 a：正常左心室心筋細胞，b：肥大型心筋症の肥大部心筋細胞

組織学的には，肥大部の心筋細胞の肥大および錯綜配列が見られる（図2-20）．

　b）非閉塞性肥大型心筋症　non-obstructive hypertrophic cardiomyopathy
　中隔以外の部分，特に左室自由壁にも肥大が見られるもので，心臓の収縮時に左室流出路の狭窄・閉塞をきたさないものをいう．
　病理組織学的には，閉塞性のものと同様心筋の肥大部に一致して心筋細胞の肥大と錯綜配列を認める．
　肥大型心筋症は，家族性に見られることが多く，常染色体優性遺伝の形

式をとるといわれている．年齢は新生児から老人に至るまで幅広く見られ，男性に多い．閉塞性肥大型心筋症では突然死する症例が多いが，天寿をまっとうし，病理解剖時に発見されることもある．

2）拡張型心筋症　dilated cardiomyopathy

明らかな原因を認めることなく心筋の収縮力が低下し，心室の拡張と収縮期駆出率が低下する心疾患を一括して拡張型心筋症とよんでいる．

臨床的にはうっ血性心不全の所見を呈してくるのでうっ血型心筋症ともよばれており，予後は極めて悪い．発症年齢は若年から老年にいたる各年齢層に幅広く見られ，男性にやや多い（女性の約2倍）．

成因としては，一部に家族的な発症も見られることから，遺伝的な要因の関与も考えられているが，本症とされている症例には，感染，中毒，代謝異常等の関与している可能性もあり，原因の異なる疾患の終末像である可能性も考えられている．

病理学的には，心臓は一般に肥大し，各心室・心房の著しい拡張を伴っている（図2-21）．組織学的には，種々の程度の線維化と心筋細胞の肥大が見られる．線維化には一定の特徴は見られない．

3）拘束型心筋症　restrictive cardiomyopathy

心内膜が拘縮し，心室の拡張障害および拡張期血液量の減少を伴ってくるタイプの心筋症であるが，独立した疾患ではない．比較的稀な疾患で，下記の疾患が代表的なものである．

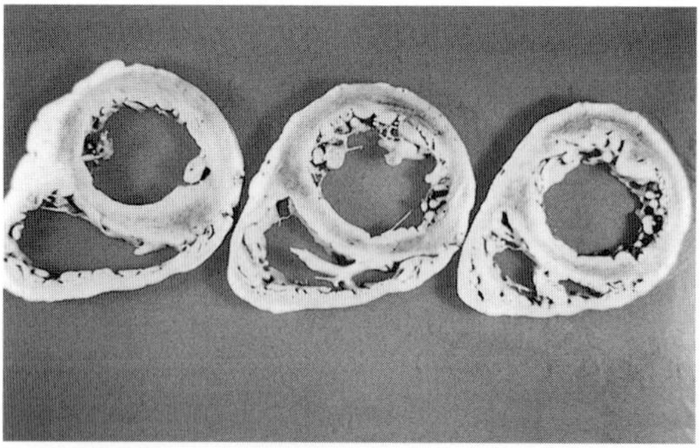

図2-21　拡張型心筋症の心臓横断面
内腔の著しい拡張．

a) 心内膜心筋線維症　endomyocardial fibrosis

アフリカに多い疾患で，わが国では稀である．病理学的には心室の内膜に著しい線維化が見られ，心内腔の狭窄を伴ってくる．

原因は明らかではないが，アフリカの特定の部族に多く見られることから，遺伝的あるいは栄養的な要因が考えられている．

b) 心内膜線維弾性症　endocardial fibroelastosis

幼児あるいは小児に多く見られる疾患で，左室心内膜の瀰漫性線維性肥厚を伴ってくる．組織学的には線維性結合織の増生とともに弾力線維の増生を認める．

g. 代謝障害　metabolic disorder

1) ポンペ　Pompe 病

ポンペ病は，別名糖原病 II 型ともよばれている．この疾病はグリコーゲンを分解するリソゾーム内酵素（α-グルコシダーゼ）が先天的に欠損しているもので，心筋細胞や骨格筋細胞を中心にグリコーゲンが蓄積してくる．小児型と成人型があり，小児型では心筋にグリコーゲンの蓄積が目立ち，心肥大，心不全をきたして早期に死亡する．成人型は骨格筋にグリコーゲンの蓄積が目立つ．

2) コリー　Cori 病

コリー病も，糖原病の一型（糖原病 III 型）で，先天性にアミロ-1,6-グルコシダーゼの欠損が見られる．この酵素はグリコーゲンの α-1,6 結合の分枝を分解するもので，debranching enzyme ともよばれ，リソゾーム内に含まれている．

グリコーゲンの蓄積は肝臓に著明であるが，小児型では骨格筋や心筋にも蓄積する．

3) 心アミロイドーシス　cardiac amyloidosis

アミロイドは澱粉に似た性質を有する蛋白質（類澱粉質）で，原発性あるいは続発性に全身諸臓器に広く沈着してくる．心臓に沈着するタイプのアミロイドーシスは原発性で，原因は不明である．拘束型の心機能不全をきたして死亡する．

病理学的には心臓の間質，特に心筋細胞周囲の間質に沈着が目立つ．沈

着したアミロイドはコンゴー赤に染まり，電顕的には直径 5 〜 10 nm の細線維状を呈している．

h. 腫瘍　neoplasm

心臓原発の腫瘍は極めて稀であるが，心内膜，心筋，心外膜を構成する細胞から発生する．

良性腫瘍としては，粘液腫が最も多く，左心房に好発する．組織学的には酸性ムコ多糖類を主体とする粘液様物質が豊富でその中に星芒状細胞の増生を伴っている．その他には横紋筋腫，脂肪腫，血管腫等が見られる．

悪性腫瘍としては，横紋筋肉腫，血管肉腫，線維肉腫等があり，また，心外膜・心嚢由来の中皮腫も見られる．

2 血管

a. 血管の構造　structure of blood vessels

1）動脈　artery

動脈には大動脈（弾性動脈），中動脈（筋性動脈），小・細動脈がある．いずれも，内膜，中膜および外膜からなる．

弾性動脈は中膜平滑筋層に弾性線維がよく発達しており，外膜から中膜の外 1/3 まで血管壁を栄養する血管栄養血管がある（図 2-22）．

筋性動脈では，中膜に弾性線維はほとんど見られず，平滑筋細胞はお互いに密に接している．

小・細動脈は直径 100 〜 200 μ のものをいう．末梢にいくにしたがって，平滑筋層は薄くなり，最終的には一層の平滑筋細胞になる．

2）毛細血管　capillary

一層の内皮細胞とその外側の基底膜からなり，周囲に血管周囲細胞が散見される（図 2-23）．この部分は物質交換が盛んで，機能血管ともいう．

3）静脈　vein

静脈は大静脈，中静脈および小・細静脈からなる．低圧系であるので，動脈と比較して壁は薄く，中・小静脈では弁を有している．

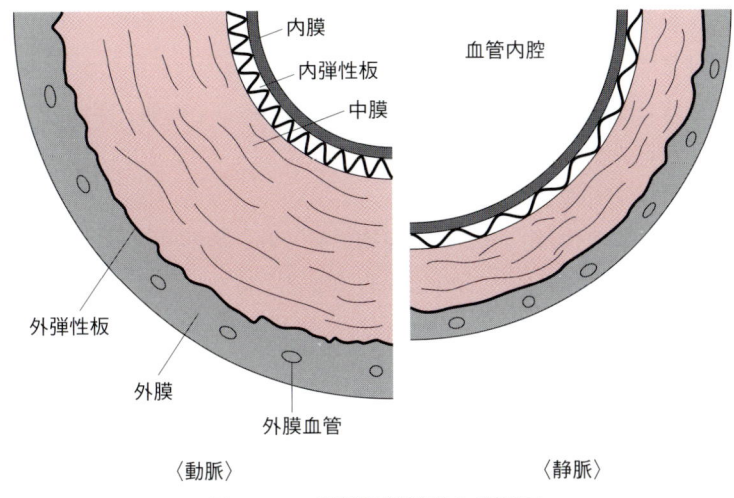

図2-22 動脈壁静脈壁の横断面

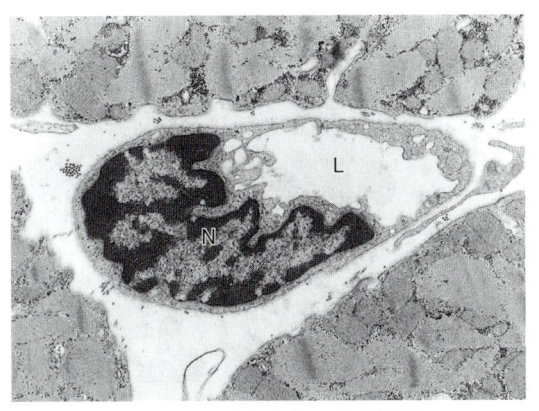

図2-23 毛細血管の超微構造
N：内皮細胞の核，L：毛細血管内腔

b. **動脈疾患** disease of artery

1）**動脈硬化症** arteriosclerosis

　動脈の壁は，血液の液体成分のしみこみによって栄養されており，内圧の高い動脈では静脈よりも多くの成分が壁を通過している．この動脈壁を通過する物質の中でも分子量の大きい物質，特に脂質（LDL，コレステロールなど）は内弾性板の内側（内膜）に沈着しやすい．これが長年にわたっ

て蓄積されたものが動脈硬化症である．

　動脈硬化症の危険因子は多数知られているが，高脂血症，高血圧，喫煙，糖尿病および肥満は5大危険因子といわれている．その他，年齢，遺伝的要因，ストレスなどがあげられている．

　a) 大型および中型動脈

　大動脈の内膜肥厚は，すでに乳児期に見られ，加齢とともに進行する．初期病変としては脂肪線条 fatty streak がある．さらに経過すると内膜が線維性に肥厚し，線維化斑 fibrous plaque や粥状硬化 atherosclerosis あるいは粥腫 atheroma となる．これに続いて石灰沈着，潰瘍形成，血栓形成などの複雑病変 complicated lesion を生ずる（図2-24）．

　脂肪線条は，黄色調の線状隆起で，組織学的にはこの部分に脂質を大量に含んだ泡沫細胞が多数出現している．

　線維化斑は，灰白黄色調の隆起性病変で，組織学的には，内膜の脂質沈着と泡沫細胞の集積した病変を肥厚した線維性結合織が被ったものである（図2-25）．

　粥状硬化は肥厚した内膜に大量の脂質（コレステロール，中性脂肪，リ

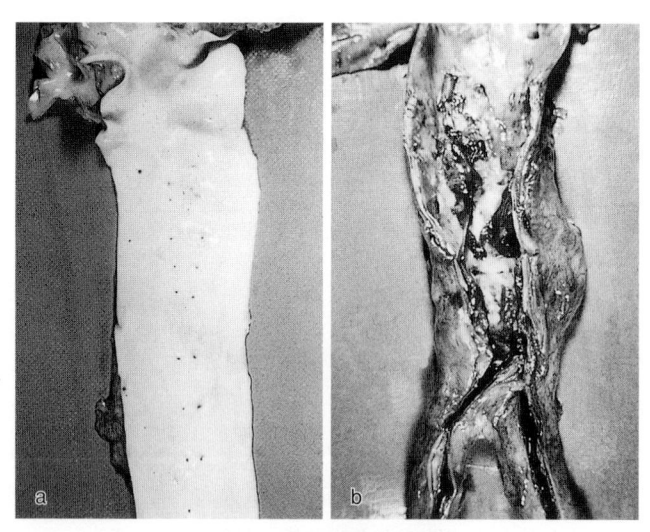

図2-24　動脈硬化症
a：正常大動脈，b：顕著な大動脈の硬化症

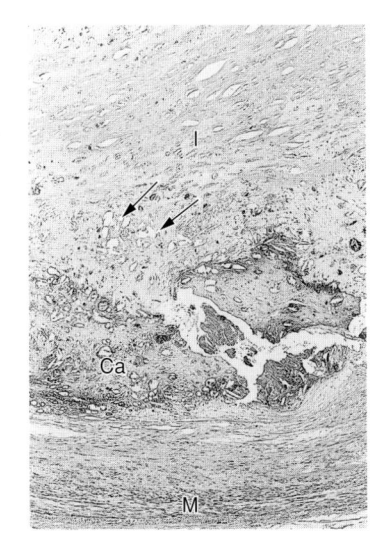

図 2-25 動脈硬化性内膜肥厚
I：線維性に肥厚した内膜
→：内膜への脂質沈着
Ca：内膜へのカルシウム沈着
M：中膜平滑筋層

ン脂質等），壊死組織などが沈着し，粥状を呈する病変である．組織学的には無定形物に混在して多数の針状コレステリン結晶の出現が見られる．

粥状部にはしばしば石灰沈着が見られ，線維性被膜が剥離して潰瘍を形成し，血栓の形成を伴ってくる（複雑病変）．

b）小・細動脈硬化症

小動脈，細動脈に見られる内膜肥厚は，内膜に硝子様物の沈着するもの（硝子様肥厚），弾性線維が層状に増加するもの（弾性線維性肥厚），膠原線維を主体としたもの（線維性肥厚）などがある．

c）メンケベルグ型動脈硬化症

中型動脈の中膜に石灰沈着の見られる動脈硬化症で，異栄養性石灰沈着が原因である．

2）動脈瘤 aneurysm

動脈内腔が限局性に拡張したものをいう．一般に真性と仮性に分けられる．真性動脈瘤は動脈壁が拡張したものをいい，仮性動脈瘤は外傷などで動脈壁の構成細胞が失われ，線維性結合織からなるものをいう．

a）動脈硬化性動脈瘤 arteriosclerotic aneurysm

動脈硬化は腹部大動脈に顕著で，この部分およびそれに続く総腸骨動脈，大腿動脈に生ずる．

臨床事項としては，稀に腹痛，下肢の虚血症状があり，腹部腫瘤を認める．動脈瘤が破裂すると大量出血によりショックで死亡する．

病理学的には，一般に嚢状ないし紡錘状を呈し，粥状硬化巣は大部分消失して，血栓の形成を伴っている．

b）解離性動脈瘤　dissecting aneurysm

動脈内膜に亀裂が生じ，血液が動脈壁内に流入して壁を内外に解離させ，動脈壁内に偽腔を形成したものである（図2-26）．稀には，血液が解離した動脈壁内を流れ，下流の流出口から再び血管内に入ることもある．

原因としては特発性中膜壊死が注目されている．その他にも，マルファン症候群や高血圧性中膜障害の際に見られる．

c）脳動脈瘤　brain aneurysm

発生要因としては，動脈分岐部の先天的な中膜欠損が注目されている．

最も重要な合併症は，動脈瘤の破裂によるくも膜下出血で，死亡率は約50％である．

くも膜下出血の症状は，突然の激しい頭痛，嘔吐，項部硬直，ケルニッヒ徴候などであり，髄液検査では髄圧の亢進と出血を認め，脳血管撮影では分岐部に動脈瘤を認める．

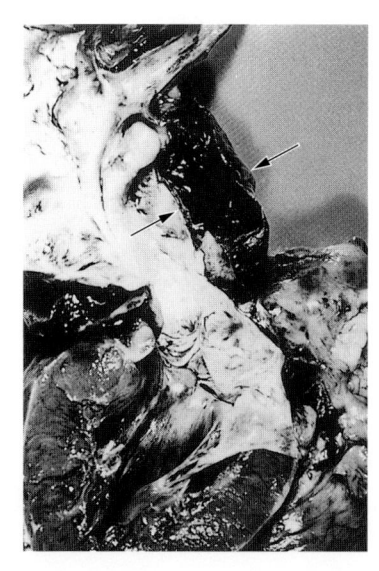

図2-26　剥離性動脈瘤
大動脈中膜の剥離と凝血塊（→）．

d) 感染性動脈瘤　infectious aneurysm

動脈の感染症，特に梅毒性大動脈中膜炎に基づく胸部大動脈瘤はよく知られている．これは，スピロヘータ感染による大動脈中膜の炎症と線維化による壁の脆弱化が原因で，上行大動脈が拡張して大動脈瘤を形成する．

3）血管炎　vasculitis

a) 結節性動脈周囲炎　periarteritis nodosa

中・小動脈に多発する動脈炎で，原因は不明であるが，抗好中球細胞質抗体の関与が示唆されている．

臨床事項としては，持続する高熱，多発関節痛，心肥大，腎機能障害等，多彩な症状を呈する．

臨床検査では，血沈の亢進，抗好中球細胞質抗体陽性，CRP陽性，RA陽性，貧血，白血球増多，蛋白尿などを呈する．

病理所見としては腎，心，肝，胃・腸管，四肢筋などの筋性動脈に多く出現する汎血管炎で，類線維素性変性を伴ってくる（図2-27）．

b) 大動脈炎症候群（脈なし病）　aortitis syndrome（pulseless disease）

原因は不明であるが，感染を引き金とする自己免疫疾患と考えられており，若年女性に多い疾患である（男：女は1：8〜9）．

臨床事項としては，めまい，頭痛，失神発作などの頭部乏血症状があり，脈拍欠如を伴うため，脈なし病ともよばれる．

病理所見としては，大動脈弓部とその分枝に内膜の線維性肥厚と内腔狭

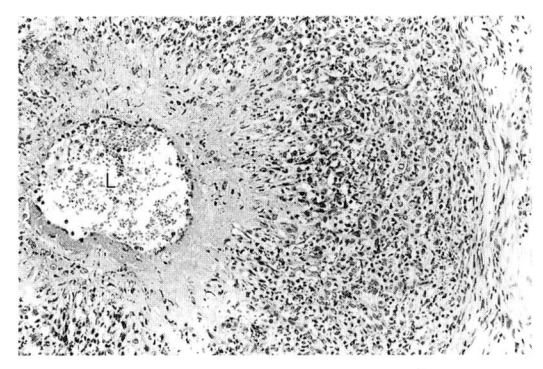

図2-27　結節性動脈周囲炎の組織所見
L：血管内腔

窄が見られ,中膜,外膜には炎症細胞浸潤と多核巨細胞を伴った肉芽腫の形成がある.

c) バージャー病 Bürger's disease

青壮年男子の下肢動脈に好発する.閉塞性血栓性血管炎ともいう.

原因は不明であるが,喫煙者に多く,ニコチンとの関係が示唆されている.

臨床事項としては,下肢のしびれ,間歇性歩行,安静時疼痛,虚血性潰瘍などが見られる.

病理所見としては,初期には内膜の線維性肥厚と血栓形成が見られる.血栓は器質化され,再疎通が生じ,これが繰り返され,後期には内腔が狭窄,閉塞する.

d) ウェゲナー肉芽腫症 Wegener's granulomatosis

中年に多く見られる疾患で,上気道の壊死性肉芽腫で始まり,肺,腎に病変を伴ってくる.原因は不明である.

臨床事項としては,発熱,鼻出血,中耳炎,嗄声などの上気道症状と発疹,関節痛,喀血,血尿,蛋白尿などが見られる.

病理所見としては,病変部に肉芽腫の形成と血管炎が見られる.血管病変は小・細動脈の類線維素性変性を呈する壊死性血管炎である.

e) レイノー病 Raynaud's disease

女性に多い原因不明の疾患で,四肢,特に指趾の対称性血行障害を特徴とする.指趾は冷たく,遷延すると萎縮する.血管運動神経障害に基づく血管痙攣が基本的な病態である.

f) 川崎病 Kawasaki's disease

乳幼児に好発する原因不明の血管炎である.

臨床事項としては,発熱,発疹,口腔粘膜びらん,結膜充血,リンパ節腫大などの症状を呈する.

病理所見としては,冠状動脈を中心とした中・小動脈の血管炎を特徴とする.動脈瘤や血栓形成を伴い,心臓では心筋梗塞をきたす.

c. 静脈疾患　disease of vein
 1）静脈瘤　varix
　静脈内腔の限局性拡張を静脈瘤という．一般に蛇行し，多量の静脈血を容れている．
　原因は静脈血の還流障害と内圧の亢進である．肝硬変の際の食道静脈瘤はよく知られている．下腿皮下の静脈瘤は女性に多く，長時間立ち仕事をするヒトに多く見られる．
　病理学的には，静脈壁の伸展・拡張，内膜の線維性肥厚，血栓の付着が見られる．
 2）血栓性静脈炎　thrombophlebitis
　静脈血栓の結果，血管周囲に有痛性の浮腫が生ずる．これを血栓性静脈炎という．
　病理学所見としては，血栓を形成した静脈で，炎症が主体ではない．

d. 血管・リンパ管の腫瘍　tumor of blood vessels and lymphatic vessels
 1）血管腫　hemangioma
　良性腫瘍としては，毛細血管性血管腫，海綿状血管腫等がある．皮膚，皮下組織，粘膜などに好発し，肉眼的には赤色調を呈し，組織学的には，毛細血管状あるいは洞様毛細血管状の血管増生からなる．
　血管内皮腫は頭部や顔面の皮膚に好発する腫瘍で，肉眼的には鮮紅色を呈する．組織学的には毛細血管類似の小血管形成が見られ，細胞質の豊富な内皮細胞は血管内外で増殖する．良性と悪性の境界領域の腫瘍で，再発や転移を見る．

 2）血管肉腫　hemangiosarcoma
　高齢者の頭部や顔面に発生する稀な悪性腫瘍で，肉眼的には赤色ないし青紫色を呈する．組織学的には，異型性の顕著な腫瘍細胞が大小の血管腔を形成しながら浸潤性に増生するが，血管腔の形成の見られないものもある．
 3）カポジ肉腫　Kaposi sarcoma
　本疾患は地中海沿岸住民やアフリカ人に発生する疾患とされていたが，

現在ではAIDS患者や臓器移植患者に多く発生している．

下肢に好発し，組織学的には不明瞭な血管腔を形成する紡錘形細胞の浸潤性増生からなる．

4）リンパ管腫　lymphangioma

リンパ管腫は稀な腫瘍であるが，血管腫と同様皮膚や皮下組織に発生する．毛細血管性リンパ管腫，海綿状リンパ管腫，嚢胞性リンパ管腫に分類されている．

＜梶原博毅＞

2 呼吸器系

1 上気道

a. 構造

　鼻腔，副鼻腔（上顎洞，前頭洞，篩骨洞，蝶形骨洞），咽頭，喉頭からなる．咽頭は総鼻道に続く管腔で舌扁桃，口蓋扁桃などのリンパ組織が輪状にとりまき，これをワルダイエル輪と称する．喉頭は喉頭蓋から輪状軟骨下縁までの部分で声帯がある（図2-28）．

b. 炎症

1）鼻炎　rhinitis

　ウイルス，細菌などによる感染，アレルギー性，薬剤などの刺激によって生じる．

2）副鼻腔炎　sinusitis

　細菌，真菌などによる急性ならびに慢性炎症，アレルギー性がある．慢性副鼻腔炎では鼻ポリープを形成する．

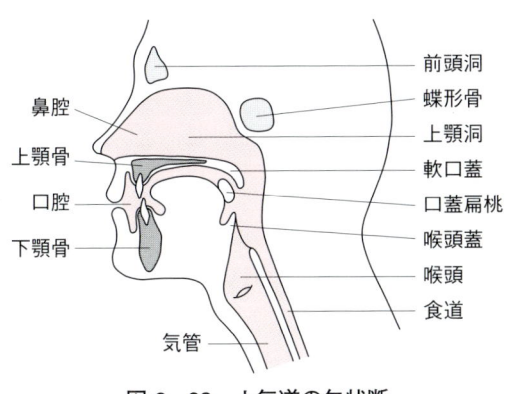

図2-28　上気道の矢状断

3）蓄膿症　empyema of maxillary sinus

細菌感染によって洞内に膿が貯留した状態．

4）進行性壊疽性鼻炎　progressive gangrenous rhinitis

鼻腔粘膜の壊死をきたす疾患群で悪性リンパ腫やウェゲナー肉芽腫症がある．

5）咽頭炎　pharyngitis

ウイルス，マイコプラズマ，A群β溶連菌等によって生じる．

6）喉頭炎　laryngitis

刺激物質，アレルギー，細菌によって生じるが，ジフテリア菌によるものは線維素性炎をきたし，偽膜性炎を呈する．

7）声帯結節　vocal cord polyp

炎症，慢性刺激などによって声帯に生じる結節状の結合織の増殖．

c. 腫瘍

　副鼻腔，咽頭，喉頭に生じる悪性腫瘍の大部分は扁平上皮癌である．副鼻腔では上顎洞に多く発生（上顎癌）．鼻閉塞，鼻漏，鼻出血，頬部腫脹をきたす．咽頭の低分化扁平上皮癌で非腫瘍性のリンパ球が多く浸潤するものを「リンパ上皮腫」と称し東南アジアに多く発生し，エプスタイン-バーEpstein-Barrウイルス（EBV）が発症に関与する．悪性リンパ腫のなかで咽頭に発生するものにNK/Tリンパ腫があり，EBVの感染と密接な関連がある．

　喉頭癌は，大部分が扁平上皮癌であり声帯に発生することが多い．男性喫煙者に多く発生する．症状は嚥下困難，嗄声である．

2　気管・気管支・肺

a. 構造

1）気管・気管支の構造

　気管は喉頭下縁から始まり，第5胸椎前で左右の気管支に分かれる．気管支は2分枝しながら，細気管支，肺胞管，肺胞嚢，肺胞にいたり，肺胞まで約23分枝する（図2-29）．気管支壁には気管支粘膜，平滑筋，気管支腺，軟骨，結合織性の外膜がある（図2-30）．気管支粘膜は多列線毛円柱

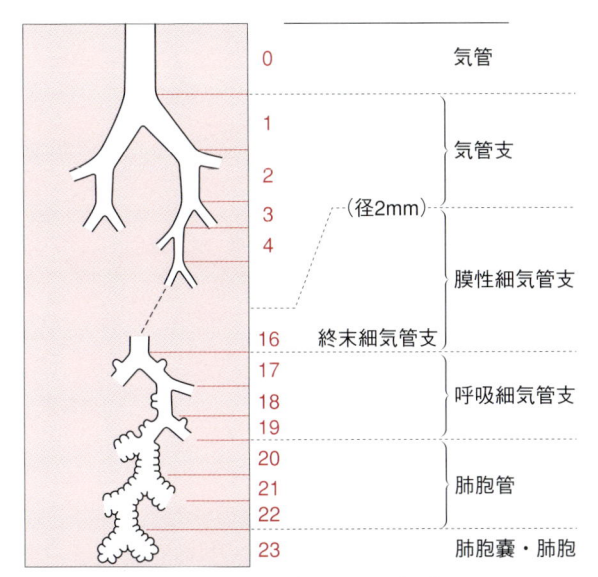

図 2-29　気管支の分枝の模式図

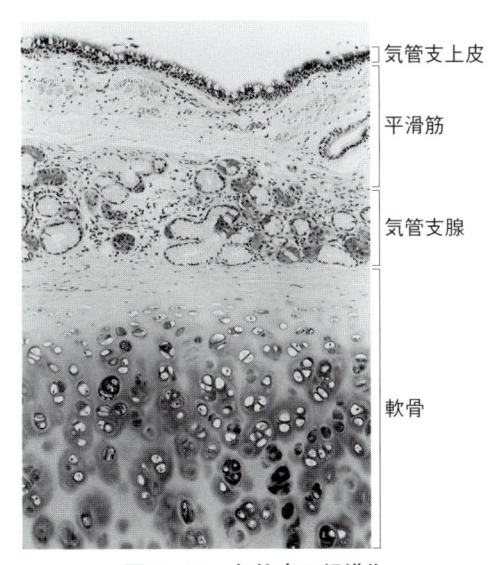

図 2-30　気管支の組織像
気管支上皮は線毛上皮細胞，杯細胞，基底細胞，神経内分泌細胞からなる．上皮基底膜の下に平滑筋がみられ，気管支腺は明るくみえる粘液腺と漿液腺からなる．その下に気管支軟骨がみられる．

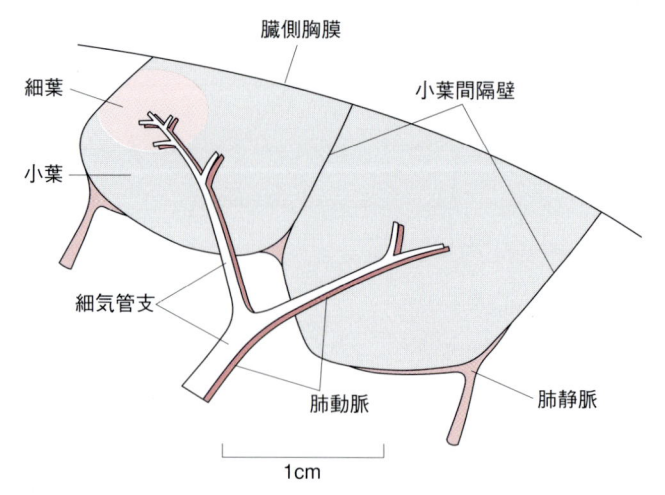

図 2-31　小葉・細葉の模式図
小葉は小葉間隔壁で境された 1 cm 大の組織単位で，その中に
3〜5 個の終末細気管支以下の肺胞領域（細葉）を含む．

上皮で被われ，そのなかに粘液を含む杯細胞があり，神経内分泌細胞であるクルチッキー Kulchitsky 細胞がある．気管支の直径が 2 mm 以下のものを細気管支と称し，気管支腺，軟骨をもたない．終末細気管支以下の小葉間隔壁で囲まれた 1 cm 大の領域を小葉といい，5〜6 個の細葉を含む（図 2-31）．肺胞を付属する細気管支を呼吸細気管支と称し，この部分は吸入された物質が停滞しやすく，また血液も気管支循環系と肺循環系の吻合が生じるため，病変の起こりやすい部位である．

2）肺胞の構造

肺胞はガス交換に関与する I 型肺胞上皮とサーファクタント合成に関与する II 型肺胞上皮で被われ，肺胞表面にはサーファクタントが被覆し，肺胞壁には I 型肺胞上皮と基底膜を接した毛細血管が存在する．空気と血液の間には 1 枚の基底膜と毛細血管周囲間質組織，内皮細胞と肺胞上皮の細胞質だけが介在する（図 2-32）．肺の弾性系を支えるのは肺胞壁の弾性線維である．肺の重要な機能は血液から二酸化炭素を排出して，酸素を供給することである．

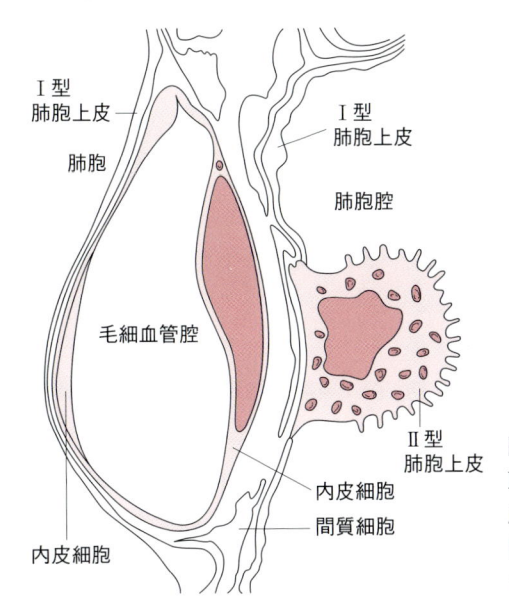

図 2-32 肺胞壁の微細構造
Ⅰ型肺胞上皮は肺胞毛細血管と基底膜を接しており，ガス交換に関与し，Ⅱ型肺胞上皮はサーファクタントを産生する．

b. 無気肺　atelectasis

1）無気肺（虚脱）

肺の気腔が充分に拡張しない状態．

2）新生児硝子膜症　hyaline membrane disease

未熟児に生じ，呼吸困難をきたして死亡する．組織学的には細気管支から肺胞道にかけて好酸性の硝子膜がみられ，肺胞は虚脱状態を呈する．肺の未熟性による表面活性物質サーファクタントの産生異常による．

c. 気道と肺の感染症

1）かぜ症候群

上気道の急性感染症を普通，感冒（かぜ）といい，そのほとんどはウイルスによるが（80～90％），細菌感染やマイコプラズマによるものもある．

急性気管支炎は気管・気管支の急性炎症で，粘膜の浮腫・充血が生じ，粘膜の潰瘍化・出血をきたすことがある．小児では細気管支炎を起こすことがある．

2) 肺炎　pneumonia

肺の炎症を肺炎といい，炎症反応の主座が肺胞腔内にあるものを一般に肺胞性肺炎　pneumonia と称する．これに対して肺胞壁に炎症の主座があるものを間質性肺炎　interstitial pneumonia と称する．

肺炎の分類は病変のひろがりによって大葉性肺炎や気管支肺炎，発生の条件によって嚥下性肺炎，閉塞性肺炎，また，成因によって細菌性肺炎，ウイルス性肺炎などと分類される（表2-1）．

a）大葉性肺炎　lobar pneumonia

1葉全体または2葉以上にわたって，広範に炎症が波及するので，呼吸困難が強く，かつては肺炎球菌によるものが多かった．これに対して気管支肺炎は炎症が細気管支に始まり，周囲の肺胞に波及し，肉眼的には黄白色の巣状病変が小葉単位に分布してみられる（図2-33）．このかたちをとるものにはレンサ球菌・黄色ブドウ球菌による細菌感染，嚥下性肺炎や沈下性肺炎などがある．嚥下性肺炎は高齢者や意識障害のある患者で胃内容物・口腔内分泌物の誤嚥によって生じ，肺組織破壊が強い．

b）細菌性肺炎

肺胞内に到達した細菌に対して，肺局所の浮腫・充血が生じ，肺胞毛細

表2-1　肺炎の分類

- 発生部位による分類
    肺胞性肺炎，間質性肺炎
- 病変の広がりによる分類
    大葉性肺炎，気管支肺炎
- 発生の条件による分類
    嚥下性肺炎，沈下性肺炎，閉塞性肺炎
- 原因による分類
    1. 細菌性肺炎（肺炎双球菌，ブドウ球菌，レンサ球菌，結核菌，非結核性抗酸菌，インフルエンザ桿菌，レジオネラ菌）
    2. 真菌性肺炎（カンジダ，アスペルギルス，ムコール，クリプトコッカス）
    3. マイコプラズマ肺炎
    4. ウイルス性肺炎（インフルエンザウイルス，アデノウイルス，麻疹ウイルス，サイトメガロウイルス）
    5. ニューモシスチスカリニ肺炎
    6. その他（感染症以外の化学物質などによるもの）

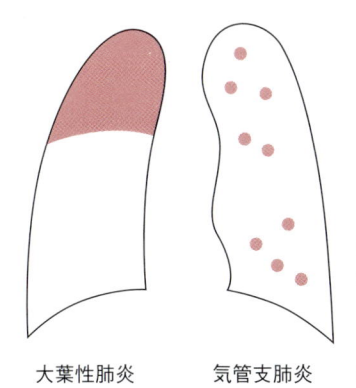

図 2-33　大葉性肺炎・気管支肺炎の病変分布
大葉性肺炎は一葉または複数の肺葉が侵される．気管支（小葉性）肺炎は気管支・細気管支に一致して病変がはじまり，それらが融合して，斑状病変としてみられる．

大葉性肺炎　　気管支肺炎

血管から好中球が肺胞腔内に滲出し，フィブリン析出も伴う（図2-34）．
　線維素の融解が阻害され，滲出物の器質化 organization が生じる．また肺組織が化膿菌によって破壊され，そこに膿が貯留した状態を肺膿瘍と称する（図2-35）．膿瘍は気管支の閉塞，気管支拡張症，細菌性肺炎でみられ，起因菌としては，黄色ブドウ球菌，レンサ球菌，肺炎双球菌などがある．

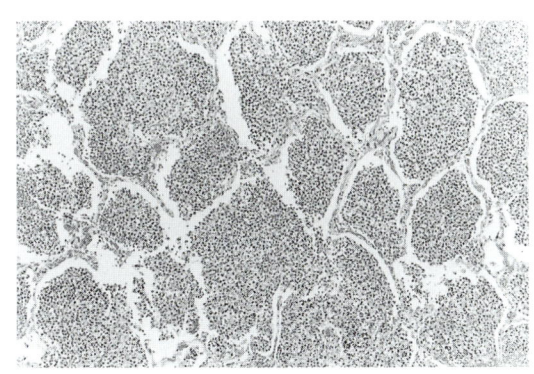

図 2-34　細菌性肺炎
肺胞腔内に多数の好中球浸潤がみられる．

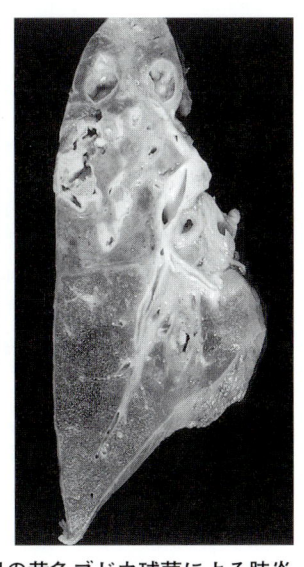

図 2-35　小児の黄色ブドウ球菌による肺炎
膿瘍形成がある．

c) レジオネラ肺炎（在郷軍人病）

レジオネラ菌 *Legionella pneumophila* は土壌, 冷却塔水, 給湯給水タンク, 温泉等の水環境において生息する菌で, エアロゾル中の菌の吸入による空気感染で生じる肺炎. 急性肺炎の像を示し, 老人などで重篤な呼吸不全を呈する. 確定診断には培養, 血清抗体価の測定. 細胞内増殖菌であるため治療としてマクロライド系が選択される.

d) マイコプラズマ肺炎

マイコプラズマニューモニエ *Mycoplasma pneumoniae* によってひき起こされる肺炎で若年者に多くみられる. マイコプラズマはきわめて微小な濾過性微生物で細胞壁を有しない. 肺炎, 上気道炎をひき起こし, 合併症として心筋炎や髄膜炎などがある. 4年毎の周期性流行がある.

e) ニューモシスチスカリニ肺炎

ニューモシスチスカリニ *Pneumocystis carinii* は遺伝学的に真菌に近い微生物で, 通常は非病原性であるが, AIDS患者など免疫機能が低下した状態では急性〜亜急性肺炎をきたす. 確定診断には気管支肺胞洗浄液や経気管支生検などによってカリニの嚢子や栄養体を検出することである. 病理像では肺胞腔内に泡沫状にみえる滲出液のなかに多数のカリニが存在し（図2-36）, 肺胞壁には軽度の単核細胞浸潤がある.

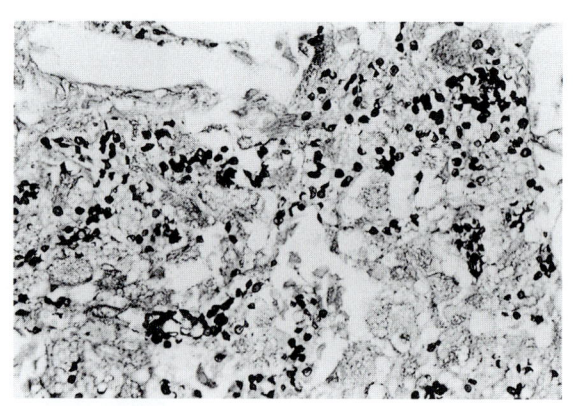

図2-36 ニューモシスチスカリニ肺炎
肺胞腔内に多数のグルコット染色陽性のカリニ嚢子がみられる.

f）ウイルス性肺炎

新生児や免疫力の低下した成人に生じ，通常間質性肺炎の像を示すことが多い．サイトメガロウイルスでは核内封入体をもった巨細胞が出現する．アデノウイルスでは壊死性細気管支炎がみられ，特有の核内封入体が存在する．

3）肺結核症　pulmonary tuberculosis

結核菌によってひき起こされる肉芽腫性疾患であり，通常肺が侵されるが，どの臓器も侵される．結核菌を含む飛沫を吸入し胸膜近くの末梢肺胞に到達すると，菌は肺胞マクロファージに貪食され，通常菌は処理される．しかし，菌の毒力が強い場合やマクロファージの機能が低下している場合には結核菌は増殖し炎症を起こす（初期感染巣）．結核菌はそこからリンパ管にはいり，肺門リンパ節に至って同様の病変を生じ，肺とリンパ節の病変を初期変化群と称する（図2-37）．この時点でツベルクリン反応は陽性となる．

初期変化群の成立時に，宿主の結核菌に対する抵抗力が弱いと発病する．結核菌はリンパ行性に肺門リンパ節にいたり，同様の病変を生じる．一次結核とは未感作のヒトに起こる病型である．二次結核は以前に結核菌に感作されたヒトに起こる病態である．二次結核は結核菌が血行性や気管支内に散布され（管内性散布），肺尖部に病巣を形成する．結核結節の中心部の乾酪壊死部が気管支から喀出されると空洞化する．二次結核では空洞化が生じやすく，空洞内に炎症がある間は，そこが排菌源となる（図2-38）．

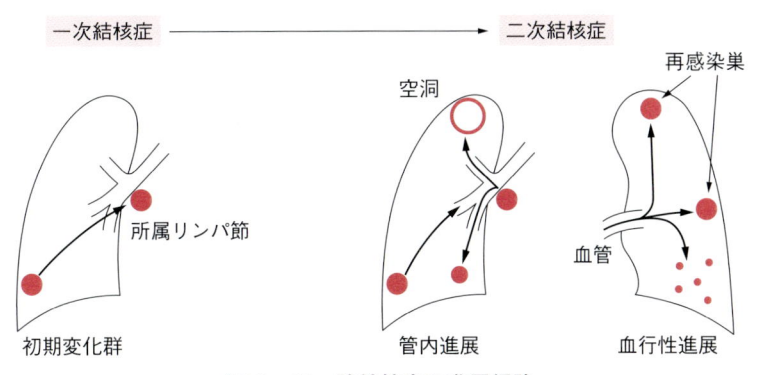

図2-37　肺結核症の進展経路

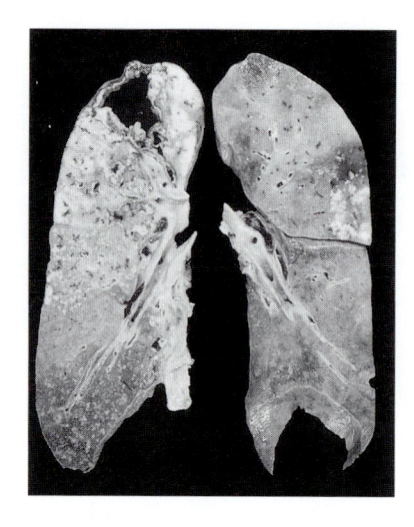

図2-38　進行性二次結核症の肺の肉眼像
右肺上葉に空洞があり，灌注気管支がみられる．空洞周囲には乾酪性肺炎があり，右肺下葉や左上葉に散布病変がある．

また結核菌が多量に血中に入り，血行性に全身性に粟粒大の結核結節が形成された場合を粟粒結核と称する．

　組織学的には滲出病変では一般の細菌性肺炎と類似した好中球浸潤や線維素の析出がみられ，やがて乾酪化する．このなかには通常結核菌が存在する．

　増殖性病変は類上皮細胞ならびにラングハンス巨細胞を含む肉芽腫を形

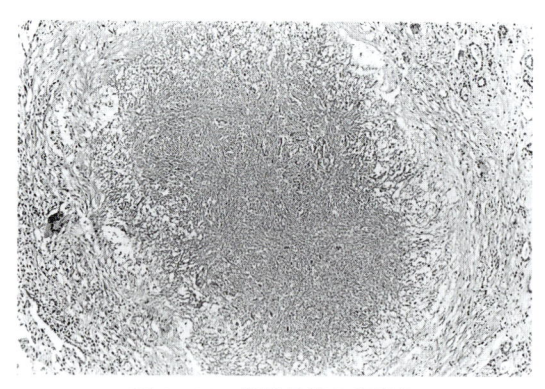

図2-39　結核結節の組織像
中心部に乾酪壊死があり，それを取り囲む類上皮細胞，ラングハンス巨細胞が散見され，その外側を膠原線維が被っている．

成し，その中心部は乾酪壊死を伴う（図2-39）．肉芽腫はリンパ球浸潤を伴い線維組織で被包化される．空洞が治癒すると線維成分が被覆し，浄化空洞となる．また空洞は線維組織で置換され瘢痕治癒化する．結節の中心部の乾酪壊死物質が周囲の線維性被膜で被われ治癒する場合も壊死内には結核菌が存在し再燃する危険性がある．HIV感染者では細胞性免疫に重要なCD4$^+$リンパ球が減少するため結核の発症率が高い．

4）非結核性抗酸菌症　non-tuberculous mycobacteriosis

結核菌以外の抗酸菌は広く水，土壌などの自然環境中に存在し，結核や気管支拡張症などの肺疾患のあるヒトにおいて，二次的な感染症として，また免疫機能の正常な個体においても，しばしば感染する．最も頻度の高いものは *M. avium*-complex, *M. kansasii* などであり，その病理像は結核症と同様である．

5）肺真菌症　pulmonary mycosis

肺は真菌感染の生じやすい臓器である．とくに免疫機能の低下した患者では日和見感染として発症する．カンジダ，アスペルギルス，クリプトコッカス，ムコールなどが比較的多く遭遇する真菌である．アスペルギルスは侵襲性の型や，拡張した気管支や空洞内の菌球形成，アレルギー性気管支肺アスペルギルス症の病型をとる．アスペルギルスやムコールは血管侵襲傾向が強い．

d. 閉塞性肺疾患

気道の部分的あるいは完全な閉塞によって，気道抵抗の増加と気流の制限が生じる疾患．気管支喘息，肺気腫，慢性気管支炎，気管支拡張症，細気管支炎などがある．肺活量は正常範囲内であるが，1秒率が低下する（努力肺活量のうち最初の1秒間に呼出しえた量を努力呼気肺活量といい，これの努力肺活量に対する比率を1秒率という）．

1）気管支喘息　bronchial asthma

気管支喘息は発作性の呼吸困難・咳嗽・喘鳴を特徴とする疾患．気道の過剰な反応亢進によってひき起こされる可逆的な気管支収縮をきたす疾患である．成因としては気管支の炎症とI型アレルギーの関与が重視されている．初期には肥満細胞から放出される種々の伝達物質（ロイコトリエン，

プロスタグランジン，ヒスタミン，トリプターゼなど）によって，気管支平滑筋の攣縮，気道の狭窄，粘液分泌の亢進が起こる．遅発相ではとくに好酸球の浸潤が著明となる．

形態像では粘稠な粘液栓による気管支の閉塞が生じる．粘液栓の中にはクルシュマン Curshmann らせん体，好酸球やシャルコー-ライデン Charcot-Leyden 結晶がみられる．気管支壁の浮腫，上皮直下の基底膜の肥厚，粘液腺の過形成，杯細胞の増加，気管支平滑筋の肥大と増生がみられる．

2）肺気腫　pulmonary emphysema

肺気腫とは終末細気管支よりも末梢の肺胞の破壊を伴った気腔の恒久的な拡大をいう．これには3つの型がある．①小葉中心性肺気腫は拡張気腔が小葉中心部にあり，遠位部の肺胞は正常，②汎小葉性肺気腫は呼吸細気管支から末梢の肺胞にいたるまで均一に拡張している．α1アンチトリプシン欠損症にみられる肺気腫はこの型をとる（図2-40）．③傍隔壁性（巣状）肺気腫は瘢痕の周囲や胸膜・小葉間隔壁に沿ってみられる気腔の拡張である．形態像は呼吸細気管支以下の末梢肺胞腔の拡張，肺胞壁の断裂がみられ，毛細血管が減少する．拡大した気腔が融合し嚢胞状になったものをブラと称する．

肺気腫の成因としてはプロテアーゼ・アンチプロテアーゼの不均衡，およびオキシダント・アンチオキシダントの不均衡が相乗的に作用して肺胞壁の破壊をきたすと考えられており，喫煙は発症に密接に関連する．

3）慢性気管支炎　chronic bronchitis

臨床的には長期間（2年連続，冬期少なくとも3カ月），ほとんど毎日咳と喀痰の生じる状態で，その病態は太い気管支にみられる粘液の過剰分泌である．

病理像としては，粘液分泌腺の肥大・増生，杯細胞の増生，扁平上皮化生がみられ，粘膜にはリンパ球や形質細胞の浸潤がみられる．分泌物は粘稠で喀出しにくく，気管支内に貯留するため感染を生じやすい．

4）慢性細気管支炎　chronic bronchiolitis

慢性細気管支炎のなかで，びまん性に呼吸細気管支に炎症が生じるものをびまん性汎細気管支炎と称し，副鼻腔炎を伴う頻度が高い．

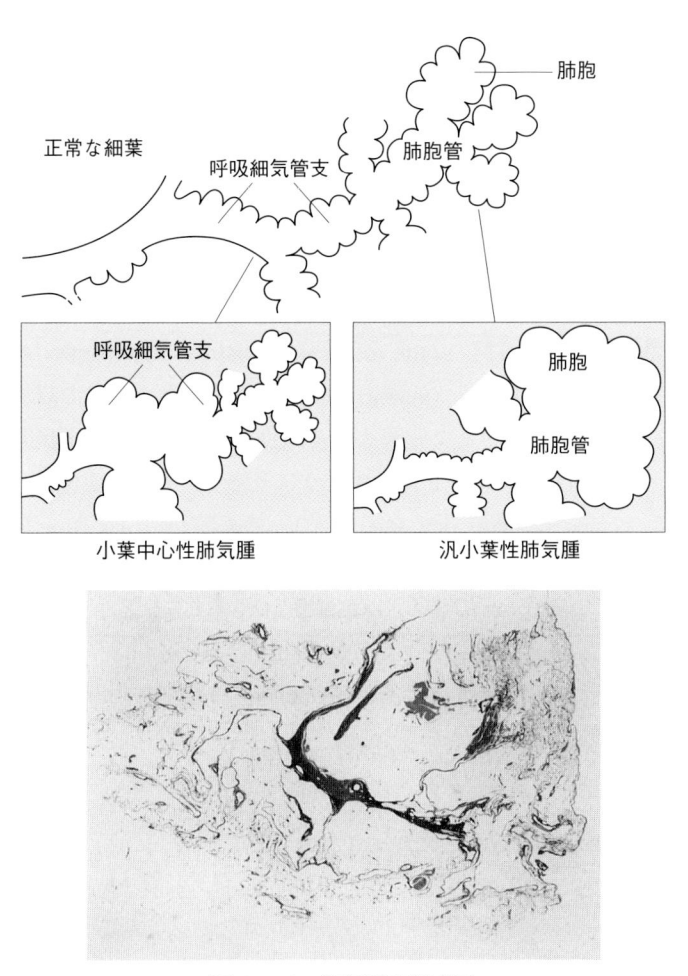

図2-40　肺気腫の模式図
小葉中心性肺気腫は呼吸細気管支領域が拡張し末梢肺胞は保持されている．汎小葉性肺気腫では末梢肺胞が拡張する．組織像は小葉中心性肺気腫．

5）気管支拡張症　bronchiectasis

気管支が永続的に拡張した状態で，先天的な気管支軟骨異常，線毛異常，乳幼児期の肺炎，IgG欠損症など，気道防御機構の欠陥，異物・腫瘍による気道の閉塞のほか，原因不明のものがある．慢性咳，膿性痰，血痰，喀血がしばしばみられる．

e. 拘束性肺疾患

肺実質の線維化などにより肺の伸展性が制限され，換気が制限された状態で，全肺気量が減少するが，1秒率は正常である．

拘束性肺疾患の最初の傷害は通常，肺胞上皮と肺胞毛細血管内皮細胞が侵されることによって始まる．慢性化すると間質に線維化が生じてくる．急性拘束性肺疾患は急性（成人）呼吸窮迫症候群であり，慢性の代表は肺線維症である．

1）急性呼吸窮迫症候群　acute respiratory distress syndrome（ARDS）

急速に発症する呼吸困難，低酸素血症，胸部X線像で両肺の浸潤影，原発性の左心不全がないことで定義される急性進行性の呼吸不全状態で，予後が悪い．その原因は表2-2で示すように多彩である．病理像は**びまん性肺胞傷害　diffuse alveolar damage（DAD）**である．滲出期（0〜7日）に

表2-2　びまん性肺胞傷害をひき起こす原因

感染（ニューモシスチスカリニ，レジオネラ，マイコプラズマ，ウイルスなど）	敗血症
	放射線
	急性大量吸引症候群
吸入物質（水銀ガス，NO, O_2, SO_2）	急性膵炎
薬剤（抗腫瘍薬，金製剤など）	火傷
ショック	特発性急性間質性肺炎

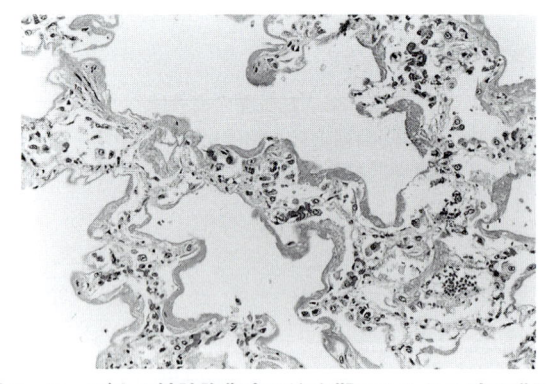

図2-41　びまん性肺胞傷害の滲出期にみられる硝子膜形成
膜様物質が肺胞道や肺胞に沿ってみられ，肺胞の虚脱が生じている．

は肺胞道に硝子膜形成がみられる．硝子膜は壊死に陥った肺胞上皮の遺残と蛋白質成分に富む浮腫液からなる（図 2-41）．増殖期（1〜3 週）には II 型肺胞上皮の増殖が目立ち，肺胞壁や肺胞腔に線維化が生じる．

2）**間質性肺炎** interstitial pneumonia

間質性肺炎は炎症の主座が肺胞壁にあり，単核細胞浸潤を主体とする炎症である．慢性間質性肺炎には多くの原因があり，表 2-3 に示した．そのうち原因不明のものを特発性間質性肺炎と称し（表 2-4），そのなかで最も多く，予後不良のものが特発性肺線維症である．この病理像は通常型間質性肺炎 usual interstitial pneumonia（UIP）である．時相の異なる病像を特

表 2-3 間質性肺炎の分類

1. 原因不明のもの（特発性間質性肺炎）
2. 原因のわかっているもの
   a. 感染（ウイルス，カリニ，マイコプラズマなど）
   b. 薬剤
   c. 放射線
   d. 化学物質
   e. 無機性粉塵（アスベスト，シリカ，タルク）
   f. 過敏性肺臓炎〔夏型過敏性肺臓炎（トリコスポロン），加湿器肺（かび），農夫肺，鳥飼病など〕
3. 膠原病に伴うもの（慢性関節リウマチ，進行性硬化症，皮膚筋炎，シェーグレン症候群，SLE など）

表 2-4 特発性間質性肺炎の分類（米国・欧州呼吸器学会，2002）

臨床・画像・病理診断名	病理組織パターン
特発性肺線維症（IPF）	通常型間質性肺炎（UIP）パターン
非特異的間質性肺炎	非特異的間質性肺炎（NSIP）パターン
特発性器質化肺炎	器質化肺炎パターン
急性間質性肺炎	びまん性肺胞傷害パターン
呼吸細気管支・間質性肺疾患	呼吸細気管支炎パターン
剥離性間質性肺炎	剥離性間質性肺炎パターン
リンパ球性間質性肺炎	リンパ球性間質性肺炎パターン

IPF： idiopathic pulmonary fibrosis
UIP： usual interstitial pneumonia
NSIP： non-specific interstitial penumonia

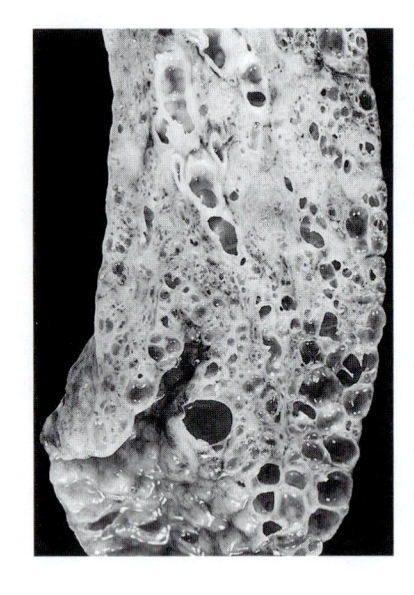

図 2-42 特発性肺線維症の
肺下葉の蜂巣肺

徴とし，進行期には線維性隔壁をもつ気腔の拡張を特徴とする蜂巣肺をきたす（図 2-42）．

3）過敏性肺臓炎　hypersensitivity pneumonia

生活環境にある抗原に感作されて生じるアレルギー性肺炎で，夏型過敏性肺臓炎（トリコスポロン），農夫肺（かびた干し草など），鳥飼病（鳥の排泄物），加湿器肺など多様な抗原がある．病理像はリンパ球性胞隔炎，類上皮細胞肉芽腫，肺胞腔内線維化，細気管支炎を特徴とする．

f. 肺血管性疾患

1）肺血栓塞栓症　pulmonary thromboembolism

下肢の太い深在性静脈に生じた血栓によって生じる．太い肺動脈の閉塞は突然死の原因ともなる．比較的細い肺動脈枝が閉塞すると肺梗塞を起こす．

2）肺高血圧症　pulmonary hypertension

続発性と原発性がある．続発性には心疾患で左右シャント，慢性閉塞性肺疾患，慢性間質性肺炎など．原発性は血管内皮細胞の機能異常による血管反応の亢進が原因と考えられる．

g. 塵肺症　pneumoconiosis

　職業的に無機・有機粉塵の吸入によって引き起こされる肺疾患．炭粉の沈着する炭粉症，珪酸（SiO$_2$）の吸入による珪肺症，石綿（アスベスト）肺があり，とくに珪肺症と石綿肺では組織傷害が強く，結合織の増殖が生じる．

h. サルコイドーシス

　原因不明の全身性肉芽腫性疾患で，すべての臓器が侵されるが，とくに肺とリンパ節はおかされやすい．男性は20代に発症のピークがあり，女性は20代と50代にピークがある．胸部X腺では両側肺門リンパ節腫脹（BHL）があり，活動期には血清的にはアンギオテンシン変換酵素（ACE）の上昇がある．病理学的には非乾酪性類上皮細胞肉芽腫が特徴である．

i. 肺癌　lung cancer

1）原因

　肺に発生する腫瘍の約95％は気管支上皮から発生する気管支癌であり，5％は気管支カルチノイド，気管支腺由来の腫瘍，間葉性腫瘍やリンパ腫である．我が国では男性の悪性新生物死亡の第1位は肺癌であり，女性でも肺癌とくに腺癌は増加傾向にある．肺癌の発生と喫煙は密接に関連している．タバコに含まれる様々の発癌物質，排気ガスによる大気汚染，クロム酸塩，ニッケル，ヒ素，アスベスト，ウラニウムなどの職業性曝露者も肺癌の発生頻度は高い．肺癌発生には気管支癌全般に関連する染色体異常（3p欠失），癌抑制遺伝子の*p53*遺伝子の突然変異による不活化，*K-ras*の突然変異などが関与している．

2）分類

　化学療法の選択の点から小細胞癌（20〜25％）と非小細胞癌（70〜75％）に分けられ，後者は扁平上皮癌（25〜30％），腺癌（30〜35％），大細胞癌（10〜15％）に大きく分けられる（表2-5）．

a）扁平上皮癌　squamous cell carcinoma

　肺門部の太い気管支から発生し，男性喫煙者に多い．気管支の閉塞をきたすと，末梢の無気肺，感染が生じる（図2-43a）．

b) 腺癌 adenocarcinoma

多くは肺の末梢に発生し，しばしば瘢痕や胸膜陥入を伴う（図 2-43b）．女性の肺癌の 6～7 割を占める．近年，腺癌の前癌病変として**異型腺腫様過形成 atypical adenomatous hyperplasia** が存在することが明らかになった．これはクララ細胞や II 型肺胞上皮に類似した立方上皮の増殖巣であり，腺癌や細気管支肺胞上皮癌の肺にみられる．**細気管支肺胞上皮癌**は腺癌の亜型で腫瘍細胞は既存の肺胞構築に沿って増殖し，間質への浸潤を認めない．

表 2-5 肺癌の分類と特徴

	扁平上皮癌	腺癌	小細胞癌	大細胞癌
頻度	25～30％	30～35％	20～25％	10～15％
発生部位	肺門部	末梢	肺門	末梢または肺門部
成長速度	緩慢	中等度	早い	早い
転移	肺門リンパ節	血行性	血行性	血行性
		リンパ行性	リンパ行性	リンパ行性
喫煙との関連	密接	少ない	密接	密接
化学療法に対する感受性	なし	ほとんどなし	あり	なし
5 年生存率	15～40％	15～30％	2％	5～20％

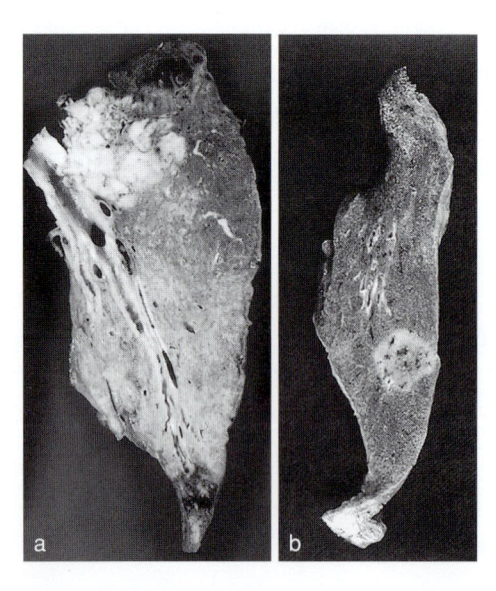

図 2-43 中枢側気管支に発生した扁平上皮癌（a），末梢発生の腺癌（b）

c）**大細胞癌　large cell carcinoma**
肺の末梢に発生するものが多く，細胞学的な分化を欠き，扁平上皮癌や腺癌に分類できない一群を形成する．

d）**小細胞癌　small cell carcinoma**
肺門部の太い気管支に発生する場合が多く，男性，喫煙者に多い．早い時期から肺門や縦隔のリンパ節に転移する．小型，円形〜紡錘形の細胞で，肺の神経内分泌細胞に由来し，さまざまの異所性ホルモン（ACTH など）を産生し，腫瘍随伴症候群をひき起こす．

e）**気管支カルチノイド　bronchial carcinoid**
気管支粘膜の神経内分泌細胞から発生すると考えられる．核異型の少ない比較的小型の細胞からなり，細胞質には神経内分泌顆粒を有し，セロトニンやブラディキニンなどを産生することがある．

3）症状
せき，喀痰（とくに血痰）を主症状とするが，特有なものはない．

4）診断
胸部X線，CT，気管支鏡検査，細胞診による喀痰中の悪性細胞，腫瘍の生検によって診断する．

5）転移
肺門リンパ節や傍気管リンパ節への転移や，肝・副腎・骨・脳への血行性転移がしばしばみられる．

6）治療，予後
小細胞癌は診断時に転移があることが多く，手術の選択はなされず，放射線，多剤併用化学療法が行われる．非小細胞癌では腫瘍が限局し，適応があれば肺切除術が行われる．肺癌の予後は早期発見の遅れ，転移しやすいことから一般に悪い．

7）転移性肺腫瘍
肺には様々の臓器の悪性腫瘍が血行性に転移し，多発性にみられることが多い．

j. 胸膜
　1）胸膜炎　pleuritis
　肺からの感染の波及，血液を介しての細菌やウイルスの侵入，悪性腫瘍，膠原病などで滲出性胸水が生じる．滲出液が化膿性のものを膿胸という．胸腔内に滲出液の貯留した状態を胸水症という．

　2）気胸，血胸，乳び胸
　気胸　pneumothorax は胸腔に空気や他の気体が流入し，陰圧であるべき胸腔が外気と同じ圧になった状態で，肺は虚脱する．自然気胸，外傷性気胸，人工気胸がある．血胸は胸腔への血液の貯留であり，乳び胸は脂肪の微小滴を含むミルク状のリンパ液の貯留である．

　3）中皮腫　mesothelioma
　胸膜を覆う中皮細胞から発生する腫瘍で良性と悪性があり，その発生には石綿（アスベスト）曝露が関与する．中皮腫患者の半数にはアスベスト曝露歴がある．アスベスト曝露から中皮腫発生までの潜伏期間は長く25～40年である．アスベスト曝露者ではしばしば胸膜のプラーク形成がみられる．悪性中皮腫は組織学的には上皮性，肉腫性，二相性の型をとる．

3 縦隔（胸腺を除く）

　縦隔とは解剖学的に上部は胸郭入口部から下方は横隔膜によって境された，左右は胸膜腔によって挟まれた領域で上部・前部・中部・後部縦隔に

表 2-6　縦隔腫瘍の種類と発生部位

上部縦隔	前部縦隔	中部縦隔	後部縦隔
胸郭甲状腺腫 副甲状腺腫 胸腺腫 胚細胞性腫瘍 悪性リンパ腫 キャッスルマンリンパ腫 神経原性腫瘍 気管支嚢腫	胸腺腫 胚細胞性腫瘍 悪性リンパ腫 キャッスルマンリンパ腫 心膜嚢腫	悪性リンパ腫 キャッスルマンリンパ腫 心膜嚢腫	神経原性腫瘍 胃腸管嚢腫

区分される．縦隔には心臓，血管，リンパ節，食道，気管・気管支，胸腺，甲状腺，上皮小体，神経などが含まれる．

縦隔気腫はこの領域に正常では存在しない空気が存在する状態で，肺胞からの漏出，食道や気管からの漏出，頸部や口腔からの漏出がある．

縦隔における疾患で重要なものは縦隔腫瘍であり，その発生部位と腫瘍の種類を表2-6に示した．

<武村民子>

3 消化器系

　消化器系の各論に入る前に，消化器系全体の構成を把握しておく必要がある．

　消化器系は管腔臓器としての消化管と，それを支える腹膜，それに消化管から発生した実質臓器としての肝臓（含，胆嚢）と膵臓から構成されている．消化管は口腔から肛門まで連続した1本の管でできているが，食物が停滞する場所と通過する場所が交互に繋がって形成されている．口腔は，最初に食物が溜まる場所であり，ここで唾液と食物が撹拌され，食物は噛み砕かれる．口腔に続く食道は食物が通過する場所で，構造もその目的に合うものになっている．胃は本格的に食物が貯留して胃液と撹拌される場所で，食物は胃液に含まれる塩酸で消毒され，蛋白分解酵素で消化の前処理を受けるのである．胃に続く小腸は消化吸収の中枢で，粘膜にも特殊な絨毛状の構造が認められるが，食物は消化されながら通過する場所である．大腸は消化された残渣が便として溜まる場所で，水分が吸収されて固形便が形成される．消化管から発生した実質臓器としての膵臓と肝臓は，十二指腸の同じ場所に管を開口させて消化液としての膵液と胆汁を分泌している．膵臓には消化液を分泌する外分泌腺としての働きと，血糖値を調節するインスリンやグルカゴンなどのホルモンを血中に分泌する内分泌腺としての働きがある．これに対して肝臓は，胆汁を分泌する外分泌腺としての機能以外にも糖や各種蛋白の合成と貯留に関わり，広い意味での内分泌臓器的な働きを示している．

　以上が消化器系臓器の概要であるが，この基本的な認識は各論の内容を理解するためにも極めて重要である．

1 口腔，唾液腺

a. 口腔

  1）発生異常（先天性の奇形）

  a）口唇裂（兎唇） cleft lip

  発生過程における口部分の融合不全．一次口蓋の披裂．

  b）口蓋裂 cleft palate

  発生過程における口蓋または口蓋の一部の融合不全．二次口蓋の披裂．

  2）口腔領域ならびに頸部に発生する嚢胞性病変

  a）顎骨内に発生する嚢胞

  ①歯原性嚢胞 odontogenic cyst

  歯原性上皮に由来する嚢胞．歯根嚢胞，含歯性嚢胞などがある．

  ②顔裂性嚢胞 fissural cyst

  一種の形成異常による嚢胞．

  ③術後上顎嚢胞 postoperative maxillary cyst

  主に蓄膿症の手術後に発生する嚢胞．

  b）口腔に発生する嚢胞

  ①歯肉嚢胞 gingival cyst

  ②粘液嚢胞，粘液瘤 mucous cyst

  主に小唾液腺に発生する貯留嚢胞で，大唾液腺の排出管の障害によって形成される大型の粘液嚢胞はガマ腫と呼ばれる．

  c）頸部領域に見られる嚢胞

  ①甲状舌管嚢胞 thyroglossal duct cyst

  胎生期の甲状舌管の遺残が原因の嚢胞性病変．甲状腺と舌盲孔の間に形成されるので，オトガイ下の正中に認められ，正中頸嚢胞の別名がある．

  ②鰓嚢胞 branchial cyst

  胸鎖乳突筋の前縁に形成される嚢胞で，側頸嚢胞とも呼ばれる．

  3）口腔の非腫瘍性疾患

  a）再発性アフタ recurrent aphtha

  口腔粘膜に形成された浅い小型の潰瘍で，痛みを伴う．ベーチェット病では必発症状．

b）扁平苔癬　lichen planus

頬粘膜に好発する線状またはレース状の白色病変で，過角化，錯角化を伴った上皮の水腫状変性と上皮下の帯状リンパ球浸潤が特徴的．

c）カンジダ症　candidiasis

Candida albicans の感染による偽膜性炎症．高度の口腔カンジダ症はAIDS（後天性免疫不全症候群）の臨床症状として重要な所見である．

d）エプーリス

歯肉に発生する炎症性・反応性の良性腫瘍．

4）口腔の腫瘍

a）良性腫瘍

舌に好発する乳頭腫，巨舌症の原因となる血管腫　hemangioma・リンパ管腫　lymphangioma，神経鞘腫　schwannoma などがある．

b）悪性腫瘍

舌，歯肉，口腔底，頬粘膜など重層扁平上皮で被覆されている領域から発生する扁平上皮癌　squamous cell carcinoma が最も多い悪性腫瘍．その他に，基底細胞癌　basal cell carcinoma，腺扁平上皮癌　adenosquamous carcinoma，未分化癌　anaplastic carcinoma などの特殊型癌がある．

c）歯原性腫瘍

歯を形成する組織から発生する腫瘍で，多くは良性腫瘍である．エナメル上皮腫　ameloblastoma はその代表で，大部分は下顎大臼歯部近傍に発生する．

b．唾液腺

1）唾液腺炎

a）急性慢性唾液腺炎　acute, chronic sialadenitis

唾液腺の導管を介して上行性に感染が発生した病態．

b）ウイルス性唾液腺炎　viral sialadenitis

流行性耳下腺炎　mumps，巨細胞封入体ウイルス　cytomegalic inclusion sialadenitis 感染による唾液腺炎．

c）シェーグレン　Sjögren 症候群

中年の女性に好発する自己免疫疾患で，唾液腺や涙腺の炎症によって分

泌が低下し，乾燥性角結膜炎や口腔乾燥症を発症する．また，慢性関節リウマチを合併することが多い．

2）唾液腺腫瘍

a）多形腺腫　pleomorphic adenoma
唾液腺腫瘍の約 60 ％を占める良性腫瘍である．筋上皮などを含む上皮成分の増殖と，軟骨など間葉系細胞の増殖が混在して多形性に富む腫瘍を形成する．ときに浸潤性に増殖して再発を繰り返したり，転移が生じる場合がある．

b）ワルチン　Warthin 腫瘍
間質としてリンパ組織を伴った上皮の増殖性病変で，良性の唾液腺腫瘍．

c）唾液腺癌
腺様嚢胞癌　adenoid cystic carcinoma，粘表皮癌　mucoepidermoid carcinoma，腺房細胞癌　acinic cell carcinoma，導管癌　salivary duct carcinoma，未分化癌　anaplastic carcinoma などがある．

2　食道

1）食道の形成異常
原則として水生動物は鰓で呼吸し，陸生動物は肺で呼吸している．鰓呼吸が肺呼吸に変化する過程で，口腔と胃を繋ぐ器官として食道は形成されてくる．従って，気管と食道は発生学的にも極めて密接な関係にあり，食道の形成異常は気管との異常な交通を伴っていることが多い．具体的には，食道の部分的な欠損や閉鎖であるが，これらはしばしば食道気管瘻を合併している．

2）食道の狭窄ならびに拡張

a）アカラシア（噴門痙攣）　achalasia
食道体部の固有筋層に分布する神経叢の神経細胞の異常によって食道下端の噴門部が狭窄し，その口側の食道全体が拡張した病態．

b）特発性食道拡張　idiopathic dilatation
食道の神経筋肉機能の異常が原因と思われる先天性の食道拡張．

c）食道憩室　esophageal diverticulum
生理的に形成される括約筋の近傍直上に，筋層から外側に逸脱した仮性

憩室と，食道周囲の炎症が治癒して瘢痕収縮が起こり，結果的に食道の一部が巻き込まれて陥凹した真性憩室がある．

3）食道の循環障害

a) 食道静脈瘤　esophageal varix

門脈圧が高くなると（門脈圧亢進症），食道下部の静脈は胃の静脈と吻合しているので，門脈血は食道静脈を利用して大循環に戻ろうとする．その結果，食道静脈は著明に拡張して静脈瘤が形成される．この部分に潰瘍が生じると，静脈瘤が破裂して大出血を起こす．食道静脈瘤の破裂は，門脈圧が亢進する肝硬変症の重要な死因の一つである．

b) マロリー－ワイス症候群　Mallory-Weiss syndrome

食道下部から噴門にかけて，縦長の粘膜裂孔が形成され，大出血を来たす疾患．激しい嘔吐などの後に発生することがあるが，原因は不明．

4）食道の炎症

a) 逆流性食道炎　reflux esophagitis

胃液の逆流によって下部食道に発生する消化性のびらんや潰瘍性病変で，GERD（gastro-esophageal reflux disease）の中心となる病態（図2-44）．

b) ウイルス性食道炎　viral esophagitis

巨細胞封入体ウイルスの感染による食道炎，単純ヘルペス感染による食道炎が代表的．いずれも境界明瞭な不整形潰瘍を形成する．組織学的には特異的な封入体が観察される．

c) 真菌性食道炎　fungal esophagitis

カンジダ感染による食道炎が一般的．

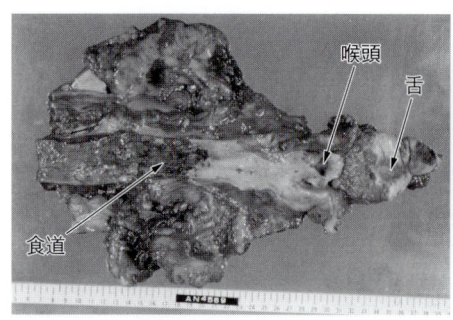

図2-44a　剖検で摘出された舌，喉頭，食道　　図2-44b　逆流性食道炎

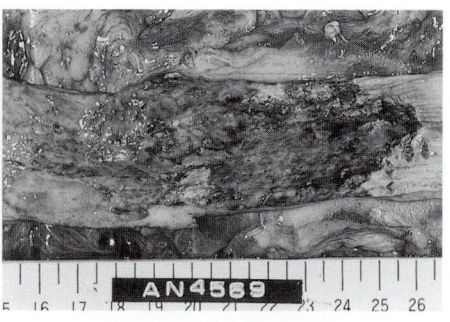

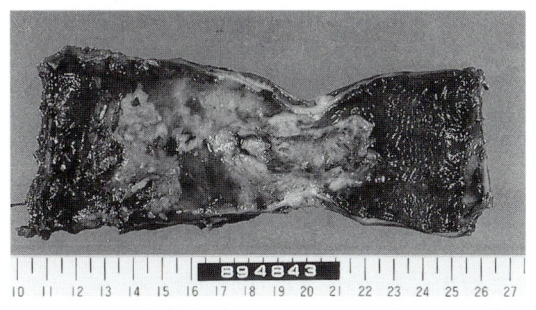

図 2-45　食道癌（ヨード染色で不染部分が癌）

　d）バレット　Barrett 食道

逆流性食道炎などの結果として後天的に生じると考えられている病態．胃の粘膜に類似した腺上皮からなる粘膜が，下部食道の扁平上皮からなる粘膜を置き換えて，胃粘膜が一定の局面を形成するように食道側にせり出した状態．

5) 食道の腫瘍

　a）食道癌　esophageal carcinoma

食道に発生する癌の 80％以上は，食道粘膜を構成する扁平上皮に由来する扁平上皮癌．その他の特殊な癌としては，肺の小細胞癌に類似した未分化癌，腺癌などがある．

バレット食道に発生する腺癌は代表的な食道腺癌である（図 2-45）．

　b）悪性黒色腫　malignant melanoma

食道粘膜の扁平上皮には，生理的にメラニン細胞が分布しているが，稀にこのメラニン細胞に由来する悪性黒色腫が発生する．

3　胃

1) 胃の形成異常

重複胃や無胃症などがあるが，極めて稀な病態．比較的多い異常としては，先天性幽門狭窄　congenital hypertrophic pyloric stenosis がある．

2) 胃の炎症

　a）急性胃炎　acute gastritis

口から入り込んでくる物質（含病原体）によって引き起こされる急性外

因性胃炎と，個体の条件が主因となる急性内因性胃炎がある．急性外因性胃炎としては，暴飲暴食や劇薬の服用・誤飲などがある．急性内因性胃炎の代表的な疾患は，好酸球性胃炎（アレルギー性胃炎）で，幽門前庭部を中心に粘膜下層から粘膜固有層にかけて強い好酸球浸潤を伴う浮腫が見られる．幽門前庭部の壁がびまん性に肥厚し，胃癌と誤診されることがある．好酸球性胃炎の原因は食物や家ダニなど様々な抗原にたいするアレルギー反応と考えられており，ステロイド投与が即効する．

b) 慢性胃炎　chronic gastritis

1983年に発見された*Helicobacter pylori*菌（以下 Hp）の感染による慢性胃炎と，それ以外の慢性胃炎に大別される．Hp は微好気性のグラム陰性桿菌で，一方の極に複数の有鞘性鞭毛を認める．胃粘膜表層の粘液層の中や，表層の腺窩上皮に付着して増殖するが，粘膜を破壊して固有層内に能動的に侵入することはない．Hp にはウレアーゼ活性があり，胃内の尿素を分解してアンモニアと二酸化炭素を産生し，強酸性の胃粘膜表層を中和して増殖しやすい環境を形成している．Hp の菌体からは好中球の遊走因子が放出され，また腺窩上皮から産生される IL-8 の働きもあって，Hp 胃炎では好中球浸潤が目立つ．Hp 胃炎は慢性胃炎の 80％以上を占め，胃癌の発生を促進すると考えられている．抗生物質によって除菌が可能であり，Hp の除菌で胃癌の発生を抑制する試みがなされている．

c) 胃粘膜の萎縮と腸上皮化生　intestinal metaplasia

胃粘膜の炎症が持続して腺の容量が減少することが胃粘膜の萎縮であり，慢性胃炎の本態である．萎縮が高度になると，本来胃粘膜には認められない腸型の上皮からなる腺管が出現する．これを腸上皮化生という．

3) 消化性胃潰瘍　peptic gastric ulcer

胃液による胃粘膜や胃壁の破壊を消化性胃潰瘍と総称する．胃液に含まれる塩酸と，それによって活性化される蛋白分解酵素が破壊の主因であり，胃液に含まれる塩酸の分泌を抑制する薬剤が開発されて，消化性胃潰瘍で外科的に切除される症例は激減した．

a) 急性胃潰瘍　acute gastric ulcer

火傷，尿毒症，薬剤など明らかな原因があり，多発傾向の見られる比較的浅い潰瘍．好発部位は特定できない．

b) 慢性胃潰瘍　chronic gastric ulcer

狭義の消化性胃潰瘍に相当する病態．胃角，胃体部小彎側に好発する．胃潰瘍は，壁破壊の深さで，Ul-I，Ul-II，Ul-III，Ul-IV の 4 段階に分類される．Ul-I は粘膜固有層の破壊で，びらんに相当する．Ul-II は粘膜筋板を越えて粘膜下層に及ぶ破壊，Ul-III は固有筋層まで，Ul-IV は固有筋層を完全に破壊する最も深い潰瘍．慢性胃潰瘍は治癒と急性増悪を繰り返し，潰瘍底で動脈が破綻すると外科的に胃切除が施行されていたが，新しい抗潰瘍薬で大部分の消化性胃潰瘍は治癒するようになった．現在，Hp 胃炎の合併が消化性胃潰瘍の発生要因の一つと考えられており，Hp の除菌で潰瘍を治療する試みもなされている．

4) 胃の腫瘍

a) 腺腫　adenoma

上皮性良性腫瘍．多くは 2 cm までの低い隆起性病変で，腫瘍細胞は腸型の形質を示す．

b) 胃癌　gastric cancer

肺癌とともに日本人に多い癌．増殖が粘膜下層までの胃癌を早期胃癌，固有筋層以上に深く浸潤する胃癌を進行胃癌という．それぞれの肉眼型分類を図に示す．一般的な胃癌の組織型は 7 型に分類されているが，癌の生物学的な特徴などを考慮すると，分化型と未分化型の 2 群に分類することができる．分化型胃癌は比較的高齢者に多く，進行すると血行性に肝転移を起こす．未分化型胃癌は若年者に多く，進行すると腹腔内に播種が生じ，癌性腹膜炎を併発する（図 2-46, 47, 48, 表 2-7）．

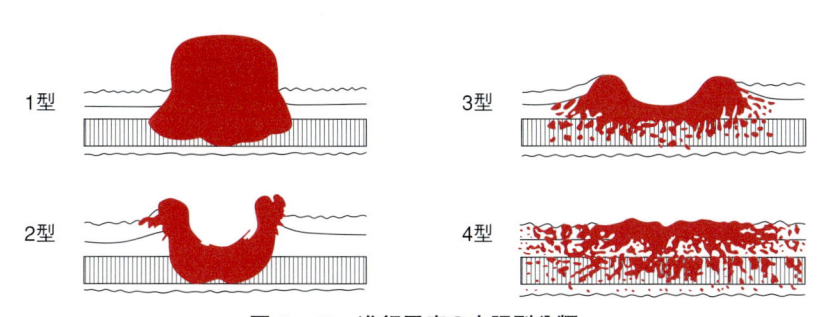

図 2-46　進行胃癌の肉眼型分類

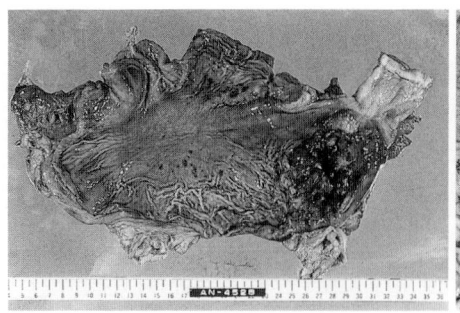

図2-47a　胃噴門部2型癌

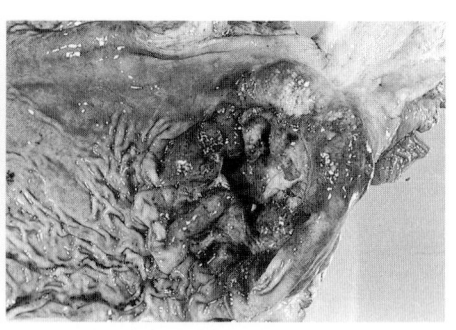

図2-47b　拡大像
隆起性病変の中央に深い陥凹が形成されている．

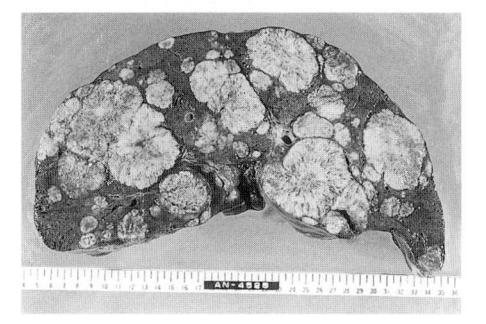

図2-47c　同一例胃癌の肝転移

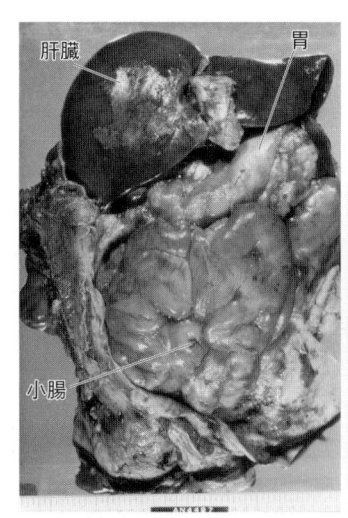

図2-48a　胃癌による癌性腹膜炎

図2-48b　同一症例の腹部水平断

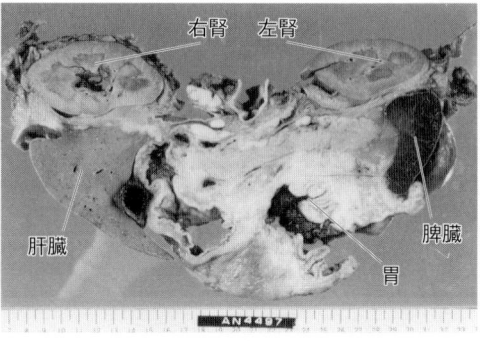

表 2-7　分化型胃癌と未分化型胃癌の比較

	分化型	未分化型
組織型	管状腺癌，乳頭癌	低分化腺癌，印環細胞癌
年齢	高齢者	比較的若年者
生物学的態度	血行性に肝転移	腹膜播種（癌性腹膜炎）
発癌の背景	萎縮した粘膜（腸上皮化生）	萎縮の軽い粘膜

c）悪性リンパ腫　malignant lymphoma

リンパ節以外の臓器からも悪性リンパ腫が発生するが，消化管は好発部位の一つである．胃に発生する悪性リンパ腫としては，びまん性に増殖する大型の B 細胞リンパ腫が最も多いが，粘膜関連リンパ装置（MALT：mucosa associated lymphoid tissue）から発生する低悪性度悪性リンパ腫（MALT lymphoma）の存在が明らかになった．このリンパ腫は Hp 感染と密接な関係があり，Hp の除菌で消退する例もある．

d）GIST（gastrointestinal stromal tumor）

消化管の自動運動を司るカハール Cajal 細胞に由来すると考えられる間葉系腫瘍で，カハール細胞と同様に癌遺伝子 c-kit の発現が認められる．

多くは悪性腫瘍に分類される．胃に最も高頻度で発生するが，食道には稀である．

e）その他の腫瘍

平滑筋腫 leiomyoma，平滑筋肉腫 leiomyosarcoma，神経鞘腫 schwannoma，カポジ肉腫 Kaposi's sarcoma などがある．

4　腸

1）先天的異常

重複腸管，総腸間膜症，狭窄，閉鎖など様々な先天異常がある．

a）先天性憩室（メッケル憩室）Meckel's diverticulum

胎生期の臍腸管の腸側が遺残して腸間膜対側に憩室を形成したもので，底部に異所性胃粘膜を認めることがある．大腸には後天的に形成される憩室が多発することがあるが，筋層の脆弱部から粘膜が陥入した仮性憩室で，先天性の憩室とは異なる．

b) **先天性巨大結腸症（ヒルシュスプルング病）** Hirschsprung's disease

肛門からS状結腸にかけて，壁内神経叢に神経節細胞が欠如しているために蠕動が起こらず，S状結腸より口側が宿便とともに著明に拡張した病態．

2) **腸閉塞　ileus**

a) 絞扼性イレウス　strangulation

腹膜炎の後に形成された癒着が，結合織からなる索状物を形成し，これによって腸管が締め付けられて閉塞した病態．

b) 腸重積　invagination

腸の蠕動に伴い，口側の腸管が肛門側の腸管内に潜り込み，重積した病態．腫瘍または腫瘍様病変が先導して発生することが多い．回腸末端部は好発部位．

c) 腸捻転　volvulus

腸管が腸間膜を軸に捻れた病態で，S状結腸，小腸，回盲部に好発する．

3) **原因が特定できる腸炎**

a) 赤痢　bacillary dysentery

赤痢菌の経口感染によって発生する大腸炎．

b) 腸チフス　typhoid fever

チフス菌の感染によって発症する病態で，回腸末端部のパイエル板に潰瘍を形成して侵入し，肝や胆嚢に感染巣を形成する．エンドトキシンが関与して，発熱や白血球減少などが見られる．

c) コレラ　cholera asiatica

コレラ菌の感染によって発症する腸炎で，回腸が最も強く障害される．白濁した大量の水様便が特徴的．

d) 腸結核　intestinal tuberculosis

肺結核に合併して発生することが多い．回腸終末から盲腸にかけて好発する．リンパ行性に結核菌の感染が広がり，全周性の帯状潰瘍を形成することが多い．結核に特有の乾酪壊死を伴った類上皮肉芽腫が確認されれば，診断は確定するが，細菌学的に結核菌を証明することが重要である．抗結核薬による治療で瘢痕収縮が起こり，限局性の狭窄が生じる．

e) アメーバ赤痢　amebic dysentery

赤痢アメーバの感染によって発症する大腸炎で，盲腸，上行結腸，S状結

腸に好発する．深いフラスコ形潰瘍が特徴的で，静脈内に侵入して肝膿瘍を形成することがある．

f) 病原性大腸菌による大腸炎

病原性大腸菌の一種である腸管出血性大腸菌は大腸菌 O157 で，集団食中毒の重要な原因菌である．この菌が産生するベロ毒素は血管内皮細胞や尿細管細胞，神経細胞を障害し，死にいたる場合もある．

g) 薬剤性腸炎　drug-induced colitis

抗生物質や非ステロイド系抗炎症薬の投与によって発症する腸炎．抗生物質の投与によって菌交代現象が起こり，*Clostridium difficile* が産生する毒素によって偽膜性大腸炎が発生する．

h) 虚血性大腸炎　ischemic colitis

左半結腸，とくに下降結腸からS状結腸に好発する．多様な原因による動脈の狭窄や血圧の低下によって突然の腹痛と下血が発症する．急性の虚血による炎症と慢性の炎症があるが，結腸紐に沿った縦走潰瘍や潰瘍瘢痕が特徴的．

4) 原因不明の炎症性腸疾患

a) 潰瘍性大腸炎　ulcerative colitis

何らかの自己免疫疾患としての機序が想定されているが，原因は不明．20代から30代の若年者に発生するが，小児や中高年にも見られる．大腸の粘膜が炎症性に破壊される病気で，病変は直腸から始まり，連続的に口側に進展するが，原則として大腸に限局した炎症性疾患．炎症細胞の中心は好中球と形質細胞で，炎症性に腺管が破壊されると，陰窩膿瘍が形成される．炎症はほぼ粘膜に限局しており，大腸壁の構造は保存される．合併症としては，大腸癌や中毒性巨大結腸症などがある．

b) クローン病　Crohn disease

若年者に発生する原因不明の炎症性疾患．病変は全消化管と他臓器に及ぶ．潰瘍性大腸炎と異なり，炎症は不連続で，消化管の壁全層に及ぶ．その結果，消化管相互の癒着や他臓器との間に瘻孔を形成することが多い．炎症細胞の中心はリンパ球，形質細胞，好中球で，乾酪壊死を伴わない小型の類上皮肉芽腫が形成される．肉眼的に特徴的な病変としては，小腸の腸間膜付着部に一致して形成される縦走潰瘍，不規則な潰瘍や瘢痕形成の

表 2-8 鑑別診断の要点（武藤徹一郎．潰瘍性大腸炎．In: 森岡恭彦，森 亘，監修．消化器外科病理学．東京：医学書院；1989．p.370-8 より許諾を得て転載）

	潰瘍性大腸炎	クローン病	虚血性大腸炎	大腸結核
年齢	若年	若年	高齢	好発年齢なし
発症	急	潜在性	急激	潜在性
症状	粘血便	下痢	下血	下痢，ときになし
臨床経過	再燃緩解	持続性	一過性	自然治癒の傾向あり
全身的合併症	貧血 肝障害 関節炎	低蛋白血症 貧血	心血管障害	なし
治癒に対する反応	よい	悪い	よい（自然治癒）	よい
分布	連続性（直腸～）	非連続性	非連続性（脾曲部，左側）	非連続性（回盲部）
直腸	ほとんど常に罹患	50％正常	正常	正常
粘膜	びまん性顆粒状 易出血性	縦走潰瘍 敷石状 裂溝	被膜付着 限局性潰瘍	不整形，全周性潰瘍
腸管短縮	筋異常による	線維化による 長い	ない（急性期） 線維化による （虚血性狭窄）	盲腸，上行結腸短縮
瘻形成	ない	ある（10％）	ない	ときにある
炎症性ポリポーシス	しばしば著明	著明でない	ない	ときにある
悪性変化	起こる	まれ	ない	ない
肛門部病変	急性裂肛，急性膿瘍など（10％）	痔瘻，慢性裂肛など（75％）	ない	まれ
炎症の深さ	粘膜および粘膜下（劇症型を除く）	全層性	全層性（狭窄型，壊死型） 粘膜（一過性）	全層性
粘膜下層	正常または縮小	拡大	拡大	線維化
リンパ球集簇	ときにある（粘膜および粘膜下）	常在（全層性）	ほとんどない	ある
陰窩膿瘍	多い	少ない	ない	少ない
杯細胞数	著明減少（特に活動期）	正常～軽度減少	減少（急性期）	正常
肉芽腫	ない	サルコイド様（70％）	ない	乾酪性肉芽腫
裂溝	ない	多い	ない	ない，あっても浅い
前癌病変	ある	ない	ない	ない
血管内血栓	ない	ない	ある	ない
粘膜下浮腫	ない	ある	ない	ない
線維化	ない	ある	虚血性狭窄の場合は著明	ある
ヘモジデリン沈着	ない	ない	ある	ない
筋壊死	中毒性巨大結腸症にある	ない	多い	ない
筋線維化	ない	少ない	多い	多い

結果としての敷石状外観，比較的健常な粘膜を介在させて不連続に拡がる病変，深い裂溝形成などがある（表 2-8）．

5）腸に発生する腫瘍性病変

a）腺腫 adenoma

大腸に頻発する良性上皮性腫瘍．腫瘍細胞の異型度によって亜分類されているが，高度異型の腺腫と癌の区別は必ずしも容易ではない．前癌病変と考える研究者がいる．

b）大腸腺腫症 adenomatosis coli

大腸に腺腫が多発する病態の総称．遺伝性が認められる大腸腺腫症は家族性大腸腺腫症 familial polyposis coli と呼ばれ，常染色体優性遺伝疾患であることが判明している．100％大腸癌が発生するので，経過観察の後に大腸全摘出が施行されることが多い（図 2-49）．

c）大腸癌 colon cancer

胃癌とともに消化管癌の代表的な病態．肉眼分類，組織型分類は基本的に胃癌の分類に準じるが，大腸癌の大部分は分化型腺癌で，分類も比較的単純になっている．進行すると血行性に肝転移を起すことが多い．大腸癌の発生については，腺腫から発生すると考える立場と，大腸粘膜に直接発生するという考えがあり，論争されている．腺腫から発癌する場合にはAPC 遺伝子，ras 遺伝子，p53 遺伝子など複数の遺伝子の異常が段階的に重なって癌が発生すると考えられており，多段階発癌と呼ばれている（図 2-

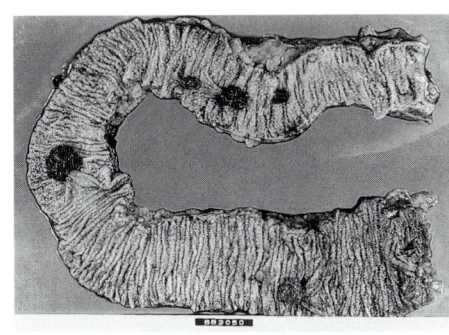

図 2-49a 家族性大腸腺腫症

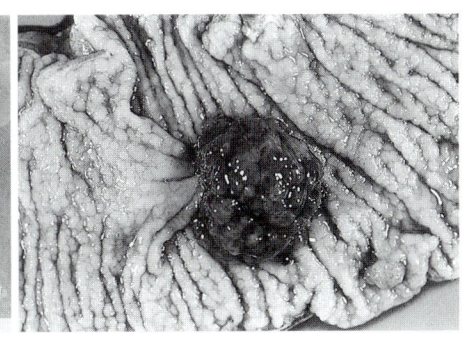

図 2-49b 同一症例の拡大像
大型の有茎性ポリープの周囲には小型のポリープが密集している．

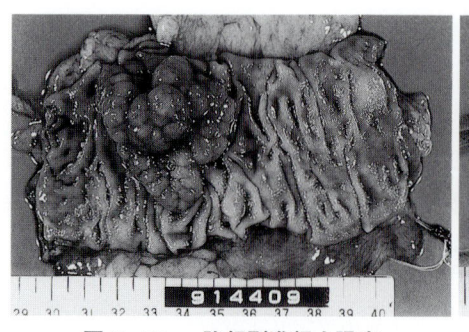

図2-50a　隆起型進行大腸癌　　　　図2-50b　同一症例の割面

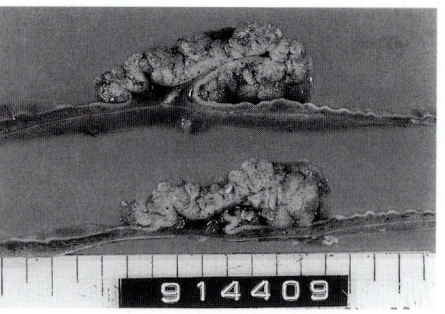

50).

　d）小腸癌

　極めて稀な消化管癌．系統発生学の立場からみると，胃や大腸，食道は小腸から分離独立して形成された器官で，新しい消化管であるが，小腸は最も古い器官で，遺伝子的な異常が発生しにくいものと思われる．組織型は通常の腺癌であるが，小腸は固定されていないために通過障害が顕在化しにくく，内容も液状であるため早期発見は極めて困難である．

　e）カルチノイド腫瘍　carcinoid tumor

　全消化管と肺，肝臓，膵臓などに発生する特殊な内分泌細胞腫瘍で，比較的均一な腫瘍細胞が索状，リボン状，ロゼット状など特徴的な配列を示して増殖する．セロトニン，ヒスタミンなどのアミン類を産生することがある．腫瘍細胞の異型は軽いが，転移することもあり，特殊な悪性腫瘍に分類される．

　f）その他の腫瘍

　胃と同様に，悪性リンパ腫，MALTリンパ腫，GIST，平滑筋肉腫，脂肪腫，神経鞘腫などがあり，肛門の近傍からは悪性黒色腫も発生する．

5　肝臓

1）肝臓の代謝障害

　a）脂肪代謝異常

　肝臓は脂肪代謝の中心となる臓器で，様々な原因で肝細胞の脂肪化が発

生する．高度の貧血や肺疾患などで低酸素血症が持続した場合や敗血症などでは肝臓の小葉を中心に脂肪化が見られる．高脂肪食，中毒，蛋白欠乏，飢餓などでは小葉の周辺が脂肪化する．

b) 黄疸　jaundice

赤血球が壊れるとヘモグロビンが放出されるが，脾臓，肝臓，骨髄などで代謝されて最終的にビリルビン（間接型）が形成される．ビリルビンは肝細胞に取り込まれてグルクロン酸抱合を受け，直接型ビリルビンとして胆汁に排出される．この過程に異常が生じて血中のビリルビン値が 2 mg/dl 以上に上昇した状態を黄疸という．黄疸の原因としては，赤血球の破壊が異常に亢進する溶血性黄疸，肝細胞障害による肝細胞性黄疸，胆汁の排出が障害された閉塞性黄疸がある．

c) 薬剤性肝障害　drug-induced hepatitis

薬剤に対する過敏症が原因と考えられている．胆汁うっ滞型と肝細胞の壊死が見られる肝炎型がある．

d) アルコール性肝障害　alcoholic liver disease

アルコールの直接的な肝細胞毒作用によって発生する肝障害で，軽微な脂肪肝から，アルコール性肝炎，アルコール性肝硬変までを含む．組織学的には，マロリー Mallory 小体（アルコール性硝子体），巨大ミトコンドリア，小葉中心の壊死と線維化，肝細胞の脂肪化，小葉内好中球浸潤などが見られる．

2）肝炎

a) ウイルス性肝炎　viral hepatitis

主に肝炎ウイルスの感染によって発症する．現在まで，異なる 7 型のウイルスによる肝炎が知られているが，B 型肝炎ウイルスと最近発見されたウイルスが DNA ウイルスであり，他は全て RNA ウイルス．臨床的に重要なものは，A 型・B 型・C 型肝炎である．

A 型肝炎（流行性肝炎）は糞便中に排泄される A 型肝炎ウイルス（HAV）の経口感染によって発症する．不潔な生活環境や貝の生食が原因で発病することが多く，急性肝炎を発症して大半は完全治癒する．

B 型肝炎は輸血，母子間の接触，性行為などを介して B 型肝炎ウイルスが感染し，発症する．感染が成立する時期によって，急性肝炎や慢性肝炎

の病像を示すが，新生児が母親から感染すると，多くは HBV キャリアーになる．現在では，輸血用血液の管理やワクチンの開発によって B 型肝炎の発症は減少している．

輸血後に発症する肝炎の大半は C 型肝炎ウイルスによる C 型肝炎であるが，C 型肝炎・肝硬変患者の 70％には輸血歴がなく，輸血以外の感染経路が想定されている．C 型肝炎の大部分は慢性肝炎の病態を示し，肝硬変に移行して肝癌が発生することが多い．

ウイルス性肝炎は，急性肝炎か慢性肝炎の病像を示すが，短時間に大量の肝細胞が壊れる病態が急性肝炎であり，長期に亘って持続的に肝細胞が壊れる病態が慢性肝炎である．急性肝炎には黄疸が見られるが，慢性肝炎では認められない．急性肝炎の中で高度の肝細胞壊死が広範に発生して死亡にいたる病態があり，劇症肝炎 fulminant hepatitis という．急性肝炎には完全に治癒するものと，慢性肝炎に移行するものがある．慢性肝炎の終末が後述する肝硬変症である．

b）その他の肝炎

LE 細胞現象，抗ミトコンドリア抗体，抗平滑筋抗体，抗核抗体などの出現を認める自己免疫性肝炎 autoimmune hepatitis，肝炎ウイルス以外のウイルス感染による肝炎，細菌性肝炎などがある．

3）肝硬変症 liver cirrhosis

原因によらず肝細胞の破壊が持続的に繰り返され，それに伴う肝細胞の再生が破壊と同時進行した結果，本来の解剖学的な肝臓の構造が全く異質な偽小葉を形成する構造に変化して，肝臓本来の機能が充分に果たせなくなった病態を肝硬変症という．多くは慢性ウイルス性肝炎が進行して肝硬変症となるが，アルコール性肝障害や肝臓のうっ血が進行しても発生する（図 2-51）．

合併症としては，門脈圧亢進による食道静脈瘤や肝細胞癌の発生がある．

4）肝臓に発生する腫瘍

a）良性腫瘍

肝細胞腺腫，血管腫などがある．

b）悪性腫瘍

肝臓原発の悪性腫瘍としては，肝細胞癌 hepatocellular carcinoma と胆

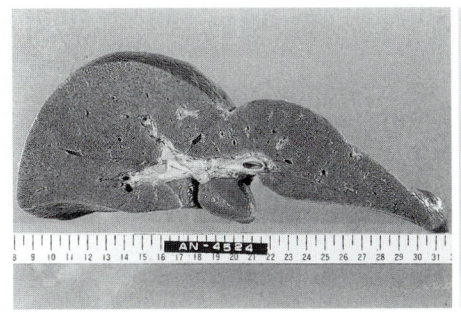

図 2-51a　ほぼ正常の肝臓

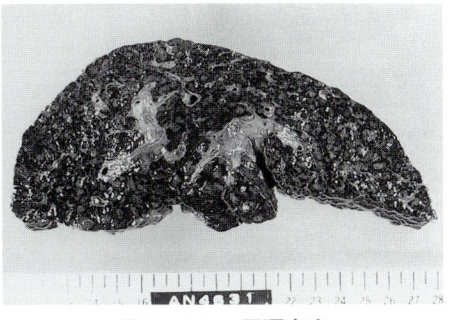

図 2-51b　肝硬変症

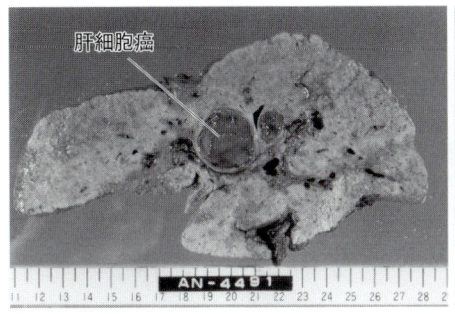

図 2-52a　肝細胞癌

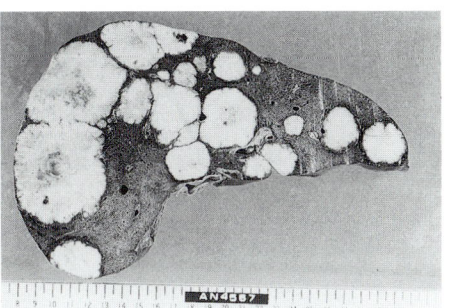

図 2-52b　転移性肝癌

管細胞癌　cholangiocellular carcinoma が代表的であるが，肝細胞癌が 80％以上を占めている（図 2-52a）．肝細胞癌の多くは慢性ウイルス性肝炎や肝硬変症に合併して発生し，とりわけ B 型や C 型肝炎，肝硬変を背景に発生することが多い．肝細胞癌には基本的に本来の肝細胞の配列や構築を模倣する傾向があり，分化型の肝細胞癌は胆汁を分泌する．

また，肝細胞癌患者の 70 ％以上に血清の alpha-fetoprotein（AFP）が高値になることが知られている．胆管細胞癌は肝内の胆管上皮から発生する癌で，多くは腺癌の形態をとる．肝細胞癌と同様にウイルス性肝炎を背景にすることが多い．この他の悪性腫瘍としては，悪性リンパ腫，血管肉腫などがある．

c）転移性肝腫瘍

消化管に発生した胃癌や大腸癌，膵臓癌，胆嚢癌，肺癌などは，しばし

ば進行すると肝臓に転移する（図2-52b）．

6 胆嚢，胆道

1）形成異常

先天的な形成異常は極めて稀．先天性の胆道閉鎖症は比較的多い疾患で，放置すると急速に肝硬変に進行する．現在，肝臓移植の対象となっている．

2）炎症

a）急性胆嚢炎 acute cholecystitis

胆石症や胆汁のうっ滞が原因となって発症することが多い．大腸菌などが十二指腸から逆行性に感染して起こることが多い．チフス菌は胆汁内を好み，胆嚢に定着して保菌者をつくることがある．

b）慢性胆嚢炎 chronic cholecystitis

胆石症に伴って認められる病態．壁の線維性肥厚と炎症細胞浸潤が見られ，粘膜が壁内に陥入するロキタンスキー-アショッフ Rokitansky-Aschoff 洞の形成も認められる．

c）胆管炎 cholangitis

胆嚢炎などに伴って二次的に発生する細菌性の胆管炎の他に，原因不明の原発性硬化性胆管炎がある．

3）胆石症 cholelithiasis

胆管や胆嚢内に結石が形成される病態を胆石症と総称するが，狭義には胆嚢内結石症を指す．胆石は妊娠経験のある肥満した中年女性に多く，コレステロール系石とビリルビン系石に大別される．無症状で経過することが多いが，激しい痛みや発熱，黄疸を伴う胆嚢炎を合併することもある．

4）胆嚢・胆道の腫瘍

胆嚢の良性腫瘍としては腺腫がある．胆道の良性腫瘍は稀．

a）胆嚢癌 gallbladder cancer

大部分は腺癌であるが，扁平上皮癌も発生する．男性の2倍の頻度で女性に多く発生する．胆嚢癌には高頻度で胆石の合併を見るが，胆石症の患者に胆嚢癌が発生する確率は必ずしも高くなく，胆嚢癌に合併する胆石は，原因というよりも結果と考えられる．

b）胆管癌　extrahepatic cholangio-carcinoma

大部分は腺癌．通常，胆管の閉塞や狭窄で黄疸を発症して発見される．早期発見は困難であり，予後不良の症例が多い．

7 膵臓

膵臓は消化液としての膵液を産生する外分泌腺と，内分泌組織としてのランゲルハンス島からなる．膵疾患の結果として両機能の障害が出現する．

1）先天性異常

a）輪状膵　annular pancreas

膵臓の発生過程の異常によって膵臓が十二指腸を取り巻き，十二指腸の狭窄や閉塞をきたす．

b）囊胞性膵線維症　cystic fibrosis of the pancreas

常染色体劣性遺伝疾患．外分泌腺の萎縮と線維化，導管の囊胞状拡張などが認められる．内分泌組織は比較的良好に保存される．

2）膵臓の炎症

a）急性膵炎　acute pancreatitis

膵液の過剰な産生や，長期にわたるアルコールの大量摂取，何らかの原因による膵液の排出障害で膵液による膵臓の自己消化が発生した病態．出血を伴った膵実質壊死や脂肪壊死が広範に認められる．

b）慢性膵炎　chronic pancreatitis

急性膵炎から移行したり，急性膵炎の原因と同じものが持続的に作用した結果，膵臓全体または一部に限局して発生する病態．外分泌腺の萎縮と線維化が主体で，主膵管内には膵石が多発することがある．

3）膵臓の腫瘍

a）囊胞性腫瘍　cystic tumor

漿液性囊胞性腫瘍と粘液性囊胞性腫瘍がある．それぞれ良性と悪性がある．

b）膵島腫瘍　tumor originating from Langerhans island

内分泌器官としての膵ランゲルハンス島から発生する腫瘍はホルモンを過剰に分泌する機能性腫瘍であることが多い．膵島B細胞に由来するインスリノーマ，ガストリンの過剰産生により難治消化性潰瘍の発生（ゾリン

ジャーーエリソン Zollinger-Ellison 症候群）をみるガストリノーマ，血糖値を上げるグルカゴノーマ，D 細胞由来のソマトスタチンを過剰に産生し，他のホルモンの分泌を抑制するソマトスタチノーマなどがある．膵島を含み，他の内分泌器官にも腫瘍が多発する常染色体優性遺伝疾患が知られており，多発性内分泌腺腫瘍症候群という．

c) 膵臓癌　pancreatic cancer

膵臓の主に導管上皮から発生する癌で，多くは腺癌で構成される．約 60 ％が膵頭部に発生し，次いで体部，尾部の順に頻度が低下する．膵頭部の癌は閉塞性黄疸が出現して診断されることが多い．膵臓癌は早期発見が困難で，容易に肝臓に転移し，最も予後不良な癌の一つである．

d) その他の腫瘍

若い女性に好発する分化の方向が不明な solid-pseudopapillary tumor，男児に好発する膵芽腫，血管腫，リンパ管腫，悪性リンパ腫，平滑筋肉腫などがある．

8 腹膜

1) 形成異常

a) 鼠径ヘルニア　hernia inguinalis

精巣の下降に伴って形成された鼠径管が閉じずに残り，ここから腹腔内の腹膜や腸管が脱出する病態．

b) 股ヘルニア　hernia cruralis

主幹動静脈の通路である股管から大網や腹膜が大腿皮下に脱出した病態で，中年女性に多く見られる．

c) 臍ヘルニア　hernia umbilicalis

臍帯付着部の臍は構造的に腹壁の脆弱部で，異常な腹壁伸展や加圧があるとヘルニアが発生する．

d) 横隔膜ヘルニア　hernia diaphragmatica

上記 3 疾患は外表から観察できるものであるが，このヘルニアは体内に発生する病態で，内ヘルニアの代表である．食道が横隔膜を貫く部位の食道裂孔を介して胃が胸腔内に脱出した食道裂孔ヘルニアが最も多い．

2）腹膜の炎症

a）急性腹膜炎　acute peritonitis

多種の原因による胃・腸管の穿孔や炎症，腹腔内臓器の炎症などに伴って発生する腹膜の炎症で，大部分が細菌感染による．腹膜炎が発生する範囲によって汎発性腹膜炎と限局性腹膜炎に分類される．

b）結核性腹膜炎　peritonitis tuberculosa

多くは腸結核に伴って発生する．汎発性と限局性に分けられるが，汎発性結核性腹膜炎は血行性に結核菌感染が散布される粟粒結核に合併することが多い．

3）腹膜の腫瘍

a）脂肪腫　lipoma

腹膜に原発する代表的な良性腫瘍．

b）中皮腫　mesothelioma

腹膜に原発する稀な悪性腫瘍．腹膜表面を被覆する中皮に由来する．

c）癌性腹膜炎　peritonitis carcinomatosa

主に胃・腸管の癌が腹膜表面に播種した病態で，腸管の癒着や大量の腹水を伴うことが多い．

<滝澤登一郎>

4 内分泌系

- ホルモンという情報伝達物質を用いて細胞から細胞へ情報を伝達することを内分泌という．内分泌器官（内分泌腺）には下垂体，甲状腺，副腎などがある．
- ホルモンは，原則として血管系を通じて標的細胞に運ばれる．
- 内分泌細胞は標的細胞にホルモンを通じて情報を伝えるが，逆に標的細胞で産生された分子が上位の内分泌細胞に作用しホルモン産生量を抑制調節することをネガティブフィードバックという（図2-53）．
- フィードバックの範囲を越えて，内分泌細胞の過形成や腫瘍から大量のホルモンが産生されると機能亢進症となり，逆にホルモンが欠乏すると機能低下症となる．

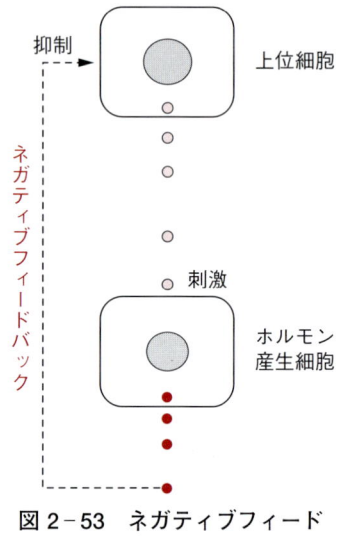

図2-53 ネガティブフィードバック機構

1 視床下部と下垂体

a. 構造と機能

- 視床下部は，脳底部の第3脳室周囲に存在し，特に室傍核，視索上核が重要である．
- 下垂体前葉ホルモンに対する放出ホルモン releasing hormone（RH），抑制ホルモン inhibiting hormone（IH）を産生する（表2-9，図2-54）．代表的なものは，LH-RH，TRH，CRHである．
- 下垂体は約0.6gと小さく，頭蓋底部トルコ鞍中にあり，前葉には成長ホ

表2-9 視床下部ホルモンと下垂体前葉ホルモンの関係

	成長ホルモン(GH)	プロラクチン(PRL)	性腺刺激ホルモン(LH-FSH)	甲状腺刺激ホルモン(TSH)	副腎皮質刺激ホルモン(ACTH)
放出ホルモン(RH)	GHR	PRH	LH-RH	TRH	CRH
抑制ホルモン(IH)	somatostatin	PIF		somatostatin	

ルモン（GH），プロラクチン（PRL），副腎皮質刺激ホルモン（ACTH），甲状腺刺激ホルモン（TSH），性腺刺激ホルモン（GTH）である黄体形成ホルモン（LH）と卵胞刺激ホルモン（FSH）の産生細胞がある．

- 視索上核で作られた抗利尿ホルモン（ADH）や室傍核でつくられたオキシトシン（OT）は軸索を通り下垂体後葉で毛細血管内に分泌される．

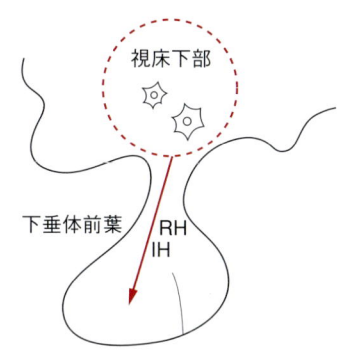

図2-54 視床下部と下垂体前葉の関係

b. 機能亢進症（表2-10）

1）巨人症，先端肥大症 giantism, acromegaly

- 下垂体前葉のGH産生細胞の腺腫が原因で，四肢先端肥大や内臓肥大を

表2-10 下垂体ホルモンと疾患

		機能亢進症	機能低下症
下垂体前葉	成長ホルモン（GH）	巨人症，先端肥大症	侏儒症 下垂体機能低下症
	プロラクチン（PRL）	乳汁漏出・無月経症候群	
	性腺刺激ホルモン（LH-FSH）	性早熟症	
	甲状腺刺激ホルモン（TSH）	甲状腺機能亢進症	
	副腎皮質刺激ホルモン（ACTH）	クッシング病	
下垂体後葉	抗利尿ホルモン（ADH）		尿崩症
	オキシトシン（OT）		

示す．
- 骨端軟骨線の閉鎖前に発症すると巨人症になる．
- 腺腫は一般に小さく，腺腫による圧迫症状（頭痛，視野障害）は少ない．腺腫が大きくなるとトルコ鞍の破壊像が X 線写真で確認される．腺腫は好酸性細胞よりなる．

2）クッシング病　Cushing disease
- クッシング症候群とは慢性のコルチゾール過剰症であり 3 つの病態に分けられる．
- 下垂体腺腫からの ACTH 過剰分泌による副腎皮質過形成を示す下垂体性クッシング症候群（クッシング病），副腎皮質の腺腫や過形成による副腎性クッシング症候群，肺癌などからの ACTH 分泌による異所性 ACTH 産生クッシング症候群である（4. 副腎皮質の項を参照）．
- 20, 30 歳代の女性に多い．
- ACTH 産生下垂体腺腫は，好塩基性細胞よりなる小さな良性腫瘍である．

3）乳汁漏出・無月経症候群　galactorrhea amenorrhea syndrome
- 血中 PRL の増加により授乳期以外に乳汁分泌が持続する．
- PRL を産生する下垂体前葉腺腫が多いが，視床下部の破壊でも発症する．また，エストロゲンなどの薬剤による場合もある．

c. 機能低下症
1）下垂体性侏儒症　pituitary dwarfism
- GH 産生細胞や GH 受容体の異常により成長異常を示す．

2）尿崩症　diabetes insipidus
- 視索上核〜下垂体後葉経路の障害による ADH 欠乏のため，腎臓の集合管からの水の再吸収が減少し尿量が増加する（図 2-55）．血清浸透圧が上昇し口渇中枢を刺激し多飲となる．
- 胚細胞腫，頭蓋内咽頭腫など脳腫瘍，外傷，肉芽腫症などが原因である．

d. 腫瘍
下垂体腺腫　pituitary adenoma
- 頭蓋内腫瘍の約 1 割を占め，大部分は良性である．

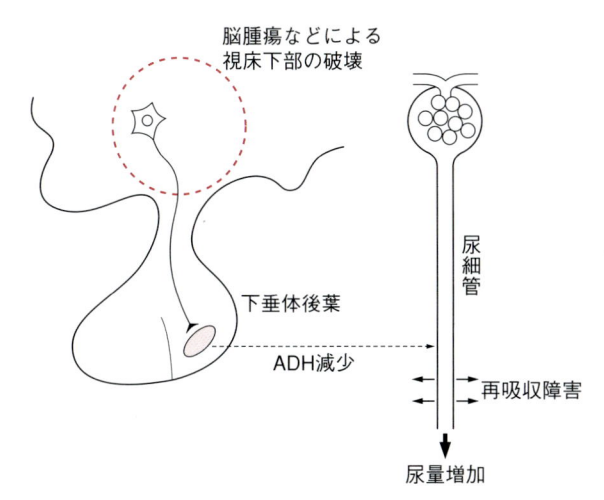

図2-55　尿崩症の病態

- 従来は HE 染色性から好酸性，好塩基性，嫌色素性に分けられていたが，近年は産生するホルモンから GH-PRL-TSH 系，ACTH 系，FSH-LH 系の3型に分けられる．
- GH-PRL 系腺腫が約半数を占めている．GH 産生腫瘍は巨人症，先端肥大症，PRL 産生腫瘍は乳汁漏出・無月経症候群，ACTH 産生腫瘍はクッシング病，非機能性腫瘍は腫瘍自体による視神経圧迫が視野狭窄を起こし発見される．

2 甲状腺

a. 構造と機能

- 蝶々の形をした臓器（20g弱）で，前頸部にある．
- 食物として摂取されたヨードが腸管から吸収され濾胞上皮により甲状腺ホルモン（サイロキシン T_4，トリヨードサイロニン T_3）に合成され，サイログロブリンと共にコロイドとして貯蔵される．
- 合成分泌量は，上位ホルモン TSH，さらに上位の TRH により調節されている．
- 濾胞細胞に混じって傍濾胞細胞（C細胞）があり血中カルシウムを抑制調節するカルシトニン calcitonin（CT）を分泌する．

b. 機能亢進症

バセドウ病　Basedow disease
（グレーブス病　Graves disease）

- 自己免疫疾患で，TSH レセプターに対する異常な自己抗体が TSH レセプターを刺激した結果，甲状腺は過形成を生じ血中の甲状腺ホルモンが上昇している（図 2-56）．
- 20 歳台から 40 歳台の女性に多い．
- 甲状腺ホルモンの過剰により，交感神経が活性化し動悸，頻脈，振せん，神経質になり，発汗，体重減少など基礎代謝亢進症状も現れる．広く見開いたパッチリした目は，眼球後部の結合組織の増加による眼球突出の結果である．
- 血清中の甲状腺ホルモン T_4 が上昇するが，T_3 が高い症例もある．過剰の甲状腺ホルモンのため上位ホルモン TSH は低値を示す．

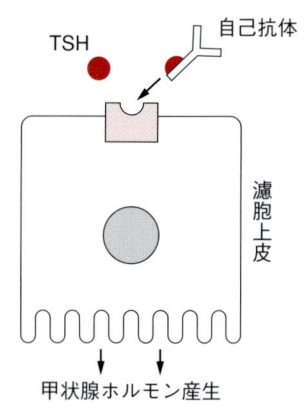

図 2-56　バセドウ病の病態

c. 機能低下症

1）クレチン病　cretinism

- ごく稀な新生児の先天的甲状腺機能低下症である．
- 小人症や知能低下を防止するためにも早期の診断・補充療法が重要である．

2）粘液水腫　myxedema

- 中年以降の女性に多く，大部分は甲状腺全域にわたる高度の慢性炎症（橋本病など）に続発する．
- 基礎代謝の低下のために寒がり，徐脈，腱反射遅延が見られる．また，代謝異常により皮膚組織に酸性ムコ多糖類が沈着し浮腫状となり水腫状外観を示す．

d. 炎症

慢性甲状腺炎（橋本甲状腺炎　Hashimoto thyroiditis，橋本病）

- 自己免疫疾患で，自己抗体により濾胞構造は至る所で破壊される．甲状

腺ホルモンの不足・欠乏による甲状腺機能低下の症状が現れる．
- 中高年の女性に多く，高度のリンパ球浸潤，リンパ濾胞の形成による甲状腺腫大（甲状腺腫）で気づかれることが多い．
- 血清中のγグロブリンが増加し，抗サイログロブリン抗体や濾胞上皮細胞のマイクロゾームに対する抗マイクロゾーム抗体が証明される．

e. 過形成

腺腫様甲状腺腫　adenomatous goiter
- 本態不明の甲状腺組織の過形成である．多発結節状の外観を示しつつ全体に腫大した甲状腺で，結節内には大小の濾胞が膨張性に増殖し周囲の甲状腺実質を圧排し腫瘍様であるが，本体は濾胞の過形成によるもので腺腫様と命名されている．
- 思春期や妊娠時の女性に多く，甲状腺が大きい以外にはホルモンの異常などはなく，いわば単純性甲状腺腫　simple goiter である．

f. 腫瘍

1）腺腫
- 甲状腺内に結節状病変が確認されるのみで，自覚症状はほとんどなく，甲状腺機能は正常である．
- 線維性被膜に完全に囲まれた充実性腫瘍で，多くは単発性である．

2）癌腫　carcinoma （表 2-11）

a) 乳頭癌　papillary carcinoma
- 著しい線維化・瘢痕化を示す硬い腫瘍で，線維組織内に乳頭状増殖や濾胞構造を示す．時に砂粒状石灰化，骨形成を伴う．
- 緩徐な増殖を示し，リンパ節転移を示すが，血行性転移は少なく，比較的予後はよい．甲状腺癌の中では最も多い．
- 腫瘍のホルモン活性はなく検査値に異常は見られず，またシンチグラムでも非活性結節を示す．

b) 濾胞癌　follicular carcinoma
- 女性に多く，濾胞構造を示す癌で，肺や骨に転移し乳頭癌より予後不良である．

表 2-11 甲状腺癌の特徴

	乳頭癌	濾胞癌	未分化癌	髄様癌
由来細胞	濾胞上皮細胞	濾胞上皮細胞	濾胞上皮細胞	傍濾胞細胞
頻度	80 %	15 %	5 %	稀
年齢	40 歳以下	40 歳以上	50 歳以上	40 歳以下
性差	女性に多い	女性に多い	なし	なし
転移	リンパ行性	血行性	周囲に浸潤	リンパ行性 血行性
10 年生存率	90 %	70 %	0 %	0 %
病理像	密集した乳頭状増殖 高度の線維・瘢痕化 砂粒状石灰化	濾胞形成 細胞異型に乏しく良悪判断困難なことあり 石灰化	肉腫様で濾胞形成ほとんどない 高度の細胞異型	リボン状・胞巣状配列 アミロイド沈着を示す豊富な線維性間質

- 細胞異型に乏しく，脈管侵襲や被膜浸潤が決め手となることもある．コロイドを産生するためシンチグラムで描出されることもある．

c）未分化癌　undifferentiated carcinoma
- 高齢者に多く，男女差はない．
- 発育の早い腫瘍で，周囲への浸潤傾向が強く転移も多い．高度の細胞異型を示し，巨細胞や紡錘形など多彩な像を示すことが多い．甲状腺癌の中では最も予後不良である．

d）髄様癌　medullary carcinoma
- 傍濾胞細胞由来の癌でカルシトニンを産生する．
- 癌細胞はリボン状・胞巣状配列を示し，アミロイド沈着を示すことがある．
- 電子顕微鏡観察では細胞質内に神経分泌顆粒を認める．

3 副甲状腺

a. 構造と機能
- 甲状腺両側の外後側および下端に接して合計 4 個存在する．
- 副甲状腺ホルモン　parathormone（PTH）を産生し，骨吸収と尿細管からのカルシウム吸収，さらに尿細管におけるビタミン D の活性化を通じて血中カルシウム濃度を上昇させる．血中カルシウム濃度を抑制するカ

ルシトニンと共に血中カルシウム濃度を調節している．ビタミン D は腎臓で活性型になると，小腸からのカルシウム吸収のみならず，PTH の働き（尿細管からのカルシウム吸収や骨吸収）を助ける．すなわち，ビタミン D と PTH は協調して血中カルシウム濃度を上昇させている．

b．機能亢進症

1）原発性副甲状腺機能亢進症　primary hyperparathyroidism

- 副甲状腺の腺腫から副甲状腺ホルモン（PTH）が過剰に分泌されることにより生じたカルシウム代謝異常症である．過形成による場合もある．
- 骨からのカルシウム動員が進行し，骨膜下吸収や線維性骨炎などの骨量減少を示し，さらに進行すると病的骨折をきたす．
- 高カルシウム血症は尿路結石や口渇，多尿，筋力低下，心電図の異常などを示す．

2）続発性副甲状腺機能亢進症　secondary hyperparathyroidism

- ビタミン D 欠乏によるクル病や透析中の慢性腎不全患者では活性型ビタミン D が不足し低カルシウム状態が持続し，副甲状腺が刺激され PTH 分泌が亢進している状態．
- 高 PTH により骨吸収が進行し病的骨折を生じやすい．
- 4 個全部の副甲状腺の過形成による腫大がある．

c．機能低下症

副甲状腺機能低下症　hypoparathyroidism

- 甲状腺の摘出術時に誤って副甲状腺も摘出されることがある．
- PTH 欠乏となり低カルシウムによる運動神経の過敏により産科医手と呼ばれる手指の硬直性痙攣（テタニー）を生じる．しびれ感やチクチク感など知覚異常も認められる．

4　副腎皮質

a．構造と機能

- 副腎は腎臓上部に接して存在する重さ数 g の一対の器官で，皮質からはアルドステロン，コルチゾール，性ホルモンを産生する．

表 2-12 副腎皮質・髄質の産生ホルモンと疾患

		皮質			髄質	
		球状帯	束状帯	網状帯		
産生ホルモン		アルドステロン	コルチゾール	性ホルモン	アドレナリン	ノルアドレナリン
機能亢進症	成人	原発性アルドステロン症	クッシング症候群	副腎性器症候群	褐色細胞腫	
	小児			先天性副腎皮質過形成		神経芽腫
機能低下症		アジソン病				

b. 機能亢進症（表 2-12）

1）原発性アルドステロン症　primary aldosteronism

- 副腎皮質の数 mm から 1 cm 大の腺腫で，アルドステロンが過剰に分泌される．
- 30，40 歳台の女性に多い．
- アルドステロンによるナトリウム貯留のため循環血液量が増加し高血圧を示す．
- 同時に生じるカリウム喪失は筋力低下，増悪すると四肢麻痺を起こす．
- 尿細管変性による多尿・多飲を示す．
- 高アルドステロン血，低血漿レニン活性，低カリウム血，高血圧などが見られる．

2）クッシング症候群　Cushing syndrome

- 副腎皮質の過形成や腺腫からの過剰コルチゾールによる疾患．下垂体腺腫からの ACTH 分泌による副腎皮質過形成を示す下垂体性クッシング症候群（クッシング病），副腎皮質腺腫や過形成による副腎性クッシング症候群，肺癌などからの ACTH 分泌による異所性 ACTH 産生クッシング症候群の 3 型がある（図 2-57）．
- 30 歳台女性に多い．
- 四肢を除く体幹部の中心性肥満，皮膚線条，満月様顔貌，高血圧などを示す．

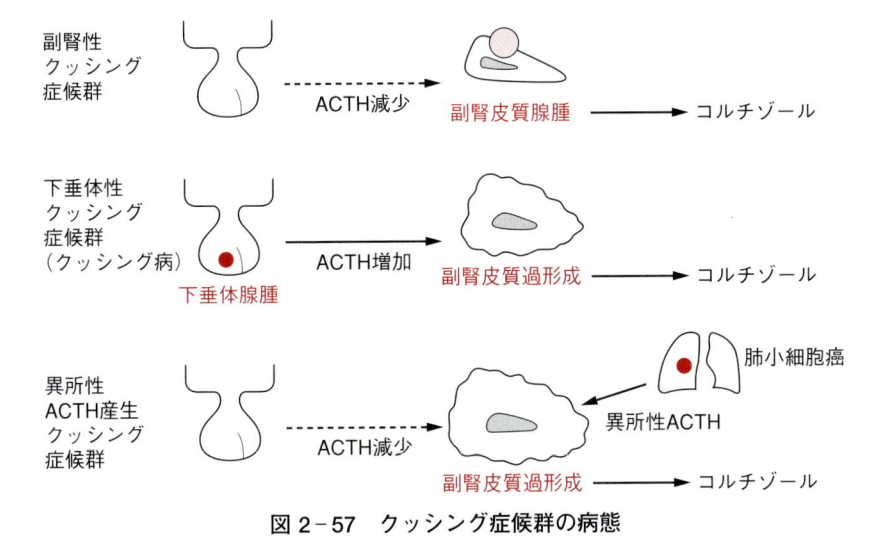

図2-57 クッシング症候群の病態

- 下垂体性や異所性のクッシング症候群では副腎皮質の過形成が見られる.
- 副腎性クッシング症候群では副腎皮質に褐色や黒褐色調の充実性腺腫が見られる.

3) 先天性副腎皮質過形成　congenital adrenocortical hyperplasia
- ステロイド合成酵素の欠損によりコルチゾールなどの減少欠失があり,フィードバック機構によるACTH過剰となり(図2-58),胎生期のテストステロン過剰が外性器の男性化を促し副腎性器症候群とも呼ばれる.
- 特に,21-hydroxylase 欠損が大半を占める.
- 成人で,クッシング症候群を示す副腎癌でも男性化を伴うことがある.

c. 機能低下症
1) 慢性副腎皮質機能低下症,アジソン病　Addison disease
- 副腎皮質の広範な破壊によりコルチゾールなど分泌低下を示す状態.
- 結核や副腎皮質に対する自己免疫疾患とされているがごくまれな疾患である.比較的広範な癌の転移があってもなかなか本症までには至らない.
- 副腎皮質機能が低下しフィードバック機構により高ACTH分泌となる.ACTHとMSHは,同一mRNAにありMSHも増加し色素沈着を起こす(図2-59).

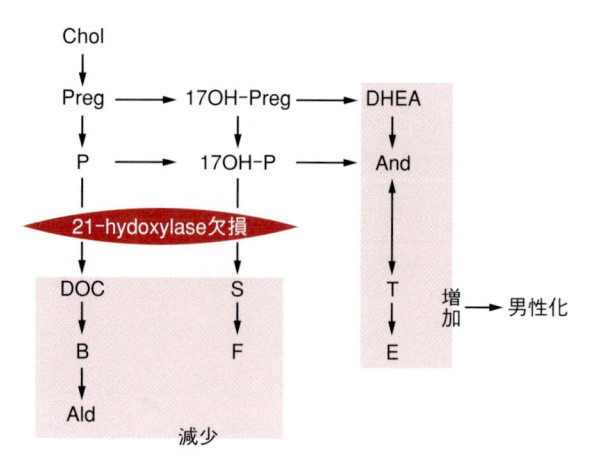

図 2-58 先天性副腎皮質過形成
Chol: cholesterol, Preg: pregnenolone, P: progesterone,
DOC: 11-deoxycorticosterone, B: corticosterone,
Ald: aldosterone, 17OH-Preg: 17hydroxy-pregnenolone,
17OH-P: 17hydroxy-progesterone, S: 11-deoxycortisol,
F: cortisol, DHEA: dehydroepiandrosterone,
And: androstenedione, T: testosterone, E: estradiol

- 低血圧，無月経などを示す．
- 血中コルチゾール低下，尿中 17-OHCS 低下，高 ACTH 値を示す．

2) 医原性副腎萎縮　iatrogenic adrenal atrophy

- 膠原病などで長期間にわたりステロイドホルモンを投与すると，ネガテ

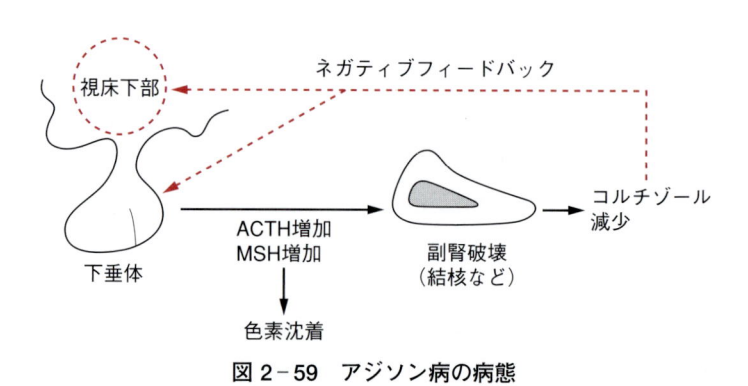

図 2-59 アジソン病の病態

ィブフィードバック機構により下垂体からの ACTH 分泌が減少し副腎皮質が著しく萎縮する.

5 副腎髄質

a. 構造と機能
- 皮質に囲まれた副腎髄質ではノルアドレナリンやアドレナリンの産生分泌が行われ，これらの尿中排泄物は vanillylmandelic acid（VMA），中間代謝産物ドーパミンの尿中排泄物は homovanillic acid（HVA）である．これらの増加は診断に重要である．

b. 腫瘍

1）褐色細胞腫　pheochromocytoma
- アドレナリン，ノルアドレナリンを産生分泌する腫瘍で，副腎髄質に発生するが，1割は腹部大動脈周囲の交感神経節にも発生しノルアドレナリンを分泌する（図 2-60）．
- 20〜40歳台に発症し，高血圧症の 0.2％ぐらいを占める．アドレナリンによる動悸・頻脈・発汗・体重減少・高血糖・ノルアドレナリンによる高血圧が見られる．
- 血中アドレナリン・ノルアドレナリン増加，代謝産物 VMA の増加が見られる．
- 数％は悪性といわれている．

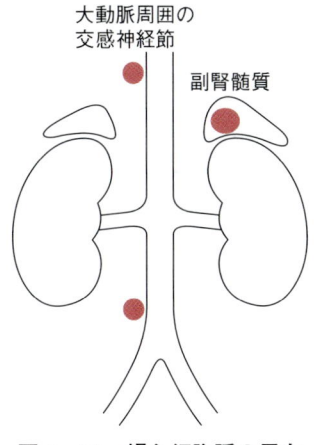

図 2-60　褐色細胞腫の局在

2）神経芽腫　neuroblastoma
- 副腎髄質細胞や交感神経節細胞由来の腫瘍でノルアドレナリンを分泌する．
- 1, 2歳の乳幼児に発生する悪性腫瘍で，リンパ節転移，骨転移を示す．
- ノルアドレナリン高値を示すと共に，尿中 VMA・HVA が増加する．

6 膵臓ランゲルハンス島

a. 構造と機能
- 膵臓内に 0.2 mm 大までの境界明瞭なランゲルハンス島が散在性に存在し，インスリンを産生する B 細胞がランゲルハンス島の大部分を占めている．

b. 機能低下症
糖尿病　diabetes mellitus
- インスリン欠乏やインスリンの効きめが低下し，細胞内へのグルコースの取り込みが低下し高血糖を生じ，毛細血管や大きな血管・神経などの慢性的な障害を生じた状態．グルコースが利用できないため，蛋白質や脂肪分解などの異化作用が亢進する．
- 高血糖は，糖尿，頻尿，多尿，口渇，多飲を生じる．一般に血糖値が 170 mg/dl 以上になると尿に糖が出る．異化作用の亢進は，体重を減少，筋力を低下させ，食欲が亢進し多食となる．全身の血管障害・神経障害は，手足のしびれに始まり，感覚麻痺，目がかすむなど目の症状，蛋白尿など合併症として年単位で徐々に進行していく．
- 血糖値は 110 mg/dl 未満が正常値，126 mg/dl 以上は糖尿病，その間は糖尿病予備群である．
- ヘモグロビンは血液中の糖と結合して，糖化ヘモグロビン（HbA$_1$c）になる．またいったん，糖化すると元の状態には戻らないので最近 2，3 カ月間の血糖値の状態が把握できる．HbA$_1$c は，4.3〜5.8 なら正常，6.5 以上なら糖尿病と判断される．

a）インスリン依存性糖尿病
- ランゲルハンス島の B 細胞減少によるインスリン分泌不足である．
- B 細胞の抗グルタミン酸脱炭酸酵素抗体の出現と遺伝的・環境的因子が加わりランゲルハンス島細胞が破壊される自己免疫疾患と考えられている．

b）インスリン非依存性糖尿病
- 遺伝的にインスリン不足ぎみの家系の人で，さらに肥満，妊娠に伴いインスリンの効きめが低下している．

- 肥満は，筋肉や脂肪細胞内で糖を運搬している GLUT4（グルコーストランスポータ）の働きを抑制する．そのためインスリンが受容体に結合しても GLUT4 が糖を細胞内に取り込まず高血糖になる．
- インスリンの効き目が低下しているためにインスリン分泌は持続し，B 細胞は疲労し，ランゲルハンス島の硝子化変性を起こす．

c）糖尿病の合併症
- 血糖値が高くなると，活性酸素が細胞を傷害する．またグルコースが酵素の関与なくして蛋白質のアミノ基に結合し（非酵素的糖化），グルコースが血管壁に沈着し毛細血管を破壊し出血や毛細血管狭窄を生じる．
- **微小血管障害　microangiopathy**：糖尿病性網膜症は成人失明の第 1 位，結節性糸球体硬化を示す糖尿病性腎症（キンメルスチール ウィルソン症候群　Kimmelstiel Wilson syndrome）は人工透析の第 1 位である．
- **動脈障害　macroangiopathy**：少し大きな血管で LDL 沈着を促し動脈硬化症を促進させ，心筋梗塞や脳梗塞などを生じやすい．足の動脈硬化と神経傷害により足先端部が壊死に陥る糖尿病性足壊疽のため足の切断を余儀なくされる人もいる．
- **神経障害　neuropathy**：神経組織内の微小循環障害は神経細胞の軸索変性を生じ視力減退や失明をきたす．

c．腫瘍

インスリノーマ　insulinoma

- ランゲルハンス島 B 細胞由来の良性腫瘍である．
- 過剰のインスリン分泌により，空腹時の低血糖発作，血糖値 50 mg/dl 以下を示すが，ブドウ糖投与で意識障害が消失する．
- 1〜2 cm 大の充実性腫瘍で，組織では特有の索状・リボン状配列を示す．

<増田高行>

5 泌尿器系

1 腎臓の構造（図2-61）

- 球状の糸球体とそれに続く尿細管からなるネフロンが約100万個集まった臓器である．
- **糸球体** glomerulus は0.2 mm大で，1本の細い細動脈に由来する毛細血管が毛玉状に集合したものである．ループ状の毛細血管を糸球体係蹄という（図2-62）．
- 糸球体の毛細血管壁では**内皮細胞**，**基底膜** basement membrane，**上皮細胞**の三者が濾過作用を行っている（図2-63）．
- 毛細血管塊の中央には**メサンギウム細胞**や**メサンギウム基質**があり，マクロファージ的役割や平滑筋・線維細胞的役割を果たしている．

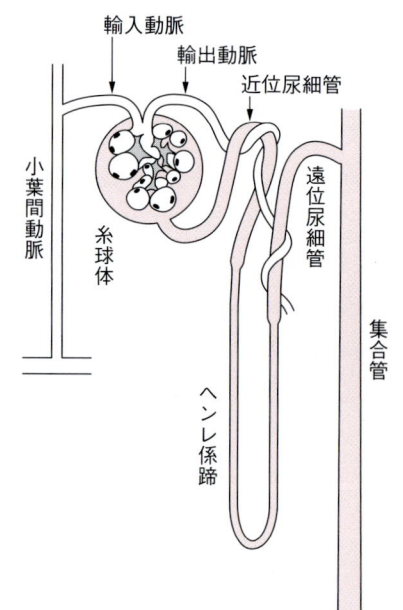

図2-61 腎臓の構造

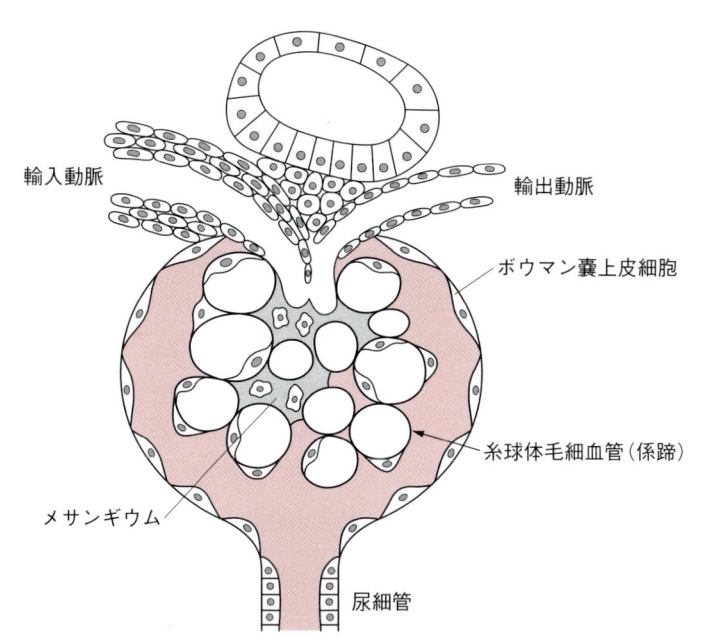

図 2-62　糸球体と傍糸球体装置

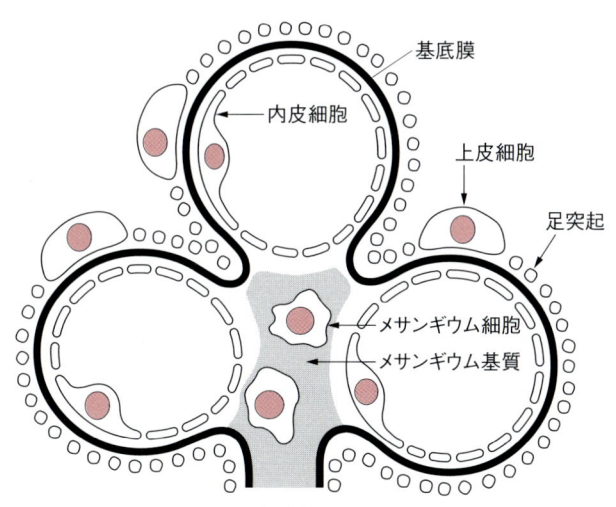

（ラベル：輸入動脈、輸出動脈、ボウマン嚢上皮細胞、糸球体毛細血管（係蹄）、メサンギウム、尿細管）

図 2-63　糸球体の電顕像模式図

（ラベル：基底膜、内皮細胞、上皮細胞、足突起、メサンギウム細胞、メサンギウム基質）

- 尿細管 tubulus は，近位尿細管，ヘンレ係蹄，遠位尿細管，集合管に分けられる．近位尿細管は再吸収能が高度である．集合管では抗利尿ホル

- モン（ADH）が働き水の再吸収が促進される．
- 機能としては，尿素や尿酸など老廃物を尿として排泄するのみならず，体液量を一定に保ち，血中の電解質のバランスおよび血圧の調節をしていることが非常に重要である．その他，エリスロポエチンを産生し造血調節も行っている．
- 糸球体の血管極には傍糸球体装置がある．輸入動脈の平滑筋の特殊に分化した細胞塊で，血流量の減少や遠位尿細管内のナトリウム濃度の減少に反応してレニン renin を分泌している．
- レニンは，アンギオテンシンを形成し副腎皮質に作用しアルドステロン産生を促す．アルドステロンは遠位尿細管に働きナトリウムの再吸収を促進し昇圧する．
- また，レニンは，末梢の細動脈・小動脈を収縮させ昇圧する．

2 腎疾患

　腎臓の疾患は，糸球体病変，腎血管障害による病変，尿細管間質性病変，腫瘍性病変と大まかに分けられる．

a. 原発性糸球体疾患

　糸球体病変は原発性糸球体疾患と全身性疾患に伴った続発性糸球体疾患に分けられる．原発性糸球体腎炎は，臨床経過と蛋白尿，血尿，腎機能などの検査結果から臨床的に急性糸球体腎炎症候群，急速進行性糸球体腎炎症候群，慢性腎炎症候群，ネフローゼ症候群に分けられる．これらの症候群を示す疾患を病理形態学的に調べることにより WHO 分類に示された組織学的分類名が付けられる（図 2-64）．

1）急性糸球体腎炎症候群　acute glomerulonephritis
a）管内増殖性糸球体腎炎　endocapillary proliferative glomerulonephritis（図 2-65）

- 小児に多く発症する．
- 扁桃炎などの先行感染後，1〜2週間の潜伏期を経て，眼周囲浮腫，乏尿，顕微鏡的血尿，高血圧を示す．
- 溶血性連鎖球菌の菌体成分に対する III 型アレルギーにより発症し連鎖球

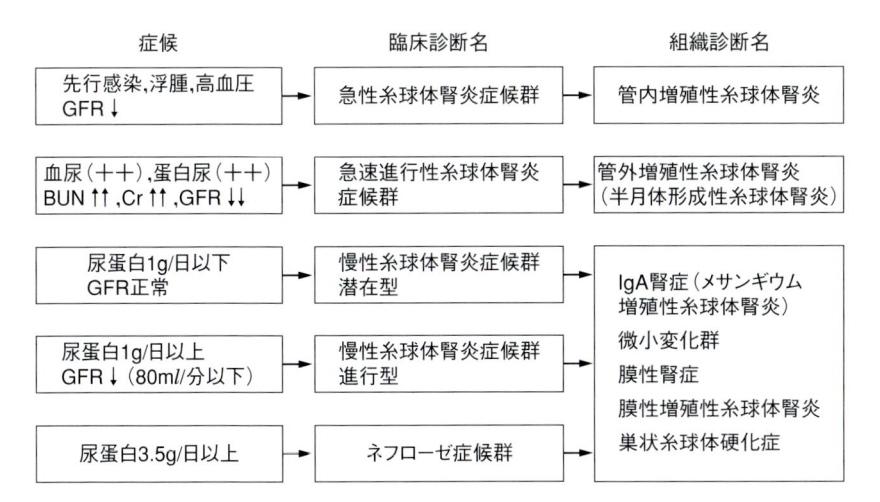

症候	臨床診断名	組織診断名
先行感染,浮腫,高血圧 GFR↓	急性糸球体腎炎症候群	管内増殖性糸球体腎炎
血尿(++),蛋白尿(++) BUN↑↑,Cr↑↑,GFR↓↓	急速進行性糸球体腎炎症候群	管外増殖性糸球体腎炎（半月体形成性糸球体腎炎）
尿蛋白1g/日以下 GFR正常	慢性糸球体腎炎症候群 潜在型	IgA腎症（メサンギウム増殖性糸球体腎炎） 微小変化群 膜性腎症 膜性増殖性糸球体腎炎 巣状糸球体硬化症
尿蛋白1g/日以上 GFR↓（80ml/分以下）	慢性糸球体腎炎症候群 進行型	
尿蛋白3.5g/日以上	ネフローゼ症候群	

図2-64 糸球体腎炎の臨床診断名と組織診断名の関係

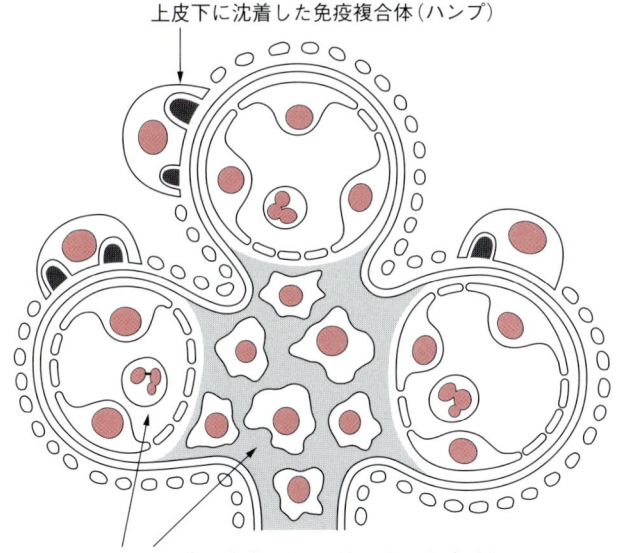

図2-65 管内増殖性糸球体腎炎

菌感染後急性糸球体腎炎 acute poststreptococcal glomerulonephritis とも呼ばれている．

- 白血球浸潤，内皮細胞増加，メサンギウム増加が毛細血管内腔側に見ら

れ血管腔がほとんど消失している．電子顕微鏡では糸球体上皮下に上皮細胞下に免疫複合体によるハンプを形成する．
- 多くは速やかに完治し予後は良好である．慢性化する例は稀である．

2）慢性腎炎症候群　chronic glomerulonephritis

蛋白尿，血尿，高血圧を示す慢性疾患で，徐々に進行する進行型と非進行性の潜在型がある．

a）IgA 腎症　IgA nephropathy（図 2-66）

- わが国の慢性腎炎の中ではもっとも多い．
- 上気道感染直後からの持続的な顕微鏡的血尿・蛋白尿が特徴で，慢性に経過する．
- 腎機能の悪化はなく，浮腫も見られない．
- 血清 IgA 高値が見られる．
- 組織像ではメサンギウムの巣状分節性増加があり増殖性糸球体腎炎の 3 割を占める．
- 蛍光顕微鏡ではメサンギウムに IgA の沈着がある．
- 一般に予後は良好であるが，2, 3 割の症例ではメサンギウムのびまん性増殖を示し腎不全に進行する．

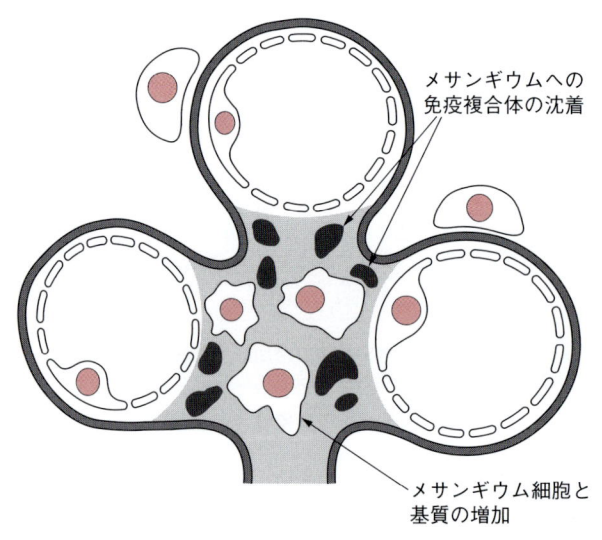

図 2-66　IgA 腎症

上皮下への免疫複合体の沈着

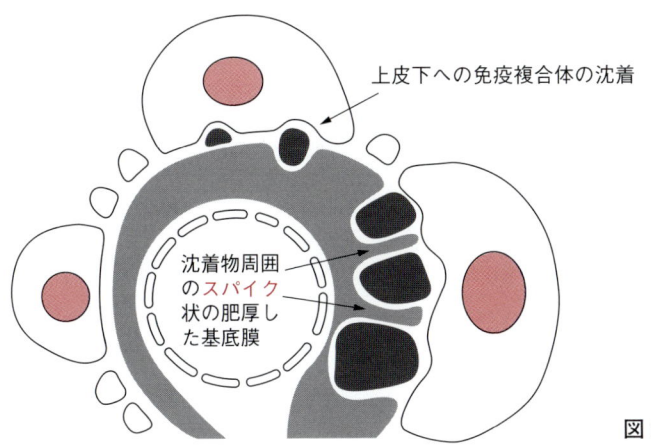

沈着物周囲の**スパイク**状の肥厚した基底膜

図 2-67　膜性腎症

b）**膜性腎症**　membranous nephropathy（図 2-67）
- 成人ネフローゼ症候群の中で 3 割を占め最も多い．
- 高度の持続的蛋白尿を示すが，腎炎症状を欠き，血尿や高血圧は少ない．
- 組織像では，**糸球体上皮から基底膜にかけて免疫複合体が沈着**し著しくびまん性肥厚する．内皮下やメサンギウムへの沈着はない．
- メサンギウム細胞増加や上皮細胞増加など増殖性変化（炎症反応）を欠く．
- 自然寛解を示すが，1，2 割の症例では腎不全に移行する．
- 悪性腫瘍の合併が多いとされ検査が必要である．

c）**膜性増殖性糸球体腎炎**　membranoproliferative glomerulonephritis （MPGN）（図 2-68）
- 臨床的にはネフローゼ症候群を示す．
- 学校検診で血尿を伴った蛋白尿，低補体値で発見される．
- 組織像では，免疫複合体が**基底膜内や糸球体毛細血管内皮下に沈着**し内皮細胞下にメサンギウムの伸展嵌入が生じ**二重の基底膜**像を示す．
- 蛍光抗体法では，肥厚した糸球体の毛細血管係蹄に沿って IgG・C3 の沈着が見られる．
- ステロイドに反応せず，難治性で徐々に進行する予後不良の腎炎である．

3）**ネフローゼ症候群**　nephrotic syndrome

　高度の蛋白尿（3.5 g/日以上）のため低アルブミン血症（3.0 g/日以下），浮腫を示す症候群で，高コレステロール血症（250 mg/dl 以上）も伴う．

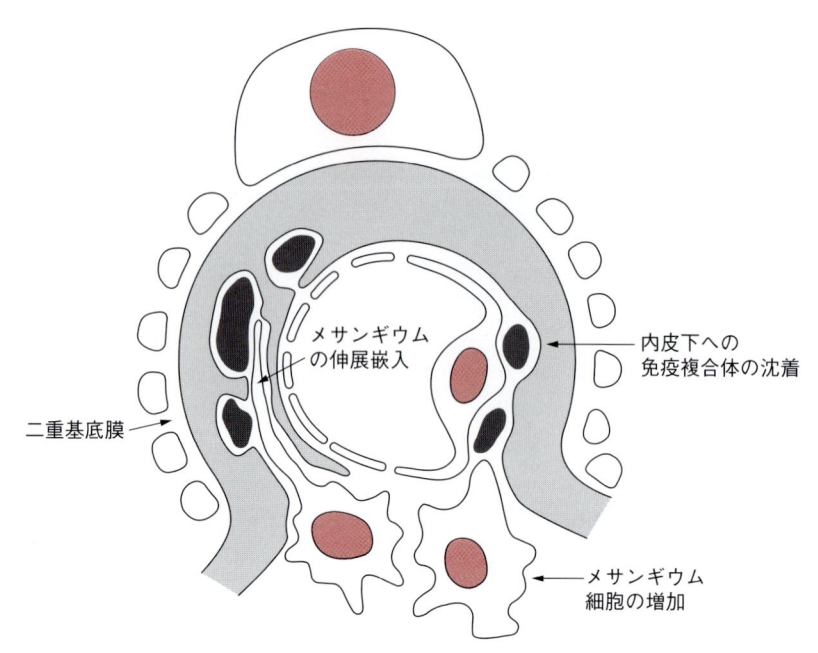

図 2-68　膜性増殖性糸球体腎炎

a）微小変化群　minimal change disease（図 2-69）

- 小児のネフローゼ症候群の 8 割を占めるが，成人でも多い．

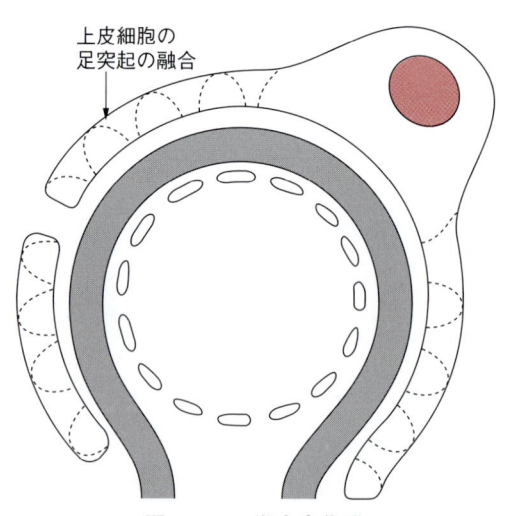

図 2-69　微小変化群

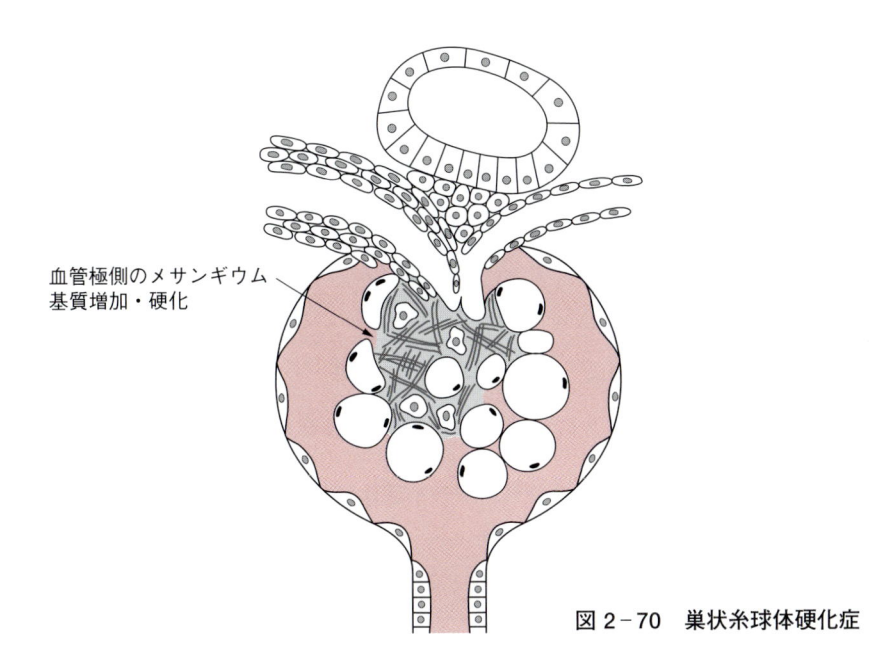

血管極側のメサンギウム
基質増加・硬化

図 2-70　巣状糸球体硬化症

- 糸球体基底膜の陰性荷電消失が病態である．
- 組織像では，光学顕微鏡ではほぼ正常像であるが，電子顕微鏡では糸球体上皮細胞の足突起の融合だけが見られる．
- ステロイドによく反応し予後良好である．

  b) 巣状糸球体硬化症　focal glomerulosclerosis（図 2-70）
- 成人の難治性ネフローゼ症候群を示し，高度の蛋白尿・血尿・高血圧を示す．
- 組織像では，メサンギウム基質の増加による糸球体硬化があるが，メサンギウム細胞の増加はない．
- 糸球体の変化は，腎髄質に近い糸球体から始まる．
- ステロイドに反応せず，いろいろな経過で腎不全に移行することが多い．

 4) 急速進行性糸球体腎炎症候群　rapidly progressive glomerulonephritis
  a) 半月体形成性糸球体腎炎　crescentic glomerulonephritis（図 2-71）
- 突然発症し，急激に悪化し，数週間から数カ月で急速に腎不全に陥る．
- 組織像では，著明な基底膜の破壊によるフィブリンなど大分子の漏出がボウマン囊の上皮細胞増殖を促し半月体を形成する．増殖細胞が糸球体

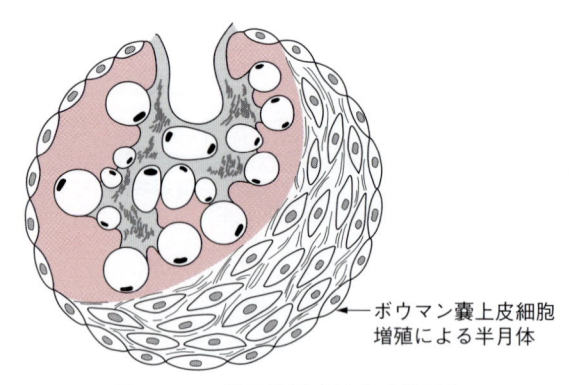

図 2-71 半月体形成性糸球体腎炎

血管の外部にあることより管外増殖性糸球体腎炎とも呼ばれる．
- 基底膜の破壊には，グッドパスチャー Goodpasture 症候群時の基底膜抗体，アレルギー性紫斑病性腎炎などの免疫複合体，好中球に対する自己抗体 ANCA が関与すると考えられている．

b. 続発性糸球体疾患
a）ループス腎炎　lupus nephritis（図 2-72）
- 全身性エリテマトーデス（SLE）は，7，8割で腎障害を伴いネフローゼ

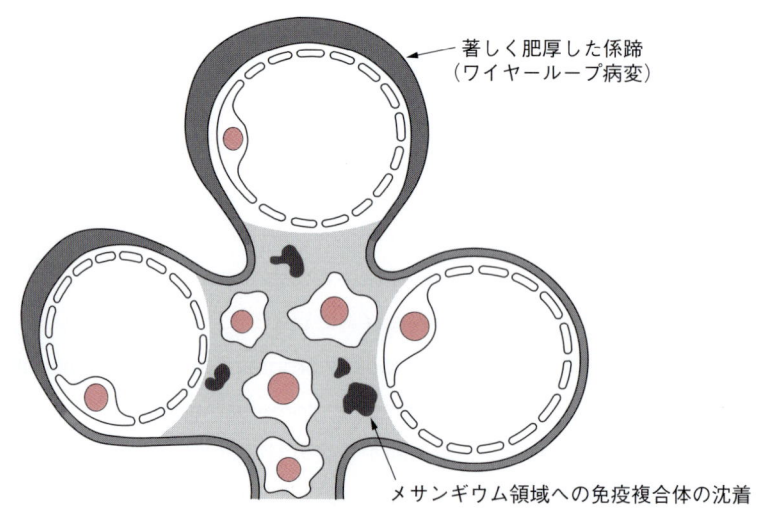

図 2-72 ループス腎炎

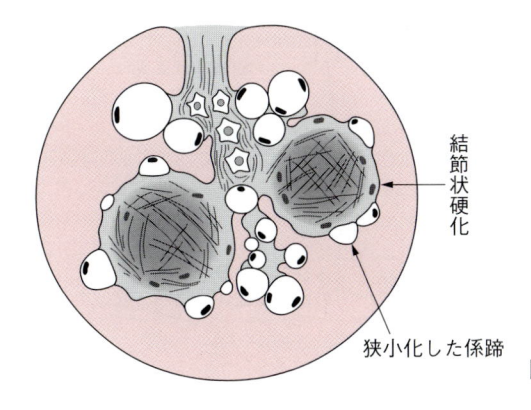

図2-73中の注記：結節状硬化／狭小化した係蹄

図2-73　糖尿病性腎症

症候群を示す．
- 抗二重鎖DNA抗体高値，血清補体値の低下が特徴で，本疾患の危険因子である．
- 組織像では，びまん性増殖性糸球体腎炎で，多種類の免疫グロブリンや補体からなる免疫複合体は糸球体毛細血管内皮下とメサンギウム領域のほか，上皮下にも沈着し，ワイヤーループ病変 wire loop lesion を形成する．

b）糖尿病性腎症　diabetic nephropathy（図2-73）
- 糖尿病では非酵素的糖化にもとづき全身の細動脈壁の肥厚・狭窄による腎障害・網膜障害・神経障害を起こす．
- 糖尿病患者の5割に腎症を発症し，最近の透析導入患者の第1位を占めている．
- 尿蛋白が徐々に増加し，多くの例が進行するとネフローゼ症候群を示す．
- 組織像では，糸球体のメサンギウム基質の増加により特徴的な結節状硬化像を示す．メサンギウム細胞の増加は目立たない．

c．腎血管障害による腎疾患
a）良性腎硬化症　benign nephrosclerosis（図2-74）
- 高血圧では，小動脈や細動脈の中膜や内膜の肥厚や線維化・硬化を示す．
- 腎臓では，小葉間動脈や糸球体直前の輸入動脈の内腔狭窄は糸球体虚血をきたし糸球体硬化を進行させる．進行するとこれに連続する尿細管も

図 2-74 良性腎硬化症

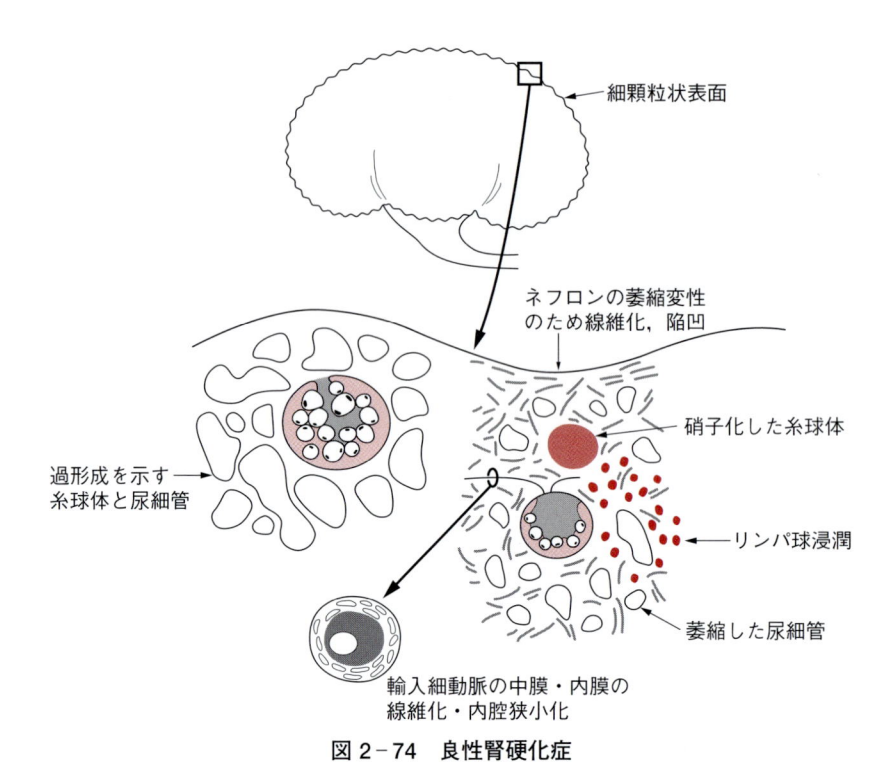

　萎縮する．逆に周囲の糸球体は過形成を示し結果として腎表面は細顆粒状を示す．徐々に腎臓全体が萎縮する．
- 経過は緩慢で予後良好である．
- 高脂血症が加わっていると腎硬化症は進行しやすい．

b）悪性腎硬化症　malignant nephrosclerosis
- 糸球体輸入動脈のフィブリノイド変性による内腔の著しい狭窄を示す．
- 急激な腎機能低下を示し腎不全に移行し予後不良である．

c）播種性血管内凝固症候群　disseminated intravascular coagulation（DIC）
- 白血病，広範な癌転移，敗血症時には細動脈や毛細血管に微小血栓が生じ糸球体や尿細管の虚血性壊死を起こし急性腎不全を発症する．

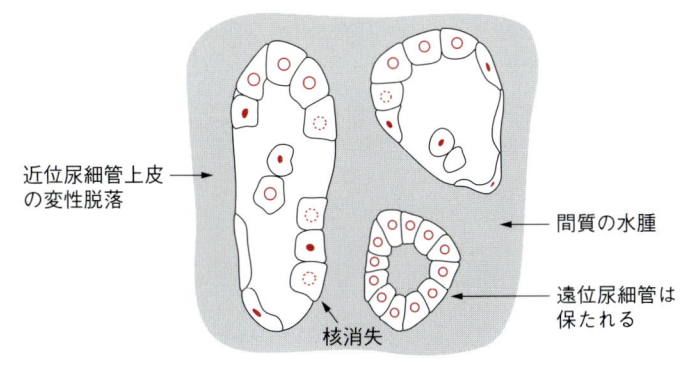

図 2-75 急性尿細管壊死

d. 尿細管間質性病変

a) 急性尿細管壊死　acute tubular necrosis（図 2-75）

- 型の異なった輸血時の溶血によるヘモグロビンや筋肉の挫傷によるミオグロビンによる尿細管障害や，抗生物質・抗真菌薬・抗腫瘍薬などによる尿細管障害による急性腎不全　acute renal failure 時に見られる．
- 交通事故や大量の出血による循環血液量減少によるショック時の急性尿細管壊死も重要である．

b) 腎盂腎炎　pyelonephritis（図 2-76）

- 悪寒・戦慄を伴う高熱，頻尿，腰痛などを示す．
- 前立腺肥大や尿路結石，腫瘍などにより尿の逆流を生じ，大腸菌が上行

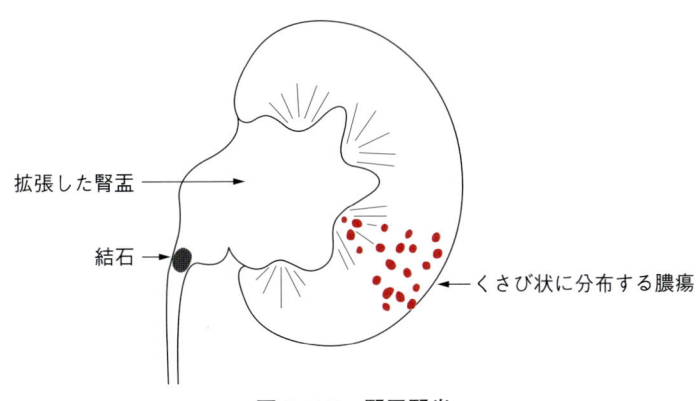

図 2-76 腎盂腎炎

性感染を起こすことが多い．その他，重篤な全身感染症や敗血症時に血行性に生じる場合もある．
- 若年者では女性に多く，高齢者では前立腺肥大によることが多く男性に発生する．
- 反復性の炎症により尿細管の破壊があるが，糸球体の変化は末期までない．
- 一側性あるいは病巣が偏り非対称性を示す．
- 腎臓の肉眼像では，慢性腎盂腎炎では深い不規則な瘢痕を形成する．

c）水腎症　hydronephrosis
- 先天性尿路狭窄や前立腺肥大症による尿道圧迫，尿路結石や腫瘍による尿の通過障害が主な原因である．
- 持続的な尿うっ滞により尿管の拡張，腎盂の拡張，尿細管の拡張・破壊があり，徐々に腎実質が萎縮し菲薄化する．
- 通常は腎盂腎炎を合併する．

e.　腎腫瘍
a）腎細胞癌　renal cell carcinoma（グラビッツ　Grawitz 腫瘍）
（図 2-77）
- 腎腫瘍の 85％を占め，成人男性に発生する．

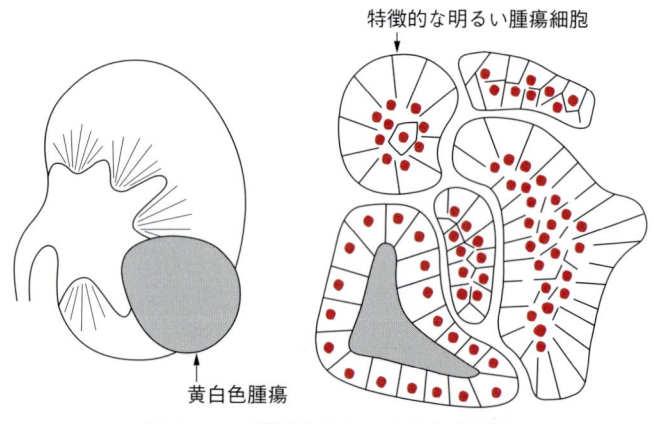

図 2-77　腎細胞癌のマクロと組織図

図 2-78　腎芽腫

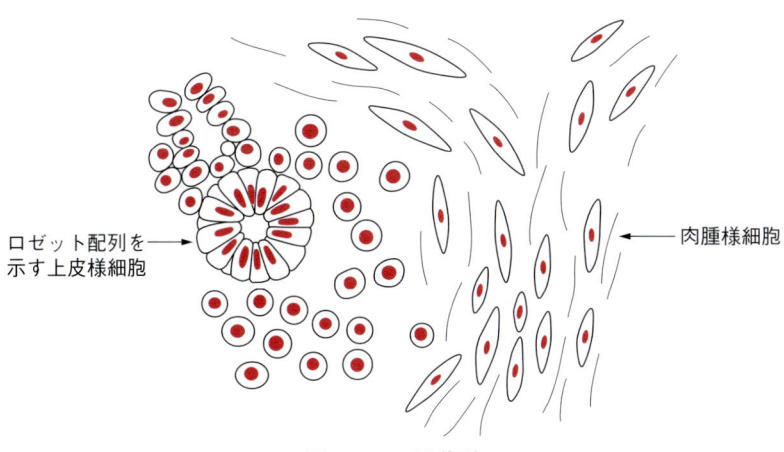

（図中ラベル：ロゼット配列を示す上皮様細胞／肉腫様細胞）

- 進行すると血尿，側腹部腫瘤，疼痛などを示す．
- 静脈侵襲を起こしやすく，肺，肝臓，骨に転移しやすい．
- 境界明瞭な充実性腫瘍，黄白色調の肉眼割面像を示す．
- 尿細管細胞由来である．
- 組織像では，特徴的な大型明細胞の胞巣状構造を示し，転移巣で発見されることもある．

b）腎芽腫　nephroblastoma（ウィルムス　Wilms 腫瘍）（図 2-78）
- 小児に発生する腫瘍で，75％は 5 歳以下に発生する．
- 腹部腫瘤で発見されることが多い．
- 組織像では，肉腫様構造と上皮様構造の混在した両組織が認められ，胎児組織に類似する．上皮様細胞は花冠ロゼット状配列を示す

f. 下部尿路疾患
　a）膀胱炎　cystitis，尿道炎　urethritis
- 急性膀胱炎は大腸菌感染によることが多い．
- 若い女性に多い．発熱，下腹部痛，残尿感，頻尿を示す．
- 尿道炎はクラミジアや淋菌の感染による．
- 進行すると腎盂腎炎に罹ることもある．

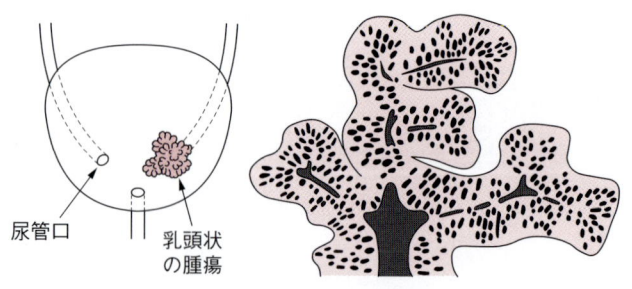

図 2-79　尿管口に発生した膀胱癌と組織像
（尿路上皮癌，移行上皮癌）

b）尿路結石症　urolithiasis

- 腎結石，尿管結石，膀胱結石，尿道結石に分類されるが，腎盂内に発生することが多い．
- シュウ酸カルシウム結石が大半を占め，リン酸マグネシウムアンモニウム結石，尿酸結石などがある．
- 背部疝痛，血尿，結石排出を主徴とし，脱水，尿流停滞が成因である．
- 膀胱炎や腎盂腎炎を合併しやすい．
- 扁平上皮化生を生じ，扁平上皮癌が発生する危険性もある．

c）腎盂癌　renal pelvic carcinoma，膀胱癌　bladder carcinoma
（図 2-79）

- アニリン化合物や喫煙，鎮痛薬との関連性が言われている．
- 高齢者，男性に多く，無痛性血尿を主訴とする．
- 尿管口近くに発生すると水腎症や腎盂腎炎を示す．
- 内腔側に乳頭状や花野菜状に増殖することが多く，多発性が多い．
- 組織学的には，6 層以上の腫瘍細胞よりなる肥厚した移行上皮の増殖よりなる尿路上皮癌　urothelial carcinoma〔移行上皮癌　transitional cell carcinoma（TCC）〕である．
- 腫瘍の多くは乳頭状を示すが，明らかな腫瘍を示さない上皮内癌タイプもある．
- 腫瘍細胞が尿中に剥離し，細胞診で発見されやすい．

＜増田高行＞

6 生殖器・乳腺

1 男性生殖器

- 男性生殖器は陰茎,精巣,前立腺などから構成される.
- ここでは精巣・前立腺の疾患に焦点をあてて概説する.

a. 精巣の疾患　testicular tumor

1）精巣腫瘍

- 精巣腫瘍に良性のものは少ない.また,その大半は胚細胞腫瘍である.

　a）セミノーマ

- セミノーマ　seminoma は悪性胚細胞腫瘍の中では最もよくみられる組織型である.卵巣の未分化胚（細胞）腫と同様の組織所見を示す.
- 精巣は無痛性肥大を呈し,30歳代に好発する.腹部リンパ節に転移しやすいが,放射線療法,化学療法が有効な症例が多い.

　b）その他の腫瘍

- セミノーマ以外には

　　・胎児性癌　embryonal carcinoma

　　・卵黄嚢腫瘍　yolk sac tumor（内胚葉洞腫瘍　endodermal sinus tumor）：血清アルファーフェトプロテイン　alpha-fetoprotein（AFP）は有用な腫瘍マーカーである.

　　・奇形腫　teratoma

　　・絨毛癌　choriocarcinoma：hCG が腫瘍マーカーである.

などがあるが,これらはセミノーマをふくめ,しばしば2種類あるいはそれ以上の組織型の組み合わせで1つの腫瘍を形成する.これを混合性胚細胞腫瘍という.

2）非腫瘍性疾患

- 精巣,陰嚢にみられる非腫瘍性疾患の主なものは表2-13に示してある.

表 2-13　精巣の非腫瘍性疾患

停留精巣　cryptorchism
　　・発育障害のために精巣が陰囊に下降しない状態
　　・セミノーマなどの胚細胞腫瘍の発生頻度が高い
精索捻転　tortion of spermatic cord
　　・捻転による血流途絶により精巣は壊死におちいる
陰囊水腫（精巣水瘤）hydrocele
　　・漿液性内容液をふくむ陰囊の貯留囊胞
　　・先天性の場合があるが，多くは原因不明
精液瘤　spermatocele
　　・精巣内に生じる精子をふくむ囊胞
精巣萎縮　atrophy of testis
　　・加齢などで生じる
　　・多くは原因不明

b. 前立腺の疾患　prostatitis

- 前立腺の主な疾患としては，前立腺炎，前立腺肥大症，腺癌がある．

1）前立腺炎　prostatitis

- 前立腺炎の多くは非特異性炎症である．

2）前立腺肥大症　benign prostatic hypertrophy（BPH）

- 前立腺肥大症は多くの高齢男性に生じる増殖性の疾患で，排尿障害をひき起こす．
- エストロゲンが前立腺の上皮・間質両成分の結節形成性増生をうながすために生じる病変と考えられている．
- 経尿道的前立腺摘除術（TUR-P）で軽快する．

3）腺癌　adenocarcinoma

- 前立腺癌の発生は近年急速に増加している．前立腺癌のほとんどは腺癌である．高齢男性に好発する．
- 組織学的分化度によるグリソン　Gleason スコアにより分類されることが多い．高分化なほど（スコア数が少ないほど）ホルモン療法が効果的である．
- 血清の前立腺特異抗原　prostate specific antigen（PSA）値は前立腺癌の発見や治療後の経過観察にはきわめて有用な腫瘍マーカーである．

- 前立腺癌の中には微小なままにとどまり，臨床的な症状・所見を示さないものが少なくない．その頻度は，日本人成人男性では少なくとも10％以上にはみられるという．
- 患者に自覚症状がなく，剖検で初めて見出される前立腺癌も多い．これらはラテント癌 latent cancer とよばれる．

2 女性生殖器

a. 下部生殖器の疾患

- 外陰・腟・子宮頸部の疾患は共通するものが少なくないので下部生殖器の疾患として一括される．
- 炎症，腫瘍および腫瘍類縁疾患がその中心となる．

1）性感染症　sexually transmitted disease（STD）

- 性交によって感染する疾患は性感染症と総称される．
- 従来より性病と認識されていた古典的性病は法定性病として淋病 gonorrhea，梅毒 syphilis，軟性下疳 chancroid，第4性病（鼠径リンパ肉芽腫）lymphogranuloma venareum があげられる．
- 性器に局限する疾患としてはヘルペス herpes やコンジローマ condyloma，クラミジア症 chlamidiasis などがある（表2-14）．
- このほか，全身性疾患として発症するものに
  - エイズ　AIDS
  - B型肝炎　hepatitis type-B

表2-14　性器に限局する性感染症

性器ヘルペス　genital herpes
鼠径肉芽腫　inguinal granuloma
尖形コンジローマ　condyloma acuminatum
非淋菌性尿道炎　nongonorrheal urethritis
伝染性軟属腫　molluscum contagiosum
トリコモナス症　trichomoniasis
カンジダ症　candidiasis
ヘモフィルス腟炎　hemophyilus vaginitis
白癬症　tricophytosis
毛虱症　pediculosis pubis

- ・サイトメガロウイルス感染症　cytomegalovirus infection
- ・B群β溶連菌感染症

などがある．

- 腟炎としてはカンジダ症，次いでトリコモナス症が多い．カンジダ症は腟の常在菌であるカンジダ アルビカンス *Candida albicans* によるものであるが，性感染症としても発生する．

2）子宮頸管炎　cervicitis

- 非特異性に生じる子宮頸部の炎症で，多くの女性にみられるものを子宮頸管炎という．一般的には慢性反応のかたちをとる．
- 表層の上皮が扁平上皮に変化する扁平上皮化生　squamous metaplasia（epidermization）をしばしば伴う．
- 限局性に一部の組織が内腔側に隆起したものが頸管ポリープ　cervical polyp である．表層にびらんを起こしやすい．このポリープは腫瘍ではない．

3）異形成　dysplasia

- 子宮頸部の表層をおおう扁平上皮の核や細胞に異型性　atypia が生じるが，その程度が癌にみられるほどの高度なものではない場合，これを異形成（ディスプラジー）とよぶ．
- 異形成は扁平上皮・円柱上皮境界部　squamo-columnar junction（SCJ）近傍に発生することが多い．異型性の程度により
    - ・軽度異形成　mild dysplasia：異型細胞の出現が表層被膜扁平上皮層の基底膜側 1/3 以内にみられる．あるいは，コイロサイトーシス koilocytosis のみがみられる．
    - ・中等度異形成　moderate dysplasia：異型細胞の出現が表層被膜扁平上皮層の基底膜側 2/3 にまでみられる．
    - ・高度異形成　severe dysplasia：異型細胞の出現が表層被膜扁平上皮層に及ぶ．

  の3段階に分けられる（表2-15）．
- 異形成はヒト乳頭腫ウイルス　human papilloma virus（HPV）感染により生じるとされている．軽度異形成の項でのべたコイロサイトーシスは HPV 感染所見の1つで，核は扁平化，二核化などの変化を示すとともに

表 2-15　子宮頸部の扁平上皮系腫瘍と関連病変
（子宮頸癌取扱い規約，第 2 版）

(1) 扁平上皮乳頭腫　squamous papilloma
(2) 尖形コンジローマ　condyloma acuminatum
(3) 頸部上皮内腫瘍　cervical intraepithelial neoplasia（CIN）：
　　異形成−上皮内癌 dysplasia-carcinoma in situ
　　（扁平上皮内病変　squamous intra-epithelial lesions: SIL）
　　　1. 軽度異形成　mild dysplasia（CIN1）（軽度 SIL）
　　　2. 中等度異形成　moderate dysplasia（CIN2）（高度 SIL）
　　　3. 高度異形成　severe dysplasia（CIN3）（高度 SIL）
　　　4. 上皮内癌　carcinoma in situ（CIS）（CIN3）（高度 SIL）
(4) 扁平上皮癌　squamous cell carcinoma
　　a. 微小浸潤癌　microinvasive carcinoma
　　b. 浸潤癌　invasive carcinoma
　　　1. 角化型　keratinizing
　　　2. 非角化型　non-keratinizing
　　　3. その他

核周囲に広い明庭を形成する（図 1-64 参照）．

- HPV は 80 種以上の亜型が知られている．軽度異形成ではこれらのうち 6 型，11 型が，高度異形成では 16 型，18 型などがみられる．16 型，18 型は後でのべる癌でも発現率が高い．
- 異形成は放置すると消失することが多いが，症例によっては異型度が増し，癌が生じる場合もあるので臨床的には厳重な経過観察ないし治療が行われる．

4）上皮内癌 carcinoma *in situ*（CIS）

- 間質への浸潤を示さない段階の癌で，発生母地となった上皮内にとどまっているものを上皮内癌とよぶ．組織学的には扁平上皮癌であり，厳密には上皮内扁平上皮癌とよばれるべきものである．
- 癌巣と間質の境界部にある基底膜 basemenet membrane が保たれている点が特徴である．
- 主に子宮頸部にみられる．適切な治療が行われればすべての症例で治癒可能である（5 年生存率 100 %）．
- 上皮内癌が自然に消失することはなく，放置すれば異形成とは異なり，

浸潤を伴う扁平上皮癌となる．

5）扁平上皮癌　squamous cell carcinoma

- 外陰・膣・子宮頸部に発生する癌で最も多いものはいずれの部位でも扁平上皮癌である．
- 上皮内癌の時期をこえると，間質内に浸潤性増殖を示し，やがてリンパ行性ないし血行性転移を示すようになる．
- HPV 感染が関与している癌と考えられており，16，18，31，33 型がしばしば検出される．ウイルス蛋白 E6，E7 が $p53$，Rb 遺伝子産物に各々結合してその作用を不活性化させ，発癌をうながすとされている．

6）その他の癌

- 扁平上皮癌以外にもそれぞれの部位では，特徴のある癌が発生する．

a）外陰：乳房外パジェット病　extramammary Paget's disease

- 扁平上皮内に PAS 陽性の広い細胞質をもつパジェット　Paget 細胞（癌細胞）がみられ，間質浸潤を示す．乳房のパジェット病は上皮内にとどまる病変だが，乳房外に発生したものはしばしば死をまねく．

b）膣：明細胞腺癌　clear cell adenocarcinoma

- 妊娠中にジエチルスチルベストロール　diethylstilbestrol（DES）を投与された妊婦から生まれた女児が思春期にいたって膣に明細胞腺癌を発生する．

c）膣：ぶどう状肉腫　sarcoma botryoides

- まれながら小児に発生する横紋筋肉腫の 1 型．外向性に増殖する様子があたかもぶどうの房状であるためにこの名がある．

d）子宮頸部：腺癌　adenocarcinoma

- 子宮頸部原発悪性腫瘍の 10％ないしそれ以上を占める．扁平上皮癌とくらべて予後不良である．HPV が発現している症例もある．

b．子宮体部の疾患

- 子宮体部は子宮内膜と子宮筋層に分かれる．
- 子宮内膜では炎症，子宮内膜の過剰増殖，子宮内膜癌が重要な疾患である．子宮筋層の疾患で頻度の高いものには腺筋症，子宮筋腫がある．
- 子宮筋層の癌は，多くは子宮内膜癌の浸潤による二次的な病変である．

1）子宮内膜炎　endometritis

- 種々の原因が子宮内膜の炎症，すなわち子宮内膜炎を形成する．
- 結核性子宮内膜炎は不妊をうったえる患者に時にみとめられる．

2）腺筋症　adenomyosis

- 子宮は腫大し，子宮内膜組織が腫大した筋層内に島状に分布している病態を腺筋症という．30歳〜50歳代女性に好発する．月経困難症を伴うことが多い（図 2-80）．

3）子宮筋腫　uterine myoma

- 子宮の平滑筋の良性腫瘍で，組織学的には平滑筋腫　leiomyomaである．子宮筋層に発生するものがほとんどである．エストロゲンに対する感受性がある．閉経後では腫瘍の増大は停止し，萎縮傾向を示す．他方，妊娠中にさらに増大することがある．
- 発生頻度は高く，またしばしば多発性である．

4）子宮内膜の過剰増殖

- 子宮内膜の過剰増殖を呈しかつ，細胞異型のないものは子宮内膜増殖症とよばれる．細胞異型が確認されたものは子宮内膜異型増殖症という．

a）子宮内膜増殖症　endometrial hyperplasia

- エストロゲン作用の過剰により発生する．ホルモンバランス失調を背景

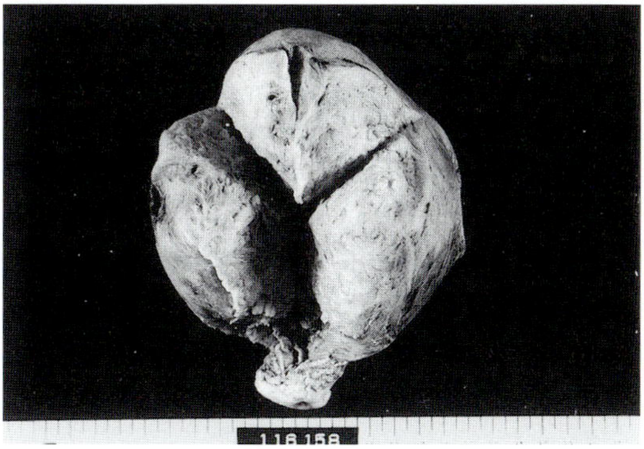

図 2-80　腺筋症
12°方向で内腔がひらかれた子宮．子宮は全体に腫大している．筋層内に黒色の点状にみられる部分は出血した異所性子宮内膜組織である．

にした良性病変である．

b) 子宮内膜異型増殖症　atypical endometrial hyperplasia

- 細胞異型が高度なために腺癌との鑑別が問題となる病態である．良性と悪性の中間的な病態（境界病変）がふくまれていると考えられている．
- 放置すると腺癌が生じる危険性もあるために，臨床的には厳重な扱いをうける．

5) 子宮内膜癌　endometrial carcinoma

- 子宮内膜に原発する癌腫は子宮内膜癌と総称される（表2−16）．
- この中では類内膜腺癌　endometrioid adenocarcinoma の頻度が最も高い．
- 類内膜腺癌は，近年増加の傾向にある．エストロゲンが癌の発生・進展に関与していると考えられている．
- 異型子宮内膜増殖症の経過中に発生することがある．また，類内膜腺癌と異型子宮内膜増殖を合併していることもしばしばみとめられる．
- 組織学的分化度の違いによってさらに G1，G2，G3 に分類される．G1 症例は G3 症例よりも予後良好である．

6) 癌肉腫　carcinosarcoma

- 子宮体部原発の悪性腫瘍で類内膜腺癌に次いで頻度の高いものは癌肉腫である．子宮内腔側にむかって限局性隆起性増殖を示す特徴がある．腫

表 2-16　原発性子宮体癌の主な組織型
（子宮体癌取扱い規約，第 2 版）

1. 悪性上皮性腫瘍（子宮内膜癌）　endometrical carcinoma
    a) 類内膜癌　endometrioid carcionoma
        (1) 類内膜腺癌　endometrioid adenocarcinoma
        (2) 扁平上皮への分化を伴う類内膜腺癌　endometrioid adenocarcinoma with squamous differentiation
    b) その他
2. 悪性間質性腫瘍
    a) 子宮内膜間質肉腫　endometrial stromal sarcoma
    b) 平滑筋肉腫　leiomyosarcoma
3. 悪性上皮性・間質性腫瘍
    a) 癌肉腫　carcinosarcoma
    b) その他

瘍には広い範囲に出血，壊死が随伴する．
- 組織学的には癌腫成分と肉腫成分が同一腫瘍内に混在した混合腫瘍 mixed tomor である．
- 類内膜腺癌にくらべると予後は不良である．

c. 付属器の疾患
- 卵巣の病変の多くは腫瘍である．このほか，子宮内膜症，子宮外妊娠，骨盤内炎症性疾患などが重要である．

1）卵巣腫瘍　ovarian tumor
- 卵巣に発生する腫瘍はきわめて多彩であり，かつ多くの組織型がふくまれる（表2-17）．
- これらを理解するためには，(a) 良・悪性の違い，(b) 発生母地の違いの2つの立場が軸となっていることにまず目をむけよう．

a) 良・悪性の違い
- 腫瘍は良性 benign，悪性 malignant の2つのカテゴリーに分けること

表2-17　主な原発性卵巣癌
（卵巣腫瘍取扱い規約）

Ⅰ．表層上皮性・間質性腫瘍
 1. 漿液性嚢胞腺癌　serous cystadenocarcinoma
 2. 粘液性嚢胞腺癌　mucinous cystadenocarcinoma
 3. 類内膜腺癌　endometrioid adenocarcinoma
 4. 明細胞腺癌　clear cell adenocarcinoma
 5. 悪性ブレンナー腫瘍　malignant Brenner tumor
Ⅱ．性索間質性腫瘍
 1. 顆粒膜細胞腫　granulosa cell tumor
Ⅲ．胚細胞腫瘍
 1. 未分化胚（細胞）腫　dysgerminoma
 2. 卵黄嚢腫瘍　yolk sac tumor
  （内胚葉洞肺腫　endodermal sinus tumor）
 3. 胎児性癌　embryonal carcinoma
 4. 絨毛癌　chriocarcinoma
 5. 未熟奇形腫　inmature teratoma
Ⅳ．その他

が一般的であるが，これに加えて卵巣腫瘍では境界悪性 borderline malignancy, low potential malignancy（LPM）という概念が用いられている．
- 境界悪性腫瘍は良性・悪性腫瘍の中間に位置づけられるものである．これは卵巣腫瘍独特のもので次の4項目によって組織学的に特徴づけられている．
    - ①上皮細胞の重層化
    - ②腫瘍細胞集団の内腔への分離増殖
    - ③同一細胞型における良性と悪性の中間的な核分裂活性と核異型
    - ④間質浸潤の欠如
- 境界悪性腫瘍は病変部の切除によりほとんどの症例は治癒するが，少数ながら腹膜播種を示すものもある．

b）発生母地による違い
- 発生母地の違いにより，卵巣腫瘍は
    - ①表層上皮性・間質性腫瘍
    - ②性索間質性腫瘍
    - ③胚細胞腫瘍
    - ④その他

に大別される．つまり，卵巣をおおっている表層上皮，胚細胞およびそれ以外の部位に分けて分類される．
- 卵巣腫瘍の代表として漿液性腫瘍/粘液性腫瘍の1つをとりあげよう．
漿液性腫瘍 serous tumor，粘液性腫瘍 mucinous tumor は表層上皮性・間質性腫瘍の代表的な腫瘍で，両者をあわせると卵巣腫瘍の中では最も高頻度を占める．
良性・境界悪性・悪性のいずれもが存在する．それぞれ分泌物が漿液性，粘液性の違いがあり，細胞形態も異なるが，基本的には腺系の腫瘍（腺腫 adenoma，腺癌 adenocarcionoma）である．
- この他，主な組織型だけでも表2-17のように多数にのぼる．

2）子宮内膜症 endometriosis
- 子宮以外の部位に子宮内膜組織が異所性に存在するものを子宮内膜症という．卵巣に多くみとめられるほか，腹膜内やリンパ節などにもしばし

ば見出される．
- 卵巣では異所性子宮内膜組織の出血により出血性貯留嚢胞がしばしば形成される．これはチョコレート嚢胞 chocolate cyst とよばれる．

3）骨盤内炎症性疾患　pelvic inflammatory disease（PID）
- クラミジア，淋菌などが卵管を経由して腹腔内に感染巣を形成し，骨盤腹膜炎，付属器炎などをひき起こすことがあるが，これらを総称して骨盤内炎症性疾患という．性感染症（STD）と関連のある疾患である．

4）子宮外妊娠　ectopic pregnancy
- 卵管妊娠 tubal pregnancy など子宮以外での妊娠が成立することがある．血清・尿中のヒト絨毛性ゴナドトロピン human chorionic gonadotropin（hCG）値は高値となる．

d. 胎盤の疾患
- 妊娠異常の代表的病態である子宮外妊娠は前項でのべた．
- 胎盤の疾患には絨毛性疾患とよばれる胞状奇胎，侵入奇胎，絨毛癌などがふくまれる．

1）胞状奇胎　hydatidiform mole
- 子宮腔内にぶどうの実のような嚢胞状構造物が充満し，あたかもぶどうの房様にみえる胎盤絨毛の異常は胞状奇胎とよばれる．
- 染色体の核型は46XXがほとんどである．hCGは高値を示す．後に絨毛癌が発生することがあるので，患者は厳重な経過観察をうけることになる．

2）絨毛癌　choriocarcinoma
- 絨毛癌はトロホブラストの癌で，胞状奇胎を経験した患者に生じることが多いが，流産や正常分娩後にも生じることがある．この他，妊娠とは無関係に発生する場合もある．
- hCGは高値を示すので，腫瘍マーカーとなる．
- 早期から，肺転移を起こしやすいが，メトトレキサート methotrexate などの化学療法がきわめて有効である．

3 乳腺

- 女性の乳癌患者の増加傾向が顕著になるとともに乳腺患者に対する国民の注目も年々増しつつある．
- 腫瘍形成性の主な疾患としては乳腺症，線維腺腫，乳癌が重要である．

1）乳腺症　mastopathy

- 乳腺症では，エストロゲンの影響のもとで乳腺組織を構成する上皮・間質双方の細胞がそれぞれに種々の増殖を示すことにより腫瘍を形成する．ただしこの変化は，腫瘍性増殖ではない．
- 25歳から50歳の間の女性の乳腺腫瘤としては，乳腺症が最も多い．思春期や閉経後ではまれである．

2）線維腺腫　fibroadenoma

- その名が示すように，上皮・間質両成分の腫瘍性増殖がみとめられる混合腫瘍である．
- 25歳以下の女性の乳腺腫瘍の中では最も頻度が高い．良性腫瘍であるので，正常部との境界は明瞭である．

3）乳癌　breast cancer

- 乳癌は女性に好発する癌の1つである．閉経後女性の乳腺の腫瘍形成性疾患の中では最も頻度が高い．
- 乳腺の上外側区域に最もよく発生し，腋窩リンパ節，肺，骨，肝，脳などに転移しやすい．
- 浸潤の有無により

    ・非浸潤癌　noninvasive carcinoma
    ・浸潤癌　invasive carcinoma

    に分けられる．
- 組織学的には乳管（導管）由来の腺癌である乳管癌　ductal carcinoma が最も多い．
- エストロゲン・プロゲステロン受容体を発現している場合は予後がよいとされており，術後再発時に抗エストロゲン療法の対症療法としての効果が期待できる．その他の予後因子としてはc-erbB2（HER-2/neu）の測定が一般化している．高発現症例は予後不良である．　　　＜坂本穆彦＞

7 造血器系

1 骨髄 bone marrow

a. 骨髄の構造（図2-81）

骨は骨梁とその間を埋める骨髄とからなる．造血の主体を担う臓器である骨髄には，赤芽球系，顆粒球系，骨髄巨核球系の3系統の造血細胞のほか，マクロファージや脂肪細胞が混在して存在する．栄養血管は骨皮質を貫通して骨髄に入って毛細血管まで分岐し，直接静脈洞に流れ込む．骨髄内で分化，増殖した造血細胞は，血流に乗って全身に送り出される．

b. 赤血球の疾患 red blood cell disorders

1）貧血 anemia

貧血とは，全循環赤血球量が正常以下に減少した状態のことを指し，全体として血液の酸素運搬能は低下している．赤血球数のみならず血液のヘ

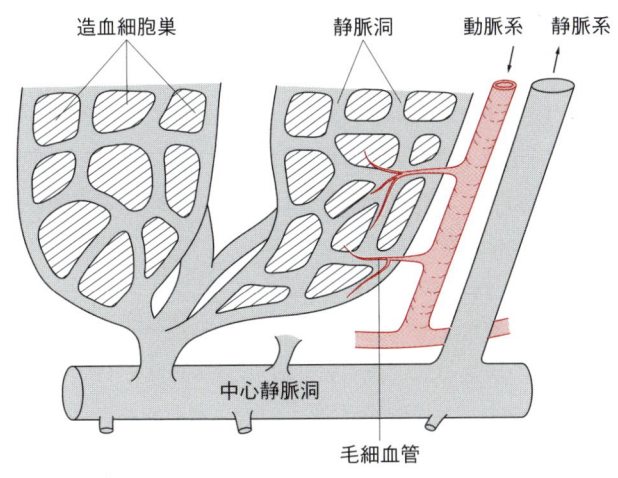

図2-81 骨髄の構造の模式図

マトクリット（Ht）値やヘモグロビン（Hb）濃度も正常以下となる．貧血は，出血，赤血球の破壊の亢進，あるいは産生減少などによって生じる．

　a) 出血：失血による貧血　blood loss

　出血によって血液が失われれば貧血が生じる．出血後直ちに血液希釈が始まり，その効果は 2, 3 日以内に最高に達し，失血量の程度がわかる．

　b) 赤血球破壊の亢進：溶血性貧血　hemolytic anemia

　正常の赤血球寿命は約 120 日である．この赤血球寿命の短縮に関連する貧血を溶血性貧血といい，赤血球に内在する欠陥（球内性，通常は先天性），あるいは外的に作用する因子（球外性，一般に後天性）によって起こる．

　すべての溶血性貧血では
- 赤血球破壊の亢進
- 代償性の赤血球造血亢進による網状赤血球増多症
- 鉄を含む赤血球破壊産物の体内貯留

がみられる．

　先天性溶血性貧血には，遺伝性球状赤血球症（膜蛋白に異常），鎌状赤血球貧血（異常ヘモグロビン），サラセミア（グロビン合成低下）などがあり，後天性溶血性貧血としては，自己免疫性溶血性貧血（抗赤血球抗体による溶血），赤血球の機械的損傷による溶血性貧血（心臓の人工弁など），マラリア（原虫感染に伴う赤血球破壊）などがある．

　c) 赤血球造血の低下による貧血

　①鉄欠乏性貧血　iron deficiency anemia

　先進国では人口の 10 ％に貧血があると見積もられているが，その大部分は鉄欠乏性貧血である．不充分な食餌摂取量，吸収不良，慢性出血などがあると鉄分が不足するため赤血球産生が充分に行われず，貧血が生じる．赤血球は小球性で低色素性である．

　②巨赤芽球性貧血　megaloblastic anemia

　巨赤芽球性貧血には葉酸塩欠乏によって起こるものと，ビタミン B_{12} 欠乏によって起こるものがある．これらのビタミンは何れも DNA 合成に必須であるため，その欠乏があると核の成熟や細胞分裂が遅延するが，RNA や細胞小器官の合成は正常通りに進行する．赤芽球系前駆細胞では核成熟が遅れた期間も蛋白合成が続くため赤芽球は大型化し（巨赤芽球という），異常

に大きな赤血球（大赤血球）が産生される．他方，顆粒球系細胞でも同様な現象が起こり，細胞は大型化し（巨大後骨髄球），過分節好中球が認められる．

③再生不良性貧血　aplastic anemia

再生不良性貧血は，骨髄多能性幹細胞の分化・増殖が抑制された結果，汎血球減少症（貧血，好中球減少症，血小板減少症）をきたす疾患である．半数以上は原因不明で，特発性と呼ばれる．二次性のものとしては，全身性の放射線照射（例えば核施設の事故によるような）や骨髄毒性薬剤を使用した場合に起こるものがある．典型例の骨髄では造血細胞が著明に減少して低形成性となり，骨髄腔の 90 ％以上が脂肪細胞で占められるようになる．

④腎疾患時の貧血　anemia in renal disease

腎でのエリスロポエチン産生が低下して赤血球造血を刺激する因子が不足するため，貧血を生ずる．

d）貧血の検査所見　laboratory findings of anemia

貧血は赤血球数の減少，ヘモグロビン量の低下やヘマトクリット値の低下によって診断される．貧血のみが症状の場合には，以下のような末梢血の検査をすることによってその原因を確定できることが多い．

末梢血塗抹検査により，貧血は小球性低色素性，正球性正色素性，および大球性高色素性の 3 つの形態学的亜群に大別される．鉄欠乏性貧血では小球性，巨赤芽球性貧血では大球性，そのほかの多くの貧血は正球性を示すので診断の大きな手掛かりとなる．加えて，球状赤血球，鎌状赤血球，破片赤血球などの形態異常も，病因の手がかりとなる．ヘモグロビン異常症が疑われる場合には，電気泳動によってヘモグロビン S のような異常ヘモグロビンを検出することができる．また，赤血球溶血が免疫学的機序によるものかどうかは，クームス試験（抗赤血球抗体の存在を証明する検査）によって確認することができる．

網状赤血球数は貧血の原因を考察する上で非常に有用である．この測定は簡単なものだが，網状赤血球が少なければ貧血の成因が赤血球産生の障害にあり，あるいは逆に増加していれば赤血球破壊の亢進による貧血であることがわかる．

血清鉄や葉酸塩およびビタミン B_{12} 値の測定によって，鉄欠乏性貧血・巨赤芽球性貧血の診断が可能になる．また，非抱合型高ビリルビン血症が見られる場合，溶血性貧血と診断することができる．血清ビリルビンよりもずっと感度が鋭敏なのは血清ハプトグロビンで，溶血性貧血では値が著明に低下する．

2）多血症　polycythemia

多血症は赤血球濃度の増加を示し，通常は赤血球数およびヘモグロビン値が上昇する．これには，血漿量の減少による血液濃縮といった相対的なものと全赤血球量が増加した絶対的なものとがある．相対的多血症は，水分喪失，遷延する嘔吐・下痢あるいは利尿薬の過剰投与などで起こる脱水の結果生じる．絶対的多血症には，骨髄系幹細胞の自律性増殖の結果として赤血球量の増加を来す原発性のもの（真性多血症，後述）と，高地での生活などのように体内のエリスロポエチン増量に反応して赤血球の増加を来すもの（二次性・続発性多血症）とがある．

c. 白血球の疾患　white blood cell disorders

1）白血球減少症　leukopenia

末梢血の白血球数の減少では好中球減少症が最もよくみられ，再生不良性貧血や種々の白血病における全般的な骨髄不全の一部分現象としてみられることもあるし，また様々な薬剤の副作用として起こることもある．

これに比べてリンパ球減少症の頻度はずっと少なく，先天性免疫不全症あるいは後天性免疫不全症候群（ヒト免疫不全ウイルス感染）の進行期やコルチコステロイドの治療を行った場合などのような特殊な状態で認められる．

2）反応性白血球増多症　reactive leukocytosis

白血球数の増加は種々の炎症状態でよくみられる反応で，細菌あるいは非細菌性の病原体の感染に伴って引き起こされることが多い．白血球増多症は，増加している白血球系細胞の種類をもとに以下のように分類される．

a）好中球増多症　neutrophilia
- 急性細菌性感染症一般（特に化膿性細菌による感染）
- 組織壊死（心筋梗塞，火傷など）

b) **好酸性白血球増多症（好酸球増多症） eosinophilia**
- 喘息，アレルギー性皮膚疾患（天疱瘡，疱疹状皮膚炎など）
- 寄生虫感染
- 薬剤反応
- ある種の悪性腫瘍（ホジキンリンパ腫など）
- 膠原病性血管炎や一部の血管炎

c) **好塩基性白血球増多症（好塩基球増多症） basophilia**
- まれではあるが，骨髄増殖性疾患の指標となる（慢性骨髄性白血病など）

d) **リンパ球増多症 lymphocytosis**
- 慢性免疫刺激を伴う多くの疾患（結核など）
- ウイルス感染

3) **白血球の腫瘍性増殖　neoplastic proliferation of white blood cell**

骨髄に起こる白血球の腫瘍性病変は，骨髄球系（顆粒球系）の腫瘍とリンパ球系・形質細胞系の腫瘍に大別される．

a) 骨髄球性腫瘍　myelogenous tumor

骨髄性腫瘍は造血幹細胞から起こり，正常骨髄細胞をびまん性に置換するように単クローン性の増殖を呈する．一般的に以下の3つのカテゴリーに大別される．

①急性骨髄（芽球）性白血病　acute myeloid leukemia（AML）

造血幹細胞から成熟血球細胞への分化過程のうち，骨髄球（顆粒球）系細胞の分化が初期骨髄球系細胞の段階で停止したために起こった腫瘍である．幼若な骨髄球系細胞（骨髄芽球）が骨髄中で増殖して正常成分を置換し，しばしば末梢血液中を循環する．

②慢性骨髄増殖性疾患　myeloproliferative disorder（MPD）

造血細胞に由来する腫瘍性クローンは最終分化までを行う能力を保持しているが，増殖が強いために分化の調節が行われない．以下の4疾患が含まれる．

- 慢性骨髄性白血病　chronic myeloid leukemia（CML）：著明な肝脾腫が特徴．増殖した腫瘍細胞に成熟障害はなく，好中球にまで分化するため，末梢血の著明な白血球増多を伴う．Ph染色体（第22染色

体の長腕の一部が第 9 染色体に転座したもの）が約 90 ％の患者に陽性．
- 骨髄線維症　myelofibrosis：骨髄の線維化と脾臓の腫瘍性の髄外造血（骨髄以外で造血細胞の分化・増殖が起こること）あり．
- 真性多血症　polycythemia vera：エリスロポエチン非依存性に赤芽球が増生し，赤血球の絶対量が増加する．
- 本態性血小板血症　essential thrombocytemia：血小板産生能のある骨髄巨核球の増生と血小板の増加．

b）リンパ球性腫瘍　lymphocytic tumor

①急性リンパ性白血病　acute lymphatic leukemia（ALL）

幼若なリンパ球（リンパ芽球）からなる悪性度の高い腫瘍で，主として小児および若年成人に起こる．広範な骨髄浸潤と末梢血への拡がりを特徴とする．

②慢性リンパ性白血病　chronic lymphatic leukemia（CLL）

腫瘍性の小リンパ球が多数末梢血中に流出する腫瘍．CLL は欧米では白血病の 30 ％を占めているが，日本では少ない．50 歳以上に多い．

c）形質細胞性腫瘍　plasma cell tumor

単一クローンのイムノグロブリン分泌細胞が増殖する多発性骨髄腫　multiple myeloma は中年から高齢者に最も好発する．骨髄では腫瘍性の形質細胞が増殖し，通常全身の骨格系に多巣性の骨融解像がみられ，骨痛，病的骨折や高カルシウム血症が生じる．

d．出血性疾患　hemorrhagic disorders

臨床的に自然出血あるいは何らかの刺傷後（例えば，外傷や外科的処置）の異常出血を特徴とする．異常出血にはその原因として，
- 血管壁の欠陥
- 血小板の減少ないしは機能障害
- 血液凝固機構の異常

がある．出血性疾患が上記のどの病態をもとに起こっているかを評価する目的で，以下のようなさまざまな検査法が用いられる．

a）出血時間　bleeding time

標準化された皮膚穿刺に対して出血が止まるまでの時間を表す．分単位で測定され，小さな血管損傷に対する生体の血小板反応の評価である．正常値は 2 〜 9 分である．血小板の数や機能に異常があると異常値を示す．

b）血小板数　platelet number

抗凝固薬を加えた血液で自動血球計数器を用いて測定する．正常値は 150 〜 450 × 10^3/mm^3 である．

c）プロトロンビン時間　prothrombin time（PT）

外因系および共通系凝固経路が充分かどうかを検査するもので，秒単位で測定される．外因性に加えた組織トロンボプラスチンと Ca^{++} イオンの存在下で，血漿が凝固するまでの時間を表す．第 V・第 VII あるいは第 X 因子，またはプロトロンビン・フィブリノーゲンなどの欠乏により，PT の延長がみられる．

d）部分トロンボプラスチン時間　partial thromboplastin time（PTT）

内因系および共通系凝固経路が正常であるかどうかを評価するための検査である．カオリンやセファリン・カルシウムの存在下で，血漿が凝固するまでの時間を（秒単位で）測定する．第 V・第 VIII・第 IX・第 X・第 XI あるいは第 XII 因子，またはプロトロンビン・フィブリノーゲンの欠乏などにより PTT の延長が生じる．

つぎに異常出血を起こす代表的な疾患について簡単に説明する．

1）播種性血管内凝固　disseminated intravascular coagulation（DIC）

播種性血管内凝固は，血栓が形成されることによって出血が起こりやすくなる疾患で，種々の疾患に続発して発症する．血管内で凝固系の活性が高まった結果，全身の微小循環系に血栓が形成されるのが特徴である．広範な血栓形成によって血小板や凝固因子が消費されるために，これらが不足して出血が起こりやすくなる．同時に二次的な線維素溶解系の活性化も起こる．従って，DIC の病態としては，

- 多数の微小血栓によってもたらされる組織低酸素症や微小梗塞（血流が不足することによって組織が壊死する）
- 止血に必要な因子の消費に起因する出血（血小板や凝固因子の不足に

よる)
- 線維素溶解現象の異常な亢進

が組み合わさって出現する（図2-82）．

2）血小板減少症　thrombocytopenia

血小板減少症では特発性出血，出血時間の延長がみられるが，PTおよびPTTは正常である．一般に血小板数が100,000/μl以下は血小板減少症と考えられている．血小板減少症の成因としては，血小板産生の減少と破壊の亢進が最も重要である．

- 血小板産生の減少はさまざまな型の骨髄不全あるいは傷害（再生不良性貧血，薬剤誘発性骨髄不全，腫瘍の骨髄浸潤など）によって生じる．
- 血小板の破壊亢進は，抗血小板抗体の形成や循環血中で作られた免疫複合体が血小板を吸着するといった免疫学的機序によって起こることが多い〔特発性血小板減少性紫斑病　idiopathic thrombocytopenic purpura（ITP）〕．
- その他に，非免疫学的機序による血小板減少症として心臓の人工弁置

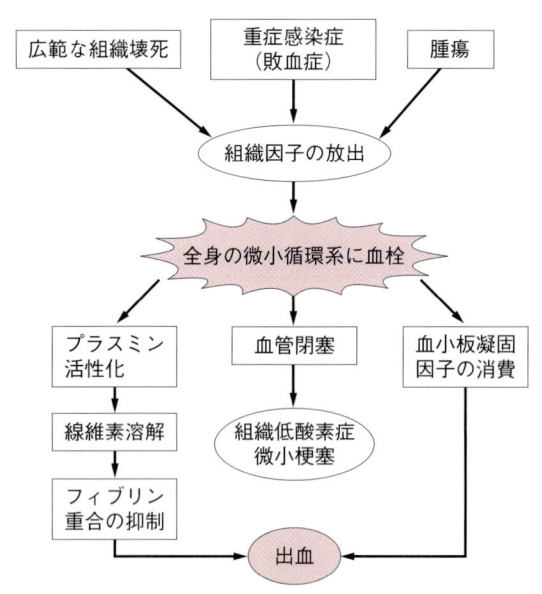

図2-82　播種性血管内凝固　disseminated intravascular coagulation（DIC）の病態

換や血栓性血小板減少性紫斑病（血小板血栓が全身の血管内で起こる）がある．

3) 凝固障害性疾患　diseases of coagulation disturbance

フォン ヴィレブランド病　von Willebrand 病（von Willebrand 因子欠乏症），血友病 A　hemophilia A（血漿第 VIII 因子欠乏），血友病 B（第 IX 因子欠乏）は代表的な遺伝性凝固因子欠乏症である．また，後天性凝固障害はビタミン K 欠乏症（ビタミン K はプロトロンビンや凝固因子の合成に必須），肝障害（肝はいくつかの凝固因子の合成部位）などで起こる．

2 リンパ節　lymph node

a. リンパ節の構造　structure of lymph node（図 2-83）

正常では米粒大～大豆大の扁平な組織．臓器組織の所属リンパ節として，流入するリンパ流の濾過装置として働くとともに抗体産生臓器として生体防御に重要な役割を果たす．

組織学的にリンパ節は皮質と髄質に大別され，リンパ濾胞を中心とした皮質の B 細胞領域と，濾胞間の傍皮質よりなる T 細胞領域とがある．外来

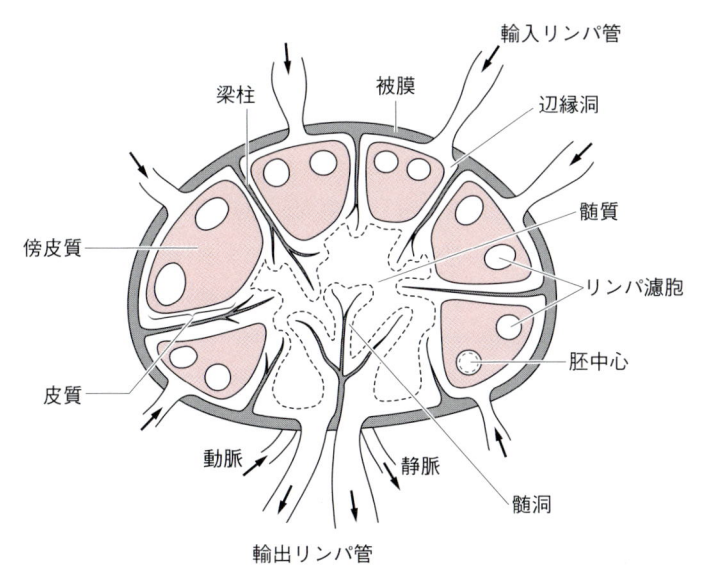

図 2-83　リンパ節構造の模式図

のリンパ流は，輸入リンパ管から被膜直下の辺縁洞といわれる腔に入り，髄洞（髄質間のリンパ洞）を経て門部から節外へ去る．

b. 反応性リンパ節炎　reactive lymphadenitis
　a）非特異性リンパ節炎　non-specific lymphadenitis

リンパ節で外来性抗原に対する免疫応答（炎症）が起こると細胞成分が増加するので，反応性のリンパ節腫大が認められる．リンパ節の非特異的炎症を引き起こす感染は多様だが，病因により以下の3つの型を基本とした反応が起こる．

　①濾胞過形成　follicular hyperplasia

B細胞を活性化するような細菌感染や炎症過程に伴って，リンパ濾胞の数が増加するとともに，胚中心は大型化する（二次濾胞の形成）．

　②傍皮質過形成　paracortical hyperplasia

傍皮質のT細胞が増殖し，次第にリンパ濾胞は萎縮状となり，胚中心は消失していく．ウイルス感染，痘瘡ワクチン注射後やある種の薬剤による免疫反応の時などにみられる．

　③洞組織球症　sinus histiocytosis

リンパ洞内皮細胞の腫大や組織球の浸潤によってリンパ洞が著しく拡張する．癌の所属リンパ節などで，腫瘍あるいはその産生物に対する免疫反応として起こる．

　b）結核性リンパ節炎　tuberculous lymphadenitis

結核菌による乾酪化を伴う肉芽腫性病変．中心部の乾酪壊死巣を囲む類上皮細胞（活性化したマクロファージ）とラングハンス型多核巨細胞（大型の細胞質の辺縁付近に核が配列するタイプの多核巨細胞）からなる肉芽腫が出現する（図2-84）．

　c）サルコイドーシス　sarcoidosis

全身性慢性類上皮細胞性肉芽腫症で，肉芽腫病変には結核と異なり乾酪壊死巣を欠く．

　d）伝染性単核球症　infectious mononucleosis

エプスタイン-バー　Epstein-Barr（EB）ウイルス感染によってリンパ節腫大と白血球増多症を伴う．小児や若年者にみられる．

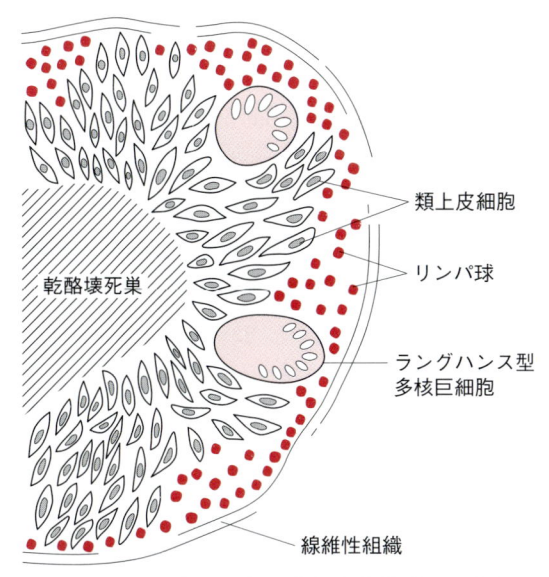

図2-84 結核性の類上皮細胞肉芽腫の形態像

（ラベル：類上皮細胞、リンパ球、ラングハンス型多核巨細胞、線維性組織、乾酪壊死巣）

c. リンパ球性腫瘍　lymphocytic tumor

　リンパ球性腫瘍は，骨髄で増殖した腫瘍細胞が末梢血中を循環するものは白血病，リンパ節やその他の臓器に腫瘍塊として認められるものは悪性リンパ腫　malignant lymphoma として分類されている．リンパ性白血病については 1．骨髄の項で説明した．

　悪性リンパ腫は 2 つのグループ，ホジキンリンパ腫と非ホジキンリンパ腫とに大別されている．非ホジキンリンパ腫は腫瘍細胞の形質や由来に基づいて細分類されている．

1）非ホジキンリンパ腫　non-Hodgkin lymphoma

a）濾胞性リンパ腫　follicular lymphoma

　B 細胞性腫瘍の中には，腫瘍細胞が正常リンパ濾胞構造に類似した明瞭な結節状増殖を示すものがあり，濾胞性リンパ腫と呼ばれる．

b）びまん性リンパ腫　diffuse lymphoma

　B 細胞性腫瘍，T 細胞性腫瘍および組織球性腫瘍には結節を作らず，リンパ節内にびまん性に拡がって増殖するものがあり，びまん性リンパ腫とよばれる．代表的なものを以下に示す．

①濾胞辺縁帯リンパ腫　marginal zone lymphoma

低悪性度のB細胞性腫瘍であり，唾液腺，消化管，肺のような粘膜関連リンパ組織　mucosa associated lymphoid tissue（MALT）および眼窩や乳腺のような組織に発生することが多い．腫瘍細胞は濾胞辺縁帯に分布する正常なメモリーB細胞に類似している．

②びまん性大細胞B細胞性リンパ腫　diffuse large B cell lymphoma

大型の腫瘍細胞はB細胞性の発現型を持ち，びまん性の発育パターンを示す．臨床的に悪性度の高い経過をとる．成人の最も重要な型のリンパ腫であり，成人非ホジキンリンパ腫全体のおよそ50％を占めている．

③バーキットリンパ腫　Burkitt lymphoma

EBウイルス感染と関連して起こるB細胞性腫瘍．小児に多く，アフリカの流行性のものと他地域の散発性のものがある．

④末梢性T細胞性リンパ腫　peripheral T cell lymphoma

この群には種々雑多なT細胞性腫瘍が含まれ，成人非ホジキンリンパ腫の約15％を占める．

⑤成人T細胞性白血病/リンパ腫　adult T cell leukemia/lymphoma

レトロウイルスであるヒトT細胞白血病ウイルス1型（HTLV-1）の感染によって引き起こされるT細胞性腫瘍で，南日本やカリブ海諸島に地方流行性にみられる．

2）ホジキンリンパ腫　Hodgkin lymphoma

解剖学的に連続するリンパ節に病変が拡がることが特徴である．組織学的に種々の反応性の非腫瘍性炎症細胞と混在して，リード-ステルンベルグ Reed-Sternberg（RS）細胞とよばれる独特な腫瘍性の巨細胞が存在する．RS細胞は豊かな，通常弱好酸性の細胞質を有し，大型・円形の明瞭な核小体を持つのが特徴である（図2-85）．4つの型のホジキンリンパ腫が区別されている．

a）リンパ球優勢型　lymphocytic predominance type

RS細胞よりリンパ球が圧倒的に多い．

b）結節性硬化型　nodular sclerosis type

膠原線維が増生して，リンパ節の実質を小結節性に囲む．

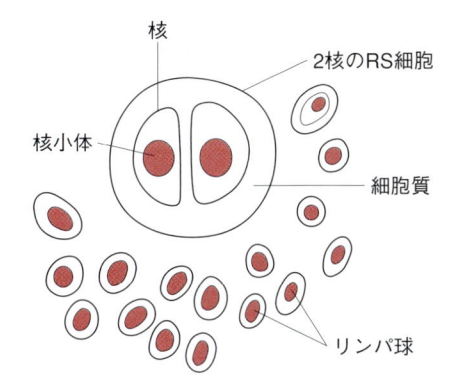

図 2-85　リード-ステルンベルグ（RS）細胞の形態像

　c）混合細胞型　mixed cellularity type

リンパ球，好酸球，形質細胞，大型単核細胞に混在して RS 細胞が認められる．

　d）リンパ球減少型　lymphocyte depletion type

異型性の目立つ RS 細胞を主体とした増殖．

3 脾臓　spleen

a. 脾臓の構造　structure of spleen

リンパ組織で構成される白脾髄と，脾索と洞からなる赤脾髄よりなる．白脾髄はリンパ濾胞（B 細胞領域）と中心動脈を取り囲む動脈周囲リンパ鞘（T 細胞領域）からなる．脾臓の機能は，血液の貯留，血液のクリアランス，抗体産生などである．

b. 脾腫　splenomegaly

さまざまな全身性疾患の際に脾臓に病変が及ぶが，脾臓の変化は二次的であり原発疾患は他にあることが多い．脾臓病変は脾腫として出現することが多く，代表的な疾患は以下のとおり．

　a）高度の脾腫（重量 1000 g 以上）
- 慢性骨髄増殖性疾患（慢性骨髄性白血病，骨髄線維症）
- 慢性リンパ性白血病（やや軽度）
- 悪性リンパ腫
- バンチ症候群

- ゴーシェ病
  b) 中等度の脾腫（重量 500 〜 1000 g）
   - 慢性うっ血性脾腫（門脈圧亢進ないし脾静脈閉塞）
   - 急性白血病の一部
   - 遺伝性球状赤血球症
   - 自己免疫性溶血性貧血
   - アミロイドーシス
   - ニーマン-ピック病
   - 慢性脾炎（特に細菌性心内膜炎に合併するもの），結核，サルコイドーシス
   - 転移性癌あるいは肉腫
  c) 軽度の脾腫（重量 500 g 未満）
   - 急性脾炎
   - 急性脾うっ血
   - 伝染性単核球症

c. うっ血　congestion

脾から脾静脈に入った血液は門脈へと注ぎ，さらに肝へ流入する（図 2-86）．従って，門脈圧亢進症　portal hypertension が起こると門脈うっ血が起こり，さらには脾臓にもうっ血が起こる．門脈圧が亢進する代表的な原因には，肝後性（門脈が肝に流入し，さらに肝から血流が大静脈系に入った後の原因）として心不全（心弁膜症など），肝性（肝に原因がある場合）として肝硬変，肝前性（肝に門脈血が入る以前の問題）として門脈血栓などがある．

d. バンチ症候群　Banti's syndrome

原因不明の門脈圧亢進症．著明な脾腫を起こし，同時に脾機能亢進症によって血球の貪食が起こるため，血球減少症を伴う．

e. 感染脾　infectious spleen

血行性に細菌などの病原体が脾に到達すると，脾の化膿性炎症が起こり

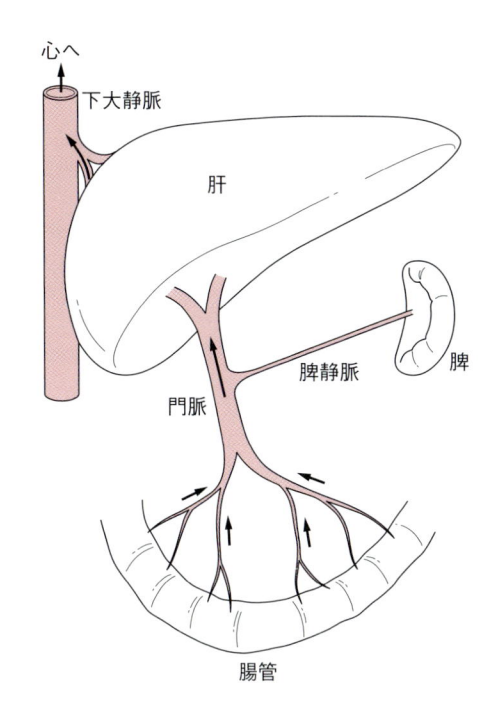

図 2-86 脾静脈・門脈の走行

急性脾炎となる．脾は柔らかく腫大し，感染脾とよばれる．

4 胸腺 thymus

a. 胸腺の構造　structure of thymus

　胸腺は第 3〜4 鰓嚢に由来するリンパ組織で，胎生 2 カ月までには前縦隔に位置するようになる．思春期以降は退縮していき，脂肪組織に置き換わっていく．

　胸腺は，組織学的に皮質と髄質に分けられ，前者は T 細胞が主体，後者ではリンパ球に胸腺上皮細胞とハッサル Hassal 小体が混在する．胸腺は T 細胞分化に重大な役割を果たすリンパ性器官の中枢である．

b. 胸腺の疾患　diseases of thymus

　a）過形成　hyperplasia

　胸腺過形成では髄質の中に B 細胞に富むリンパ濾胞が出現することが特徴である．重症筋無力症　myastenia gravis の大部分の症例にみられる．重

症筋無力症は，胸腺で産生されたT細胞とリンパ濾胞内のB細胞が筋様細胞に感作された後，協調して神経筋結合部にあるアセチルコリンレセプターに対する自己抗体を産生するために発症する．従って，本症の初期には過形成を起こした胸腺を摘出することが治療上有効である．

b）胸腺腫　thymoma

胸腺腫という用語は上皮性細胞が腫瘍構成成分であるものに限って用いられる（リンパ球由来の腫瘍は胸腺リンパ腫とよばれる）．この腫瘍内には胸腺リンパ球が多かれ少なかれ混在するが，これらは正常の非腫瘍性の胸腺細胞である．良性胸腺腫と悪性の胸腺癌とが知られている．

5　組織球性（細網内皮系）疾患　histiocytic disorders

a. 定義

組織球症という用語は，組織球あるいはマクロファージの増殖性疾患を包括した疾患概念である．リンパ節にみられる反応性の組織球増殖から，明らかに悪性の組織球性リンパ腫まで，様々なものがみられる．

b. 反応性組織球症　reactive histiocytosis

炎症の際に，外来性の物質に反応してリンパ節の洞にみられる組織球の増殖（前出）．

c. 代謝性，蓄積性組織球症　histiocytosis by metabolic abnormality

ゴーシェ病，ニーマン-ピック病などの代謝異常（I．総論—4．代謝異常の項参照）では，脾や骨髄などのいわゆる細網内皮系組織に組織球が多く認められ，代謝異常の結果貯留する物質が蓄積している．

d. 腫瘍性組織球症　neoplastic histiocytosis

ランゲルハンス細胞は多くの臓器に分布する樹状抗原提示細胞　dendritic antigen presenting cell（正常個体では皮膚に最も目立ち，組織球の形態に類似）だが，この細胞のクローナルな増殖を特徴とするランゲルハンス組織球症という比較的まれな疾患の一群がある．

＜北川昌伸＞

8 神経系

1 神経系を構成する細胞とその変化

　神経系を構成する主な細胞は神経細胞（ニューロン　neuron），星状膠細胞（アストロサイト　astrocyte），乏突起膠細胞（オリゴデンドロサイト　oligodendrocyte），上衣細胞　ependymal cell，ミクログリア　microglia である（図2-87，88）．神経細胞の病的変化には細胞質にあるニッスル小体が融解消失する中心染色質融解　central chromatolysis，急性壊死　acute necrosis，単純萎縮　simple atrophy などがある．単純萎縮は循環障害から変性疾患まで様々な疾患の際に出現する．アストロサイトの病的変化には肥胖性アストロサイト　gemistocytic astrocyte，ローゼンタール　Rosenthal 線維などがある．ミクログリアは桿細胞　rod cell とも呼ばれ，貪食能があり，泡沫状大食細胞　foamy macrophage となる．

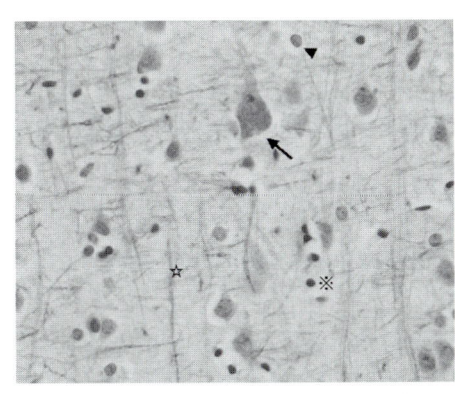

図2-87　正常の灰白質（KB染色）
神経細胞（→）星状膠細胞（▶），乏突起膠細胞（※），髄鞘（☆）などが見られる．

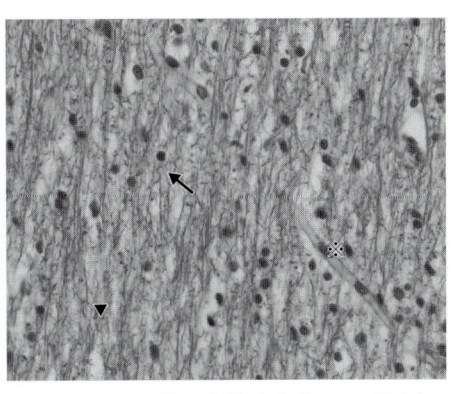

図2-88　正常の白質（ボディアン染色）
乏突起膠細胞（→），軸索（▶）などが見られる．※毛細血管

2 神経系の構造と機能の特徴

中枢神経系には他の臓器にはないいくつかの特徴があり，それぞれが神経系に特有な疾患の原因となっている．

①頭蓋骨で囲まれている．その結果，浮腫，腫瘍や出血など体積が増加する病変が起きると，正常の組織が圧迫され脳ヘルニアや脳圧亢進による二次的な脳虚血が生じる．重要な脳ヘルニアにはテント切痕ヘルニア，大後頭孔ヘルニアがある（図2-89）．

②頭蓋内の主要な動脈は内頸動脈，前・中・後大脳動脈，左右椎骨動脈が合流した脳底動脈であり，それらは脳底部でウィリス動脈輪を形成している（図2-90）．その結果，動脈閉塞が起きてもバイパスの血流により脳組織の虚血性損傷が避けられる．

③脳の重量は体重の約3％だが脳血流量は心拍出量の約15％である．このような高血流を維持するために脳には全身血圧の変動に対して一定の脳血流量を維持する自動調節能 autoregulation がある．また脳血管

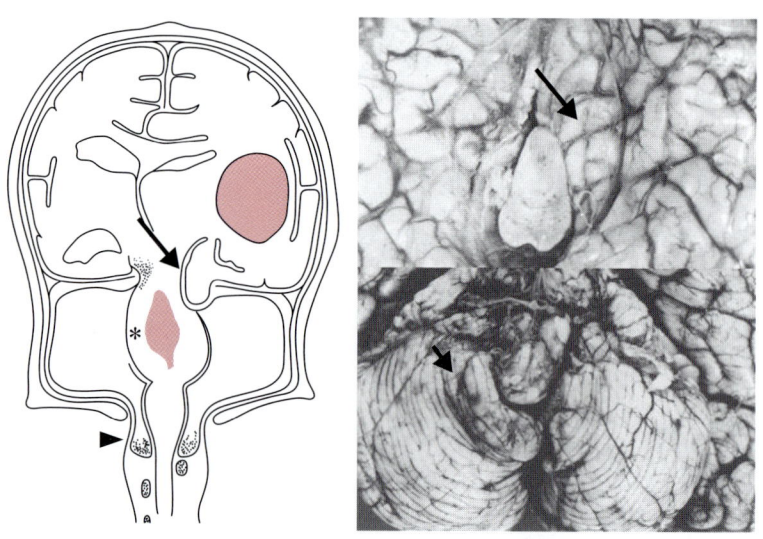

図2-89 頭蓋内に浮腫，腫瘍や出血などの空間占拠性病変が生じると周囲の組織が圧迫されテント切痕ヘルニア（→），大後頭孔ヘルニア（▶）が起きる．＊：2次的脳幹出血．

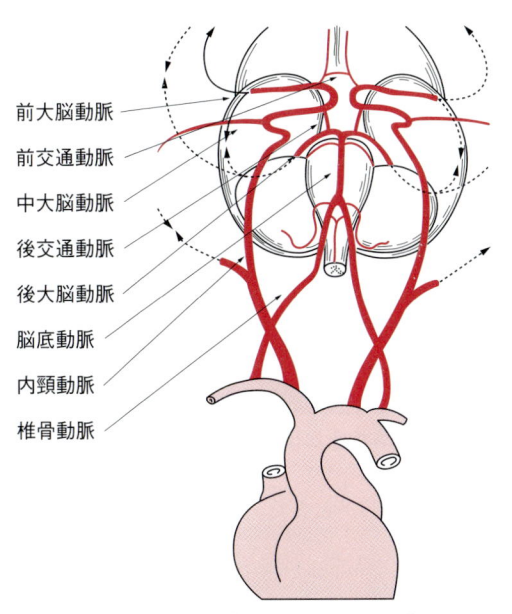

図2-90 脳を灌流する動脈の模式図

は他臓器の血管と異なり内皮細胞が tight junction により強く結合しており，グルコースやアミノ酸などを選択的に取り込む．この機能を血液・脳関門とよぶ．
④脳は神経細胞が神経網でネットワークを形成し，神経細胞間は種々の神経伝達物質により信号を伝達しあっている．

3 脳血管障害 cerebrovascular disorder

　脳血管障害は脳への血流が不足する虚血性と血管が破綻し出血する出血性に大別される．虚血性脳血管障害はさらに脳全体の血流が障害される全脳虚血と脳の一部の血流が障害される局所脳虚血に2分される．一方，出血性脳血管障害はクモ膜下出血と脳内出血に2分される．

a. 虚血性脳血管障害
1）低酸素性・虚血性脳症　hypoxic-ischemic encephalopathy
　気道の閉塞や大量出血による低血圧などが原因となる．病変は脳内に一様に分布せず，脆弱な領域や細胞が選択的に損傷される．この現象を虚血

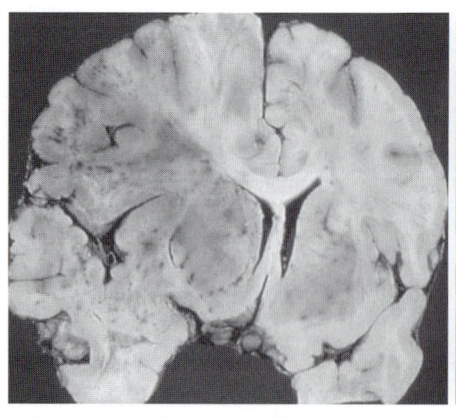

図 2-91　脳梗塞（中大脳動脈閉塞 2 日後）を起こした脳の割面
中大脳動脈領域に強い虚血性浮腫が起きている．

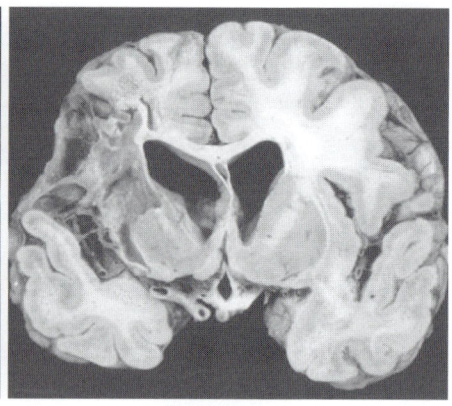

図 2-92　脳梗塞慢性期（中大脳動脈閉塞 8 カ月後）の大脳割面
中大脳動脈支配域は液化壊死に陥っている．

に対する選択的脆弱性と呼ぶ．海馬 hippocampus のアンモン角神経細胞や小脳のプルキンエ Purkinje 細胞，大脳皮質中層の神経細胞などが知られている．

2）脳梗塞　cerebral infarction（図 2-91, 92）

脳内の動脈が閉塞することにより発症する．閉塞は中大脳動脈や脳底動脈などの血管の粥状硬化症による血栓形成，あるいは心臓にできた血栓が剥離した塞栓による閉塞が主な機序である．閉塞血管が血栓の自然融解や治療による融解で再疎通することがしばしばある．数時間以内の場合は症状の軽快につながるがそれ以降の場合は虚血性脳浮腫の増悪や出血性脳梗塞を引き起こすことが多い．

b. 出血性脳血管障害

1）クモ膜下出血　subarachnoid hemorrhage

脳表には内頸動脈，中大脳動脈などの太い動脈が走行している．その血管分岐部が血流によるストレスと壁の構造異常が原因となり膨大した結果，囊状動脈瘤 saccular aneurysm ができる（図 2-93）．これが破裂しクモ膜下出血が発症する．粥状硬化症や高血圧症との関連は脳内出血より低いと

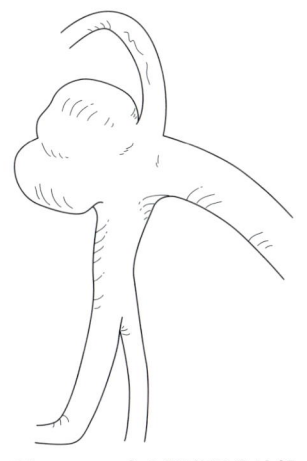

図2-93 中大脳動脈分岐部の動脈瘤

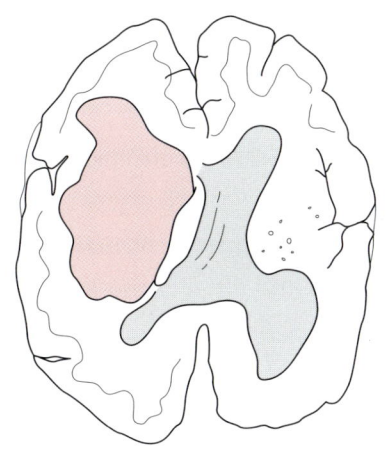

図2-94 被殻に生じた脳内出血

考えられている．動脈瘤は内頸動脈・後交通動脈分岐部，前交通動脈分岐部，中大脳動脈分岐部，脳底動脈末端部などに好発する．クモ膜下出血は脳血管攣縮をひき起こし二次的な脳虚血の原因となる．

他のクモ膜下出血の原因には脳動静脈奇形 cerebral arterio-venous malformation がある．これは脳の実質内に異常な動脈と静脈が短絡路を形成しつつ増加した状態である．

2）脳内出血　intracerebral hemorrhage（図2-94）

多くの場合高血圧症が原因である．脳の実質内の細動脈硬化症により微小動脈瘤が発生しそれが破裂することにより脳内出血が起きる．被殻出血と視床出血の頻度が高い．その他に血液疾患，脳動脈瘤，動静脈奇形，血管腫，もやもや病，脳血管アミロイドーシスなどが原因となる．

4 神経系の外傷

神経系の外傷は頭蓋骨骨折，急性硬膜外血腫，慢性硬膜下血腫，脳挫傷，脊髄外傷などが代表的な神経外傷である．

a. 頭蓋骨骨折　skull fructure

線状骨折，陥没骨折，頭蓋底骨折などに分類される．陥没骨折で脳の損

傷を伴うとグリオーシスを起こし外傷性痙攣の原因となりやすい．頭蓋底骨折では髄液漏や脳神経麻痺を起こしやすい．

b. 急性硬膜外血腫　acute epidural hematoma

　頭蓋骨骨折などにより硬膜動脈（特に中硬膜動脈）や静脈洞が断裂し発症する．断裂後血液が硬膜外腔に徐々に貯留しレンズ型の血腫を形成する．脳の実質は損傷されないため血腫の脳幹圧迫による意識障害が出現するまでの間，意識清明期のあることが多い．

c. 慢性硬膜下血腫　chronic subdural hematoma

　老人に多い．軽い頭部打撲傷が原因となり硬膜架橋静脈が切断された結果，血液が硬膜下腔に貯留し，さらに血腫被膜の新生血管からの出血が反復した結果発症する．外傷数カ月後に痴呆症状や片麻痺などで発症することが多い．

d. 脳挫傷　brain contusion

　衝撃で脳が頭蓋骨の内面と衝突した結果起きる．外力の加わった部位の直下の損傷を直撃損傷　coup-injury，その後バウンドした脳が反対面にぶつかった際の損傷を反衝損傷　contra-coup injury と呼ぶ．病変は点状出血と脳浮腫である．修復後のグリオーシスが外傷性痙攣の焦点となる．

e. びまん性軸索損傷　diffuse axonal injury

　脳が衝撃による回転運動の結果，脳の白質や脳幹の軸索が剪断損傷された結果起き，高度の意識障害を伴う．組織では白質の軸索の退縮球　retraction ball が特徴的である．

5 発生異常および髄液還流異常

　神経系の発生異常には神経溝閉鎖障害，欠損症および皮質異常，クモ膜嚢胞，母斑症（神経皮膚症候群），先天性水頭症などがある．髄液還流異常には先天性水頭症以外にクモ膜下出血・髄膜炎後の水頭症，正常圧水頭症などがある．

神経溝閉鎖障害は胎生4週末に起きる神経管形成の異常である．主に潜在性二分脊髄と開放性二分脊髄があり，後者は髄膜瘤，髄膜脊髄瘤に分類される．化膿性髄膜炎や水頭症を合併しやすい．

a. 欠損症および皮質異常
孔脳症，脳梁欠損，無脳回，小脳回，異所性灰白質などがある．

b. クモ膜嚢胞
しばしば小児期に発見され，側頭葉の低形成などが背景にあることが多い．

c. 母斑症（神経皮膚症候群　neurocutaneous syndromes）
母斑症はほとんどが遺伝性家族性に発生する皮膚と神経系の先天異常である．皮膚の母斑は腫瘍性あるいは嚢胞性の過誤腫であり，神経系やその他の臓器にも種々の腫瘍性病変が生ずる．フォンレックリングハウゼン病 von Recklinghausen's disease は神経線維腫症 neurofibromatosis とも呼ばれ，皮膚のカフェオレ斑と末梢神経の神経線維腫が特徴のⅠ型と脳の神経鞘腫や髄膜腫などの腫瘍が特徴のⅡ型に分けられる．フォン ヒッペル リンドウ病　von Hippel-Lindau disease は網膜血管腫と小脳血管芽腫が特徴的である．結節性硬化症 Bourneville-Pringle disease は顔面の脂腺腫と脳回部の結節あるいは脳室上衣下の結節が特徴的である．結節は巨大な神経細胞やアストロサイトの増生とグリオーシスからなる．その他の母斑症としてスタージ–ウェーバー病などがよく知られている．

表2–18は主な母斑症の特徴である．

d. 先天性水頭症
水頭症は髄液が貯留し，脳実質が萎縮した状態である．小児の場合は骨が充分に癒合していないため頭囲が拡大することが多い．水頭症は脳室系とクモ膜下腔の交通のある交通性とない非交通性に分けられる．先天性の水頭症はほとんど非交通性である．大後頭孔付近の奇形が原因のものではダンディー–ウォーカー　Dandy-Walker症候群とアーノルド–キアリ

表 2-18 神経皮膚症候群　neurocutaneous syndromes

症候群	遺伝子	染色体	神経系	皮膚その他
神経線維腫症 I 型	NF1	17q11	神経線維腫 アストロサイトーマ など	カフェオレ斑 褐色細胞腫
神経線維腫症 II 型	NF2	22q12	両側性神経鞘腫など	網膜奇形腫
フォン ヒッペル リンドウ病	VHL	3p25	小脳血管芽腫	網膜血管腫 腎細胞癌
結節性硬化症	TSC1 TSC2	9q34 16p13	脳室上衣下腫瘍	皮膚血管腫 心臓横紋筋腫

Arnold-Chiari 奇形がよく知られている．その他出生前後のトキソプラズマやウイルス・一般細菌による髄膜炎が原因の中脳水道閉塞も先天性水頭症の原因として重要である．

e. クモ膜下出血・髄膜炎後の水頭症

後天性の水頭症の原因としてはクモ膜下出血後や髄膜炎後に起きる水頭症がある．これはクモ膜下腔の線維性癒着などが原因であり交通性水頭症に分類される．

f. 正常圧水頭症　normal pressure hydrocephalus

通常の水頭症では脳圧が上昇するのに対し脳圧亢進が確認されにくいタイプの水頭症があり，正常圧水頭症と呼ばれている．原因はクモ膜下出血や頭部外傷が多く，痴呆・歩行障害・排尿障害が三徴である．シャント手術により症状は改善する．

6　神経系の感染症

神経系の感染症は原因別にウイルス感染症，細菌感染症，プリオン病に分けられ，炎症の部位などにより，髄膜炎　meningitis，脳炎　encephalitis，脳膿瘍　brain abscess などに分けられる．

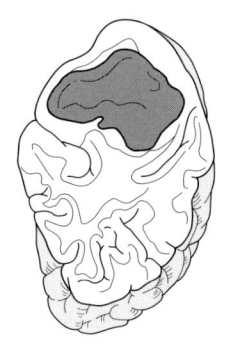

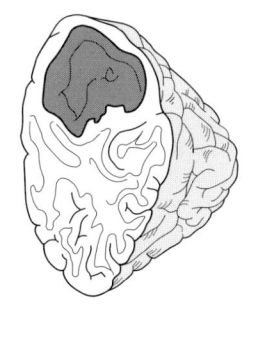

図 2-95　脳膿瘍
化膿性髄膜炎では炎症が脳実質に及び脳膿瘍を作る場合がある．

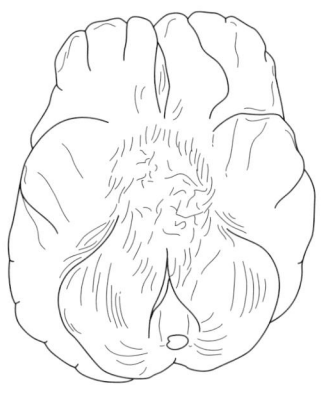

図 2-96　結核性髄膜炎
病変は脳底部に強く，肉芽腫性炎や血管炎の像を呈する．

a. 髄膜炎　meningitis

急性と慢性，あるいは化膿性，結核性，真菌性などに分類される．

化膿性髄膜炎は細菌感染により起きる．血行性に肺炎等が波及する場合と中耳や咽頭など近傍の炎症が直接波及する場合がある．クモ膜下に好中球等の炎症細胞が浸潤し，遷延するとクモ膜の癒着を起こし水頭症が生ずる．また炎症が脳実質に及び脳膿瘍を作る場合がある（図 2-95）．

結核性髄膜炎では炎症細胞の主体はリンパ球である．病変は脳底部に強く，肉芽腫性炎や血管炎の像を呈する（図 2-96）．炎症細胞の主体はリンパ球である．チール-ネルセン染色で結核菌が確認される．免疫力低下や化学療法の影響により，クリプトコッカス・アスペルギルス・カンジダなどによる真菌性髄膜炎が起きる．いわゆる無菌性髄膜炎はエコーウイルスやアデノウイルス等の各種ウイルスによる髄膜炎で，クモ膜下腔のリンパ球浸潤が主な病理所見となる．

b. 脳炎　encephalitis

脳炎は多くの場合ウイルス性であり，単純ヘルペス脳炎，サイトメガロウイルス脳炎，日本脳炎などが知られている．

単純ヘルペスは一般的なウイルスで，初感染後に神経組織などに潜在性

に持続感染し活性化して発症する．I 型（口部型）単純ヘルペス脳炎は成人に多く側頭葉などに出血性壊死性の炎症を起こす．II 型（外陰部型）単純ヘルペス脳炎は出産時に新生児に感染し広範で重篤な脳炎を起こす．サイトメガロウイルス脳炎は新生児や免疫不全の患者に多い．脳室上衣が侵されやすく，その結果脳室壁が出血性となりやすい．日本脳炎はアルボウイルスの一種である日本脳炎ウイルスを節足動物（コガタアカイエカ）が媒介し起きる．クモ膜下腔と脳実質に血管周囲腔にリンパ球・形質球浸潤，脳実質にミクログリア結節などが見られる．

c. 亜急性硬化性全脳炎

麻疹様ウイルスの脳内持続感染が原因で小児に発症する．神経細胞やオリゴデンドロサイトの核や細胞質内に円形スリガラス様の封入体が見られる．

d. 進行性多巣性白質脳症

免疫抑制状態の成人に発症する．パポバウイルス感染症であり大脳白質などに大小多数の脱髄巣が見られ，オリゴデンドロサイトやアストロサイトの核内にエオジン好性封入体が見られる．

e. HIV 脳炎

進行した AIDS 患者に HIV の中枢神経系感染により種々の神経症状が出現することがある．

f. 海綿状脳症

クロイツフェルド-ヤコブ病やクールー病はプリオンと呼ばれる感染性蛋白質粒子が原因で起きる疾患である．灰白質の高度の空胞化と萎縮が特徴的である（図 2-97）．正常のプリオンが病原性のプリオンに変換されつづけることにより進行し，通常は 1 年以内に死亡する．

7 神経系の腫瘍

神経系の腫瘍は神経系原発性腫瘍と転移性腫瘍に分けられる．原発性腫

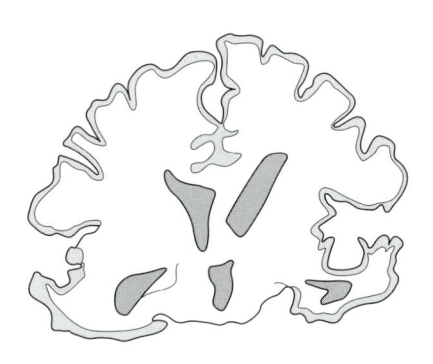

図 2-97 クロイツフェルド-ヤコブ病
灰白質の高度の萎縮と空胞化が特徴的である．

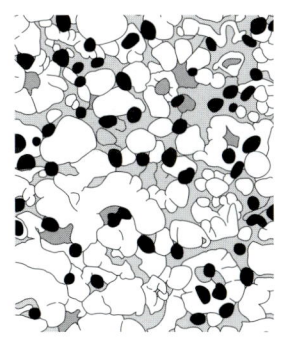

図 2-98 アストロサイトーマ
アストロサイトに類似し，異型性を示す細胞が増殖している．

瘍はさらに神経外胚葉由来の腫瘍とその他に分けられる．神経外胚葉由来の腫瘍にはアストロサイトーマ，グリオブラストーマ，オリゴデンドログリオーマなどがある．その他には髄膜腫，下垂体腺腫，血管芽腫などがある．

a. アストロサイトーマ astrocytoma

アストロサイトーマは脳原発性の腫瘍では最も多く，成人の大脳半球に発生することが多い．アストロサイトに類似した異型性を示す細胞からなる浸潤性腫瘍で正常脳組織との境界が不明瞭である（図 2-98）．退形成アストロサイトーマ・グリオブラストーマなど悪性度のより高い腫瘍に変化することが多い．退形成アストロサイトーマでは細胞密度や細胞の異型性が高まり，細胞分裂像や血管内皮の増殖が見られるようになる．アストロサイトーマは悪性度に応じ grade 1 〜 4 に分類する．

b. グリオブラストーマ glioblastoma

中高年者の大脳に多く，アストロサイトーマから二次的に生ずる場合とはじめからグリオブラストーマの場合とがある．アストロサイトーマ grade 4 に相当する．壊死や出血のため肉眼的に多彩な色調で柔らかい．広範な浸潤で脳梁を中心に蝶形の分布を呈したりクモ膜下腔で播種性に広がること

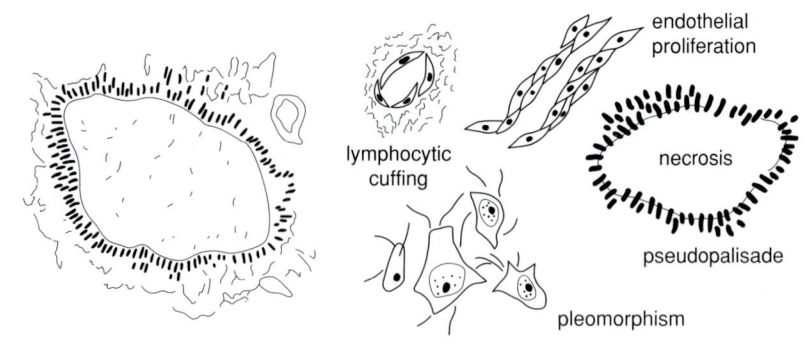

図2-99 グリオブラストーマ
細胞密度や細胞の異型性は非常に高く，細胞分裂像や血管内皮の増殖とともに壊死が認められる．

が多い．予後はきわめて不良である．細胞密度は高く細胞の異型性は非常に強い．細胞分裂像や血管内皮の増殖とともに壊死が認められる（図2-99）．

c. オリゴデンドログリオーマ　oligodendroglioma

オリゴデンドログリオーマはオリゴデンドログリアに類似した細胞からなる腫瘍で，成人の大脳前頭葉の皮質下白質に多い．石灰化や出血壊死を伴うことが多く浸潤性である．丸い核と核周囲暈輪のある"目玉焼き"様の腫瘍細胞が敷石状に配列する．

d. 髄膜腫　meningioma

髄膜腫はクモ膜細胞由来の良性腫瘍である．高齢の女性に多く大脳鎌や大脳円蓋部などに単発，時に多発する．非常にゆっくりと脳を圧排しながら成長する（図2-100）．大型で類円形の核と合胞体様の細胞が所々渦巻状の配列 whorl を形成する髄膜上皮型と紡錘型の細胞が並行する配列の線維型，両者の移行型，砂粒体が目立つ砂粒体型などがある．異型性髄膜腫と退形成髄膜腫では細胞異型・分裂像や壊死が目立ち再発も多くより悪性の腫瘍である．

e. 下垂体腺腫　pituitary adenoma

下垂体腺細胞に類似した細胞が充実性・腺管状あるいは索状に増殖する．

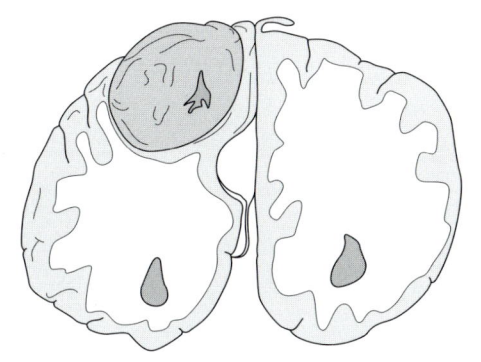

図 2-100 大脳円蓋部と大脳鎌に多発した髄膜腫
非常にゆっくりと脳を圧排しながら成長する.

腫瘍増殖により正常腺組織が圧迫され萎縮し下垂体前葉ホルモンの産生が低下する.腫瘍細胞が成長ホルモンやプロラクチンなど前葉ホルモンを産生する場合がある.

f. 神経鞘腫 (図2-101, 102)

神経鞘腫は末梢神経の髄鞘を形成する神経鞘細胞由来の良性腫瘍である.聴神経,三叉神経,顔面神経など頭蓋内に発生することも多い.紡錘型の

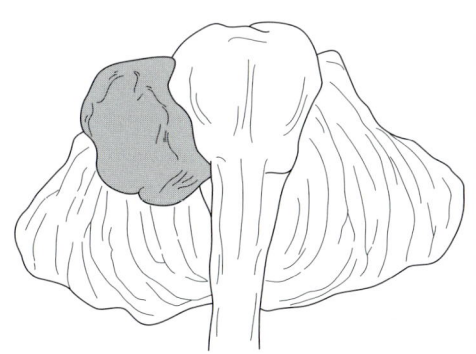

図 2-101 聴神経に発生した神経鞘腫
小脳橋角部に径3 cm 大の腫瘍が認められる.

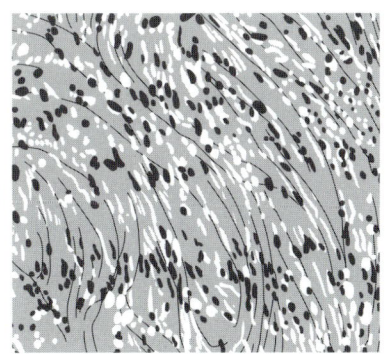

図 2-102 神経鞘腫では紡錘型の核の細長い細胞が束状に並び柵状の配列(pallisading)をする.

核の細長い細胞が束状に並び柵状の配列（pallisading）をする．細胞密度の高い Antoni A の部分と疎で規則的な配列のない Antoni B の部分が混在する．

g. 血管芽腫

血管芽腫は小脳に多い限局性でしばしば囊胞を形成する腫瘍である．時に脊髄や大脳に発生する．内皮細胞，周皮細胞と淡明細胞とも呼ばれる間質細胞からなる．腫瘍細胞がエリスロポエチンを産生すること，網膜血管芽腫を合併する母斑症にはフォン ヒッペル リンドウ病があることなどが知られている．

h. 転移性脳腫瘍

脳は癌の転移が生じやすい臓器である．特に頻度の高い癌は肺・乳腺癌や悪性黒色腫である．また悪性リンパ腫や白血病などの造血器の腫瘍もしばしば脳に転移する．転移先は脳実質の場合が多いがクモ膜や硬膜に転移する場合もある．

8 髄鞘の疾患

中枢神経系の髄鞘はオリゴデンドロサイトにより産生される．髄鞘疾患にはいったん産生された髄鞘が後天的に傷害されて起きる多発性硬化症や先天性代謝障害によって髄鞘形成が障害されるロイコジストロフィーなどがある．

a. 多発性硬化症　multiple sclerosis（図 2-103）

多発性硬化症は最も多い髄鞘疾患である．若年成人に多彩な臨床症状が寛解と再燃を繰り返しつつ進行する．髄鞘に対する自己免疫が原因と考えられている．脳や脊髄の割面に多数の境界明瞭な脱髄斑 plaque が生じている．脳室周辺白質や視神経・脊髄に好発する．脱髄斑の髄鞘は破壊されオリゴデンドロサイトが消失，血管周囲にリンパ球やマクロファージが浸潤し，古い病巣ではグリオーシスが認められる．

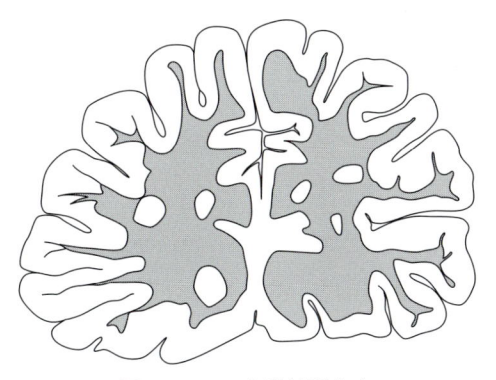

図 2-103　多発性硬化症
大脳割面の白質に多数の境界明瞭な脱髄斑が生じている．脳室周辺白質に好発する．

b. 急性播種性脳脊髄炎

多発性硬化症と異なり脱髄が一相性に起きる．インフルエンザなどの感染症やワクチン摂取などに引き続いて生ずることが多い．アレルギー反応が原因と推定されている．

c. ロイコジストロフィー

先天性代謝異常により大脳白質にびまん性の髄鞘形成不全が生ずる疾患群で 10 歳以下の小児に起きる重篤な疾患である．多くの場合常染色体劣性遺伝でライソゾーム酵素欠損がある．広範な髄鞘の脱落が脳脊髄に左右対称性に認められる．

9 栄養障害と中毒性障害

ビタミン欠乏症，特にビタミン B_1（サイアミン）と B_{12} の欠乏の頻度が高い．その他，中毒性障害には有機水銀中毒，メトトレキサートなどの抗癌剤による神経系障害，一酸化炭素中毒，無酸素性脳症，放射線壊死などがある．

a. ウェルニッケ Wernicke 脳症

ビタミン B_1（サイアミン）の欠乏により起きる．慢性アルコール中毒が

背景にあることが多い．急速な経過の錯乱・外眼筋麻痺・失調が起きる．第3脳室・中脳水道周囲や乳頭体などに毛細血管増殖，点状出血，グリオーシスなどが認められる．

b. 亜急性連合変性症

ビタミン B_{12}（コバラミン）欠乏により悪性貧血とともに亜急性連合変性症が起きる．病変は脊髄後索と側索の髄鞘の空胞化である．その結果，病巣に対応する運動・知覚異常が生ずる．

c. 有機水銀中毒

かつて水俣や新潟で有機水銀を含む工業排水により汚染された魚介類の摂取により集団発生したことがあった．両側後頭葉中心の海綿状変化と神経細胞脱落，グリオーシスなどが生ずる．小脳顆粒細胞脱落や末梢神経では感覚神経の軸索変性が生ずる．

d. 放射線壊死　radiation necrosis

脳腫瘍などの治療で放射線照射が行われるが，照射治療数カ月以降になって起きる遅発性放射線壊死が臨床上重要な問題である．照射部白質の血管透過性の亢進と壁の肥厚が生じ，さらに組織の壊死が起きてくる．抗腫瘍薬メトトレキサートの髄腔内投与でも類似の病変が生じてくる．

10 変性疾患

変性疾患とは脳や脊髄の神経細胞が慢性の経過で萎縮消失しグリオーシスを起こす神経系特有の疾患群の総称であり，経過が緩徐進行性であり大脳や錐体外路などに系統的で左右対称性の病変が起きるという特徴がある．原因の多くは遺伝子異常と考えられている．

a. アルツハイマー　Alzheimer 病（図 2-104, 105）

アルツハイマー病は初老期（65歳以前）と老年期に発症する痴呆の代表的疾患である．記憶力障害，失見当識，痴呆などの症状が進行し末期には高度の痴呆，寝たきり状態となる．大脳のびまん性萎縮と脳室拡大があり，

↑↑
ここが時に萎縮

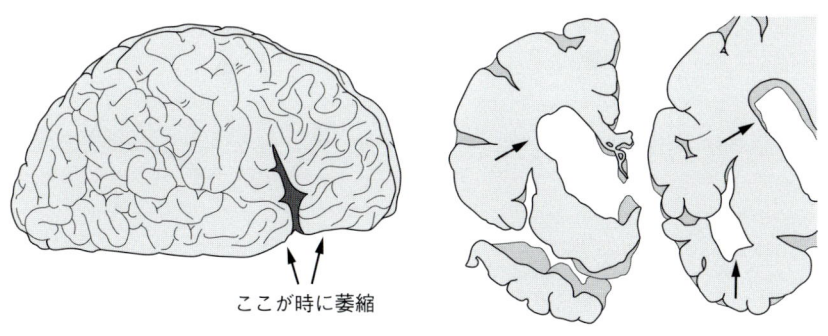

図2-104 アルツハイマー病
大脳のびまん性萎縮と脳室の拡大（右図→）が見られる．

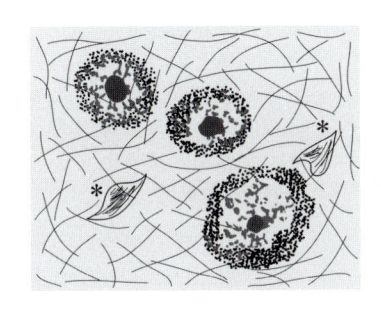

図2-105 アルツハイマー病の脳組織
神経細胞脱落とともに老人斑 senile plaque，神経原線維変化 neurofibrillary tangle（＊）が認められる．

組織では神経細胞脱落とともに老人斑 senile plaque や神経原線維変化 neurofibrillary tangle が認められる．この原線維変化は paired herical filament（PHF）とよばれる一対のラセン状構造より構成されている．アミロイド前駆体蛋白質 amyloid precursor protein（APP）と呼ばれる蛋白質の分解によるβアミロイド沈着は常に見られる所見であり，老人斑と神経原線維変化主要成分である．また APP の運搬などに関与しているらしいアポリポ蛋白 ApoE4 も発症に関与していると考えられている．

b. パーキンソン Parkinson 病（図2-106, 107）

パーキンソン症候群とは筋緊張，仮面様顔貌，小刻み歩行，振戦などの錐体外路症状を呈する，黒質と基底核を結ぶドーパミン性経路の障害による運動失調症である．その一型であるパーキンソン病は初老期に黒質のドーパミン分泌ニューロンが障害され脱落し発症する．その結果黒質とくに

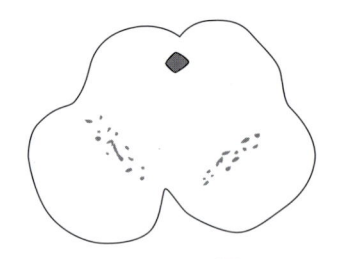

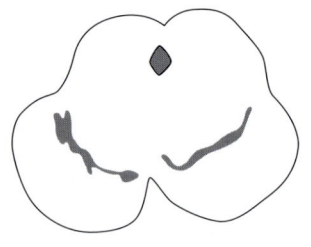

図 2-106 パーキンソン病
黒質の色素脱落が対照中脳（右）と比較して明らかである．

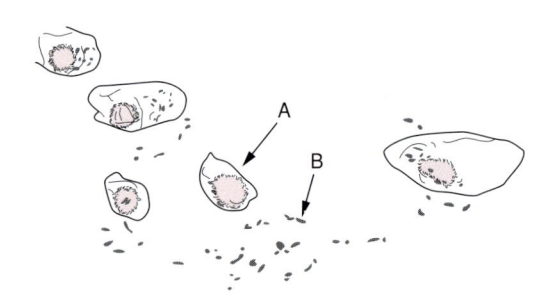

図 2-107 パーキンソン病の黒質
残存神経細胞の中にはレーヴィ小体という細胞質内封入体が認められる（A）．神経細胞死の結果遊離したメラニン顆粒が散在しているのが認められる（B）．

緻密帯は淡明化しグリオーシスが起きる．残存神経細胞の中にはレーヴィ小体という細胞質内封入体が認められる．青斑核にも同様の色素脱落と神経メラニン含有細胞の脱落が認められる．

c．ハンチントン Huntington 病（図 2-108）

ハンチントン病は常染色体優性遺伝を示す錐体外路症状（舞踏病とよばれる不随意運動）と痴呆が特徴的な疾患である．尾状核・被殻・淡蒼球の著明な萎縮，神経細胞脱落と線維性グリオーシスが見られる．原因遺伝子は第 4 染色体にある．Cytosine-Adenine-Guanine（CAG）triplet の反復回数の増加が特徴的であり長いほど発症年齢が若くなる．遺伝子産物はハンチンティンと呼ばれる蛋白質である．

d．運動ニューロン病　motor neuron disease

代表的な運動ニューロン病は筋萎縮性側索硬化症 amyotrophic lateral sclerosis（ALS）である（図 2-109）．中年のやや男性に多い疾患で錐体路

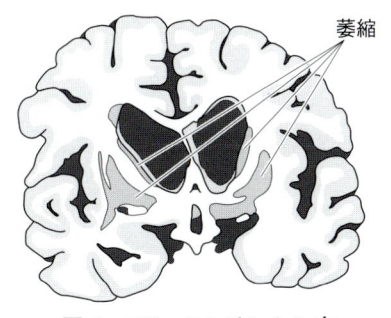

図 2-108 ハンチントン病
尾状核・被殻・淡蒼球の著明な萎縮と脳室の拡大が認められる．神経細胞脱落と線維性グリオーシスが見られる．

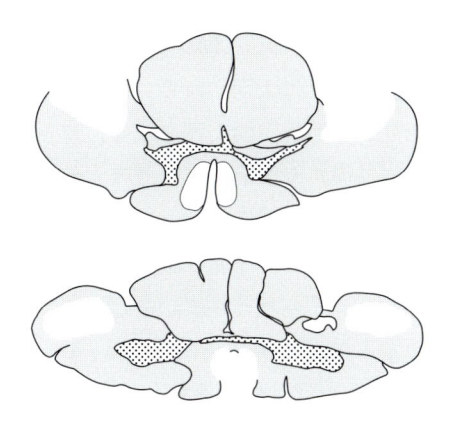

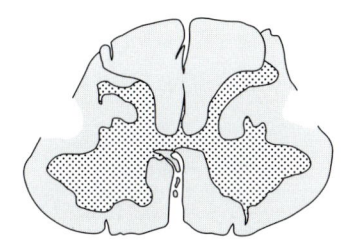

図 2-109 筋萎縮性側索硬化症（ALS）
頸髄・胸髄・腰髄（上・中・下図）の外側皮質脊髄路および前皮質脊髄路に脱髄が認められる．

の上位と下位の運動ニューロンが障害され，進行性の筋力低下・筋萎縮・痙性麻痺が起きる．組織では脊髄や脳幹の皮質脊髄路の脱髄と軸索の消失，マクロファージの出現，脊髄前角や舌下神経核等の脳幹運動神経核の神経細胞脱落とグリオーシスが主な変化で，対応する骨格筋の神経原性萎縮を起こす．しかし眼筋の麻痺はなく知覚異常も軽微である．さらに仙髄のオヌフ核も保たれ膀胱直腸障害はない．ウェルドニッヒ-ホフマン Werdnig-Hoffmann 病は乳児期までに発症する運動ニューロン病で floppy infant と診断されることが多い常染色体劣性遺伝の疾患である．

11 末梢神経疾患

末梢神経疾患には種々のニューロパチー，腫瘍などがある．

ニューロパチーは原因により栄養代謝障害性，中毒性，炎症性，血管性，遺伝性などに大別される．病変の発生機序にはワーラー変性，原発性軸索変性，分節性脱髄が関与する．ワーラー変性では外傷による末梢神経の切断（外傷）や虚血等により軸索が損傷されその部位より末梢の軸索が損傷される．損傷部には myelin ovoid と呼ばれる小球状の軸索と髄鞘の崩壊産物が見られる．原発性軸索変性は栄養代謝障害性や中毒性のニューロパチーなどで見られる頻度が多い変化で，神経細胞体が長い軸索を維持できず軸索末梢より変性が上行する．dying back neuropathy と呼ばれ myelin ovoid の形成は軽度である．分節性脱髄では髄鞘が原発性に障害されるが軸索変性に合併することも多い．ほとんどのニューロパチーは左右対称性の知覚障害が徐々に進み上下肢の手袋型の知覚脱出が起きる．

主な末梢神経腫瘍には神経鞘腫と神経線維腫がある．

a. ギラン-バレー症候群

ギラン-バレー症候群は末梢神経髄鞘に対する免疫異常が原因と考えられている．ウイルス・マイコプラズマ感染などが先行することがある炎症性ニューロパチーである．分節性脱髄を伴った末梢神経炎であり一般に予後良好だが，稀に感覚障害は軽度にもかかわらず上行性の運動障害により呼吸筋麻痺で死亡することもある．

b. 糖尿病性ニューロパチー

糖尿病はニューロパチーの原因となる代謝異常疾患で最も多い．糖尿病に伴う動脈硬化による血管性ニューロパチーや糖尿病による神経鞘細胞の代謝障害によるニューロパチーが起きる．

c. 神経鞘腫

末梢神経の髄鞘を形成する神経鞘細胞由来の良性腫瘍．聴神経，三叉神経，顔面神経など頭蓋内に発生することが多い（7．神経系の腫瘍の項参照）．

d. 神経線維腫

末梢神経の一部に紡錘状の腫瘤が形成され既存の軸索が巻き込まれ正常

部との境界が不明瞭となっている．フォン レックリングハウゼン病で神経鞘腫とともに高頻度で認められる．

12 筋疾患

　筋疾患には進行性筋ジストロフィー，多発筋炎，重症筋無力症，その他のミオパチーなどがある．

a. 進行性筋ジストロフィー

　進行性遺伝性の筋変性疾患で，筋線維の壊死・再生と線維化が認められる．障害される筋，遺伝形式，分子遺伝学的異常によりデュシェンヌ Duchenne 型，筋緊張型などに分類される．デュシェンヌ型は伴性劣性遺伝し小児の筋ジストロフィーでは最も多いタイプである．筋線維の細胞骨格蛋白と結合する蛋白ジストロフィンの遺伝子異常により起きる．筋緊張型ジストロフィーは常染色体優性遺伝する．筋力低下，筋緊張，白内障，男では前頭部のはげ，心筋症，痴呆等の独特の症状がある．第 19 染色体上の CTG 反復の増加が原因と考えられている．

b. 多発筋炎

　多発筋炎は膠原病の一種である．血管周囲および筋線維間にリンパ球と形質球の浸潤があり巣状あるいは広範な筋の壊死と再生像が見られる．

c. 重症筋無力症

　筋力低下，眼瞼下垂，嚥下困難が特徴的な疾患である．筋肉の運動終板の後シナプス膜にあるアセチルコリン受容体に対する自己免疫が原因である．若年女性に多く筋肉の易疲労性が特徴的である．組織では目立った変化に乏しく，リンパ球浸潤と軽度の神経原性筋萎縮が時に見られる．

<黒岩俊彦>

9 運動器系

1 骨・軟骨

a. 構造と機能

- 成人は206個の骨からなる．骨は体を支える支柱になりかつ運動に働く．
- 骨はカルシウムの99％を貯蔵，副甲状腺と協力して血中カルシウム量を維持する（基準値：血清 8.7〜10.1 mg/dl）．
- 骨は緻密骨と海綿骨に区別する．緻密骨はハバース管とフォルクマン管を中心にして，年輪状の骨層板を作る（図2-110）．
- 海綿骨は網目状になり，中に骨髄組織を入れる．

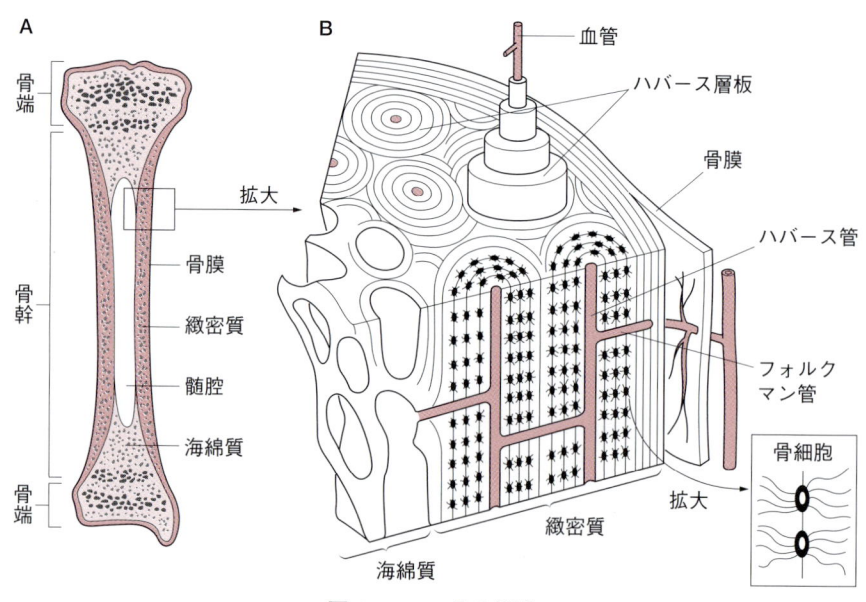

図2-110 骨の構造
（佐藤昭夫，佐伯由香，編．人体の構造と機能．2版．東京：医歯薬出版；2003. p. 272 より許諾を得て転載）

- 骨の形成は，軟骨内骨化と線維性（骨膜性）骨化に区別する．
- 骨端軟骨の骨形成（成長板）は，思春期以降は閉鎖して骨端線になる．

b. 骨折治癒　fracture healing
- 骨折部は，一般に4つの相を経て治癒に向かう（二次性骨折治癒）．
- 骨折直後局所に出血，凝血塊ができる．数日後血管，結合組織が侵入して肉芽組織を形成する．ついで仮骨が形成され，加重により改築，正常の骨になる（数カ月～1年）．

c. 発達異常（形成異常）　developmental disturbance（malformation）
- 骨形成に働く細胞（骨芽細胞，軟骨細胞，破骨細胞）が機能異常をきたし，骨形成が阻害される．
- 外形上四肢短縮型，体幹短縮型，均衡型に分類される．

1）軟骨形成不全症　achondroplasia
- 軟骨異形成症　chondrodystrophia の3型中，最も一般的な病型．
- 四肢が短縮し，小人症になる．まれに心血管系の奇形を合併する．
- 遺伝形式：常染色体優性遺伝．
- 病因：軟骨細胞の機能異常により，軟骨内骨化が障害される．

【症状】
- 四肢，特に近位肢節が短縮する．
- 頭は大きくて頭蓋底の発育が悪く，くる病に似た外観になる．脊柱は前彎し，腰椎は後彎する．

【病理】
- 成長板は狭小になる．軟骨細胞の減少と配列の乱れ．

【予後】
- 生後数カ月で発病．重症型の致死性異形成症　thanotophoric dysplasia では，死産あるいは新生児期に死亡する．

2）骨形成不全症　osteogenesis imperfecta
- 多発骨折と骨の変形をきたす．発育は発症時期により異なる．
- 遺伝形式：さまざまで常染色体劣性遺伝，優性遺伝形式をとる．
- 病因：線維性骨化が障害され，軟骨内骨化は正常である．

【症状】
- 四肢骨は脆弱，細くて彎曲し多発骨折を起こしやすい．
- 難聴，青色強膜を合併することがある．

【病理】
- 皮質骨は菲薄になり，骨髄腔はスポンジ状に開大する．

【予後】
- 遅発性では生後 1 年経って発症，先天性は生後すぐに死亡する．

3）線維性骨異形成　fibrous dysplasia
- 単発性と多発性がある（9：1）．
- 多発性は 10 歳以後に発症．皮膚の色素沈着と内分泌異常による性早熟を合併すると**オルブライト　Albright-McCune 症候群**という．
- 好発部位：長幹骨の他，顔面骨，骨盤骨，肋骨．
- 病因：骨の成熟障害．骨は胎生期の織布状骨の状態に止まる．染色体異常が指摘されている（オルブライト症候群 del9q37.3）．

【症状】
- 局所の疼痛，腫脹，病的骨折．顔面骨に起こると，獅子面になる．

【病理】
- 単発性と多発性とは，組織像は同一である．
- 骨梁は織布状骨，彎曲して枝分かれする．骨梁周囲の骨芽細胞は欠如．
- 骨髄腔には，紡錘形の未分化間葉細胞が増殖する．

d．骨端症　epiphyseopathy と大腿骨頭壊死　necrosis of the femoral head
- 両疾患とも虚血により，骨の**無腐性壊死　aseptic necrosis** を起こす．
- 好発部位：骨端症は成長期の男子の肘（スポーツ肘），膝，股関節，足などに発症．部位によって診断がつけられている．大腿骨頭壊死は老人に好発する．
- 病因：骨端症では繰り返される外傷，物理的作用など．大腿骨頭壊死ではステロイド投与，アルコール過飲など．

【症状】
- 局所痛と運動障害．

【病理】
- 軟骨下の骨に，非細菌性壊死が生じ，周辺に新生骨をみる．

【予後】
- 骨端症は自然治癒が期待される．
- 大腿骨頭壊死は病的骨折の原因になる．

e. 骨の異栄養症
- 内分泌障害と代謝障害によって引き起こされる疾患群．

1）くる病 rickets と骨軟化症 osteomalacia
- 両者は同一病態．成長板が閉鎖する前に発症すると「くる病」といい，閉鎖後に発症すると骨軟化症という．
- 好発年齢：くる病は，生後1～2年の乳幼児に多く発症．今日，くる病は人口栄養児に多い．
- 病因：ビタミンDの欠乏により石灰化異常をきたし，骨は類骨に止まる．骨軟化症では慢性腎不全，薬剤などが原因になる．

【症状】
- 頭蓋骨泉門の閉鎖遅延．
- 胸骨は陥没，肋骨は骨・軟骨接合部で肥厚し，念珠状になる．
- 脊椎は彎曲，下肢はO脚，X脚になる．

【病理】
- 成長軟骨板（尺骨，橈骨）は幅広く，不整になる．
- 組織では，軟骨内骨化が不完全で，幅広い類骨縁が増加する．骨皮質では類骨が出現，増加して軟化する．

【検査と予後】
- 血中アルカリホスファターゼが上昇．単純X線により長幹骨遠位端の特異的変化がみられる．
- ビタミンDの投与により，症状は改善する．

2）骨粗鬆症 osteoporosis
- 骨量が減少し，骨折の危険が高まった状態．
- 原発性と続発性に分ける．原発性は加齢，閉経後，若年特発性，続発性は内分泌性，栄養性，廃用性，抗痙攣薬などで発症する．

- 好発年齢：全ての年齢，特に中高年．
- 病因：骨の再構成に関わる骨吸収と形成がバランスを欠いた状態．

【症状】
- 主症状は骨折（特に胸-腰椎骨移行部，大腿骨頸部）．

【病理】
- 骨皮質は菲薄化，多孔性になる．海綿骨における骨梁は減少，やせ細り類骨が出現する．
- 類骨は減少する場合（老人性）と増加する場合（甲状腺機能亢進症）がある．

【検査】
- 血中カルシウム，リン，アルカリホスファターゼは正常範囲．骨塩量測定を行う．

　〔骨塩量測定とは〕骨の萎縮はX線により脊椎骨椎体，大腿骨近位の骨梁密度，中手骨の皮質骨の幅などで測定，評価される．近年X線吸収量による骨塩量測定が一般化している．方法は，橈骨骨幹の遠位1/6位（主に海綿骨を評価），1/3位（皮質骨を評価）の各部位を測定する．

3) 副甲状腺機能亢進症（原発性と続発性）
hyperparathyroidism（primary and secondary）

《原発性》
- 副甲状腺の腺腫，過形成によって起こる．
- 好発年齢：30歳代から50歳代，女性に多い．
- 病因：副甲状腺機能亢進により血中リンが排泄され，骨よりカルシウムが遊離する．

【症状】
- 主症状は骨の変形と病的骨折．

【病理】
- 破骨細胞が増加して，骨梁を吸収（窩状吸収）する．
- 骨髄腔は線維化し，囊胞を形成する．

【検査と予後】
- 血中カルシウムは上昇しリンは低下する．尿中リン，カルシウムは上昇する．血中アルカリホスファターゼは上昇する．

- 治療は腺腫の摘出，数カ月で正常になる．

《続発性》
- 慢性腎不全（腎性くる病），ビタミンD欠乏，骨軟化症などで発症．
- 病因：血中カルシウムの低下，血中リンの上昇は副甲状腺ホルモンの過剰分泌を促す．

【病理】
- 副甲状腺の過形成があり，骨の発育障害と変形がみられる．

f. 炎症

1）急性化膿性骨髄炎　acute suppurative osteomyelitis

- 化膿菌の感染によって発症，急激な骨破壊を伴う．
- 好発年齢：10歳頃の小児．男児は女児に比べて多い（4：1）．
- 病因：黄色ブドウ球菌の感染．成人では糖尿病に合併して起こる．

【症状】
- 悪寒戦慄，高熱，風邪様症状続く局所の疼痛，圧痛．
- 血行性と外傷性があり，個体の栄養状態が発病に大きく影響する．

【病理】
- 血行性では，長幹骨骨幹端の成長軟骨板直下の骨髄に膿瘍を形成する．ついで皮質骨を破壊して（腐骨）骨膜下膿瘍になり，骨膜反応によって新生骨を形成する（死柩）．進行すると膿は関節腔あるいは皮下に破れて

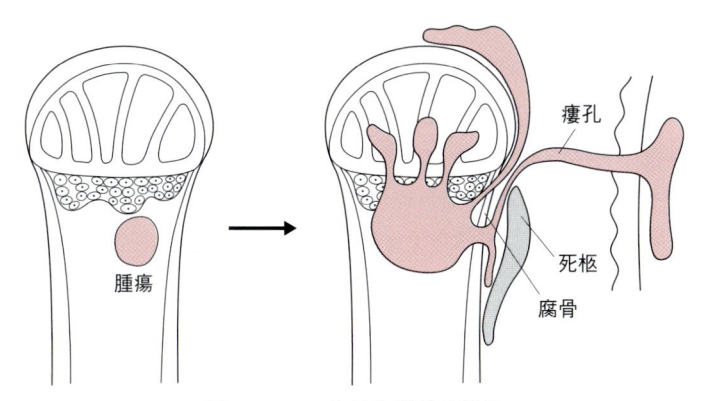

図2-111　急性化膿性骨髄炎

皮膚から排膿する．この瘻孔のことを汚溝といい，慢性の経過を辿る（図2-111）．
- 脊椎骨では椎間板に膿瘍を形成，椎体に波及する．

【検査と予後】
- 赤沈の促進，CRP反応は陽性．
- 敗血症で死亡することがある．慢性骨髄炎に移行する．
- 合併症は関節拘縮，病的骨折，皮膚癌の発生などである．
- 慢性骨髄炎には，急性化膿性骨髄炎より移行する型と最初から慢性型（ブロディ　Brodie 骨膿瘍）がある．

2）骨結核　bone tuberculosis
- 一般に肺，リンパ節結核からの血行性転移で発症．
- 好発年齢：小児および若年者．
- 病因：結核菌（*Mycobacterium tuberculosis*）の感染．

【症状】
- 脊椎骨では椎体がつぶれて亀背になり，指骨では膨瘤して風棘を形成する．

【病理】
- 乾酪壊死を伴う結核肉芽を形成．
- 結核性脊椎炎　spondylitis tuberculosa はポット病　Pott's disease という．結核性膿瘍（寒性膿瘍）は前部筋膜下に破れて下降，流注膿瘍　burrowing abscess を形成する．

【検査】
- 滲出液，組織から結核菌を証明する（培養，チール-ネルセン染色）．

3）骨梅毒　syphilis of the bone
- 骨病変は先天性梅毒と第3期梅毒で起こる．
- 脛骨，大腿骨，上腕骨，頭蓋骨に好発する．特に鼻骨が冒されると鞍鼻になる．

【病理】
- 先天梅毒では，骨-軟骨接合部に梅毒性骨・軟骨炎が起こる．
- 後天性では，骨幹または骨幹端に梅毒性肉芽腫を形成する．

【検査】
- 梅毒血清反応．X線像で，骨端軟骨は不規則で幅広くなる．

g. 腫瘍
- 原発性骨腫瘍では，高齢者男性に好発する多発性骨髄腫　multiple myeloma が最も多く，全骨腫瘍では転移癌が最も高頻度に発生する．

《軟骨性腫瘍》
- 軟骨性腫瘍では，末梢の骨に発生する腫瘍は良性，躯幹骨発生例は悪性を考える．
- 急速に発育する場合は悪性を考える．

1）軟骨腫　chondroma
- 長幹骨の骨幹骨髄に発生すると内軟骨腫という．
- 良性腫瘍．比較的頻度が高い（約10％）．
- 一般に単発性であるが，一側性に多発するとオリエ　Ollier 病，軟部の血管腫を合併するとマフッチ　Maffucci 症候群という．約10％で悪性変化する．
- 好発年齢：10〜40歳，男女差はない．
- 好発部位：指趾骨，肋骨，長幹骨など．

【症状】
- 腫瘤形成．

【病理】
- 腫瘍細胞はよく分化した軟骨細胞で，硝子軟骨基質を形成する．

2）骨軟骨腫　osteochondroma
- 軟骨性外骨腫ともいわれ，最も頻度の高い良性腫瘍である（約35％）．
- 多くは孤立性に発生（3/4）．多発し，全身骨に分布する例は遺伝的背景を有する．
- 好発年齢：10〜30歳代，男女差はない．
- 好発部位：大腿骨，脛骨，上腕骨の骨幹端．

【症状】
- 局所の疼痛．

【病理】
- 骨皮質より突出する．表層に分化した硝子軟骨（軟骨帽）があり，その下は既存骨につながる海綿骨である．

【予後】
- 孤立発生は良性，多発例は悪性化することがある．

3）軟骨肉腫　chondrosarcoma

- 骨肉腫についで頻度の高い悪性腫瘍である（表 2-19）．
- 原発性軟骨肉腫のほか多発性骨軟骨腫，オリエ病，マフッチ症候群などを基盤にして続発する．
- 好発年齢：30〜60 歳代．続発例は 40 歳以下に多い．
- 好発部位：骨盤，肋骨，肩甲骨，上腕骨，大腿骨など．

【症状】
- 局所痛と腫瘤形成．

【病理】
- 腫瘍は分葉を形成，異型腫瘍細胞が軟骨基質を作る．軟骨腫に比べて細胞密度が高く，多形性に富む．
- 低悪性から高悪性まであり，また特殊型の軟骨肉腫がある．

【検査と予後】
- 単純 X 線では，石灰化を伴う骨透亮像．
- PAS 染色．免疫染色による増殖関連蛋白質の検索が有用である．
- 5 年生存率は 65％で，比較的予後はよい．

表 2-19　骨の代表的な肉腫

	軟骨肉腫	骨肉腫	ユーイング肉腫
年齢	30〜60 歳	10〜20 歳	10 歳代前半
部位	骨盤，肋骨，長幹骨（骨端）	膝周囲の長幹骨（骨幹端）	長幹骨，骨盤
病理	軟骨芽細胞　腫瘍性軟骨	骨芽細胞　腫瘍性骨・類骨	小円形細胞　基質（−）
悪性度	低〜高悪性	高悪性	高悪性
転移	まれ	高頻度	高頻度

《骨原性腫瘍》
- 原発性骨腫瘍の約 20 % を占める.

1）類骨骨腫　osteoid osteoma
- 良性腫瘍である.
- 好発年齢：若年者（10 〜 20 歳代），男性.
- 好発部位：四肢の長幹骨骨幹，脊椎骨（頸椎，腰椎）など.

【症状】
- 疼痛，特に夜間痛が特徴で，アスピリン投与で軽快する.

【病理】
- 腫瘍は類骨を形成し，周囲に反応性の骨形成をみる.
- 類骨の間には，血管に富む幼若な結合組織が増殖する.

【検査】
- X 線像では，1 cm 以下の骨透明巣と周囲の骨硬化（nidus）が特徴.
    （注）骨芽細胞腫　osteoblastoma は類骨骨腫より大きく（1 cm），反応性骨形成はない．低悪性腫瘍と考えられている.

2）骨肉腫　osteosarcoma
- 骨の悪性腫瘍中，最も頻度が高い（約 40 %）.
- 一般には骨の中心に発生，まれに骨表面にできる.
- 原発性のほか線維性骨異形成，良性骨腫瘍などからも発生する.
- 好発年齢：10 歳代後半〜 20 歳代前半，男性に多い（表 2 - 19）.
- 好発部位：膝周囲の骨（大腿骨下端，脛骨上端），上腕骨上端など.

【症状】
- 運動痛，腫脹など，後に自発痛を訴える．病的骨折を起こす.

【病理】
- 腫瘍細胞が異型性，多形性を示し直接類骨，骨を形成する.
- 多彩な組織像を示し，優性成分により骨芽細胞型，軟骨芽細胞型，線維芽細胞型に分類する.

【検査と予後】
- 血中アルカリホスファターゼ（骨型）の上昇は診断価値が高い.
- X 線像では，骨幹端の骨破壊性病変，骨膜反応（コッドマン三角，スピクラ）が特徴（図 2 - 112）.

図 2-112 骨肉腫

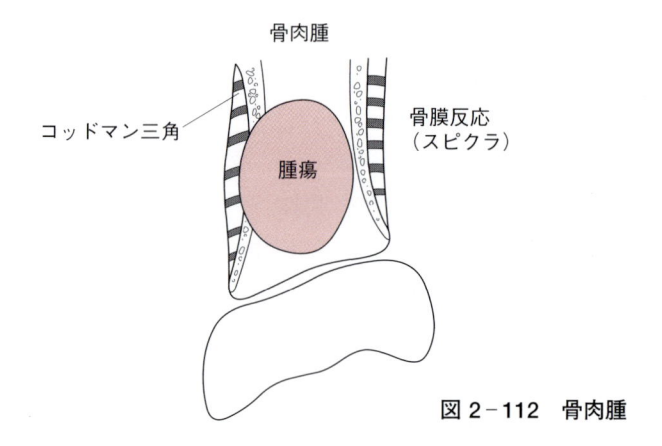

- 早期より血行性に肺に転移．予後は悪い．

《その他の主要な腫瘍》

1）非骨化性線維腫　non-ossifying fibroma

- 好発年齢と部位：10 歳代の大腿骨の遠位，脛骨．
- 自然消退する．
- 病因：不明．線維性骨皮質欠損と同一病変と考えられている．

【症状】
- 運動時の疼痛．

【病理】
- 骨髄に線維芽細胞が束を作って増殖し，泡沫細胞，多核巨細胞が混在する．ヘモジデリン沈着をみる．

【予後】
- 経過観察する．病的骨折では腫瘍摘出を行う．

2）骨巨細胞腫　giant cell tumor of bone

- 骨腫瘍の約 7％ を占める
- 良性であるが，まれに悪性変化する．
- 好発年齢：20〜40 歳．
- 好発部位：下肢（大腿骨，脛骨，腓骨），上肢（上腕骨，橈骨），脊椎骨の順に多い．
- 細胞起原は不明．単球-マクロファージ系と考えられている．

【症状】
- 疼痛，腫脹，病的骨折．

【病理】
- 腫瘍の肉眼は赤褐色をしている．
- 短紡錘形の単核細胞と破骨細胞に似た多核巨細胞からなる．
- 多核巨細胞は大型で，50〜100個の核を持つ．

【予後】
- 予後は良好，まれに悪性変化する．

3）ユーイング肉腫　Ewing sarcoma
- 骨肉腫とともに最も悪性の肉腫である．
- 発生頻度は骨の悪性腫瘍中6〜10％である．
- 骨外性に軟部にも発生する．染色体異常を同じくする関連肉腫を含めて Ewing/PNET 群と称される．
- 好発年齢：10歳代前半で，骨肉腫より低年齢．男性優位に発生．
- 好発部位：膝周辺の長幹骨，骨盤など．
- 病因：神経外胚葉由来の肉腫で，特異的染色体転座が証明される．

【症状】
- 疼痛，腫脹のほか発熱，赤沈の亢進など炎症所見がある．

【病理】
- 小円形細胞が充実性に増殖し，まれにロゼット配列を認める．
- 血管性の狭い間質が入り込んで，細胞集団に区画する傾向がある．
- 腫瘍細胞は PAS 染色陽性のグリコーゲンを持つ．

【検査と予後】
- 化学療法，放射線感受性が高い．
- 染色体転座 t(11;22)，t(7;22)，t(17;22) が証明される．
- 免疫組織化学染色では，MIC2（CD99）抗原が陽性である．

2 関節と筋肉

a. 構造と機能
- ヒトの関節は可動関節，半関節，不動関節に区別する．可動関節は，筋肉の協力で運動を司る．

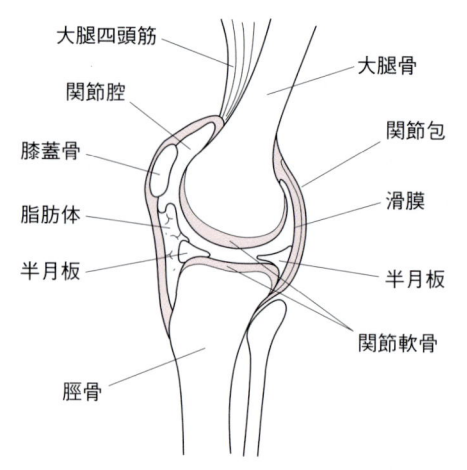

図 2-113 関節の構造（膝関節）
（忽那龍雄．In: 渡辺照雄, 編．カラーで学べる病理学．東京: ヌーヴェルヒロカワ; 2002. p.267 より許諾を得て転載）

- 関節腔は，2 個の向かい合う骨の表面にある軟骨と関節包からなる．内腔には少量の関節液を入れる（図 2-113）．

b. 代謝障害

痛風　gout

- 尿酸塩の沈着による関節症（結晶物誘発性関節炎）．
- 過剰の尿酸が尿酸ナトリウム塩になり沈着，炎症を起こす．
- 好発年齢：30～50 歳，男性に多い（女性の 30～50 倍の頻度）．
- 病因：プリン代謝障害および尿酸排泄障害による高尿酸血症（8 mg/dl 以上）が背景にある（遺伝的素因）．食事，飲酒により誘発される．

【症状】
- 母趾の中足趾節関節の疼痛（足痛風），特に夜間の発作性疼痛．関節の発赤・腫脹．
- 進行すると関節は変形し，肘頭部，耳介などに痛風結節ができる．

【病理】
- 関節軟骨，関節嚢に尿酸塩の沈着と結合組織の炎症性増生．

- 痛風結節は，尿酸塩の針状結晶が組織に沈着してできた異物肉芽腫である（針状結晶はアルコール固定で証明）．

  【検査と予後】
- 血中尿酸値の上昇と滑液中の尿酸塩結晶を証明する．
- 痛風発作はコルヒチン投与で緩解する．

c. 椎間板ヘルニア　disc herniation
- 椎間板髄核が，脊椎管腔の方向に突出する（一般に後外側方向）．
- 好発年齢：20〜40歳．
- 好発部位：腰椎（L4-5，L5-S1），ほかに頸椎に発生する．
- 病因：椎間板の変性に外力が加わって生ずる．

  【症状】
- 一側の坐骨神経痛，腰痛．
- 排尿障害，下肢の運動障害，知覚麻痺が起こることがある．

  【病理】
- 脱出した椎間板は，さまざまな程度に変性を起こしている．

  【検査と予後】
- X線と脊髄腔造影．

d. 関節リウマチ（リウマチ様関節炎）　rheumatoid arthritis
- 左右対称性に，複数の大関節が同時に冒される自己免疫疾患　autoimmune disease．
- 好発年齢：25〜40歳，女性に多い（男性の2〜3倍）．
- 悪性関節リウマチでは臓器に血管炎を生じ，多臓器障害を起こす．
- 病因：自己免疫疾患．血中リウマチ因子　rheumatoid factor（IgGを抗原とした自己抗体，主にIgM成分）が抗原-抗体複合物を形成して関節に沈着，炎症を起こす．

  【症状】
- 関節のこわばり，腫脹，運動痛など（厚生省研究班，1993）．進行すると日常の生活動作ができなくなる．
- 経過中に緩解と増悪を繰り返す特徴がある（本シリーズ『内科学』参照）．

【病理】
- 初期には，関節滑膜に類線維素（フィブリノイド）変性と滲出，次いでリンパ濾胞を伴うリンパ球と形質細胞が浸潤する．
- 滑膜は増殖してパンヌスを形成，炎症が収まると瘢痕になる．
- リウマチ結節は，類線維素変性を中心に，類上皮細胞が柵状に配列してできた類上皮肉芽腫である．

【検査】
- 赤沈の亢進，CRP 反応（活動性の指標），リウマチ因子，関節液中の白血球（RA 細胞）の証明のほか，単純 X 線，生検など．

e. 変形性関節症　arthrosis deformans
- 退行性変化に基づく関節軟骨の萎縮．
- 好発年齢：30 歳以上で出現，加齢とともに増加する．女性に多い．
- 好発部位：膝関節，股関節，脊椎の関節など．一般に単発性である．
- 病因：関節軟骨の変性と機械的圧迫による破壊．局所要因としては外傷，感染症，血行障害など．

【症状】
- 関節痛（動作のはじめ）．

【病理】
- 関節軟骨は萎縮，びらんを起こす．
- 軟骨下骨には反応性に骨の増生が起こる．
- 関節辺縁では骨が増生して，骨棘を形成する．

【検査と予後】
- 単純 X 線．慢性，進行性に悪化する．

f. 化膿性関節炎　suppurative arthritis
- 血行性のほか関節の損傷，周囲の化膿巣からの波及など．
- 好発部位：血行性では，股関節．
- 病因：黄色ブドウ球菌，連鎖球菌などの化膿菌の感染．

【症状】
- 発赤，腫脹に加えて歩行障害．

【病理】
- 化膿性滑膜炎の形で発症し，関節蓄膿をきたす．

【予後】
- 慢性に経過すると，関節の変形や強直をきたすので注意する．

g. 腫瘍
- 4．軟部組織の項を参照．

3 骨格筋

a. 構造と機能
- 筋肉は，腱によって関節近傍の骨に固定されている．

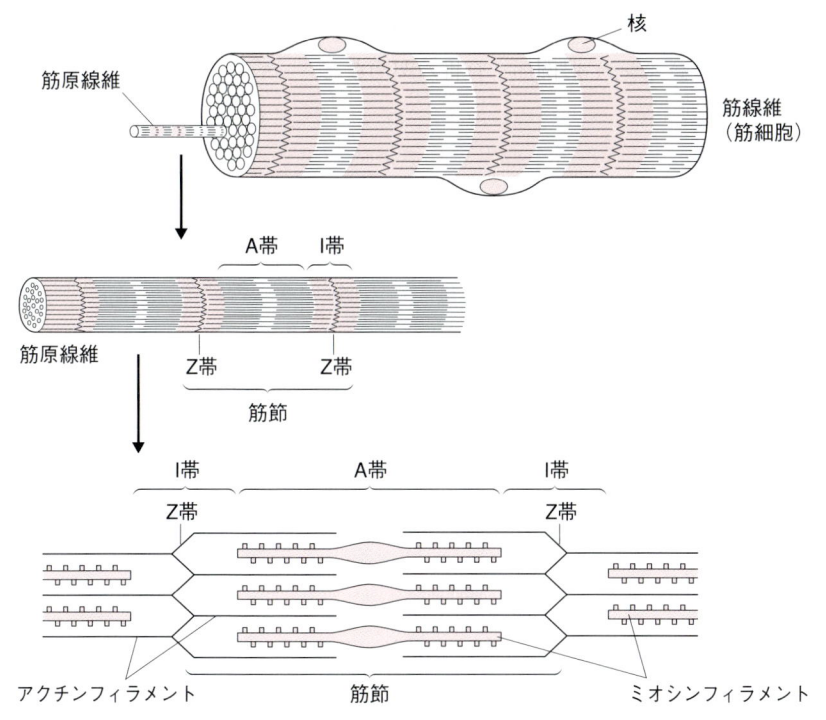

図 2-114　骨格筋の微細構造
（佐藤昭夫，佐伯由香，編．人体の構造と機能．2版．東京: 医歯薬出版; 2003. p. 279 よりより許諾を得て転載）

- 骨格筋は多核の細胞で，筋形質は横紋構造をとる．アクチン線維とミオシン線維が規則正しく交互に配列している（図2-114）．
- 骨格筋は，シナプスを介して脊髄運動神経（後根）に支配される．
- 骨格筋の運動は電気的興奮として観察され，これを記録したものを筋電図という．筋電図は，運動神経の働き，情報の速度，筋肉の状態を知る検査法である．

b. 筋肉病変の基本的事項

- 筋肉の病気は，臨床的には易疲労，筋力低下，痙攣などの症状があり，形態的には萎縮と肥大（仮性肥大）が起こる．
- 系統的疾患に基づく筋萎縮は，第二次運動ニューロンに原因を求める神経原性疾患と筋肉自体に原因を求める筋原性疾患を区別する（図2-115）．

c. 神経原性萎縮を示す疾患

- 筋萎縮性側索硬化症，脊髄性筋萎縮症などが代表である．
- 特徴として，筋線維は①群をなして単純萎縮する．萎縮筋は②小さく，角張った形になる（小径角化）．③筋鞘細胞が増加する．

筋萎縮性側索硬化症　amyotrophic lateral sclerosis

- 脊髄運動神経核に加えて延髄，橋などの上位の運動神経核の萎縮．

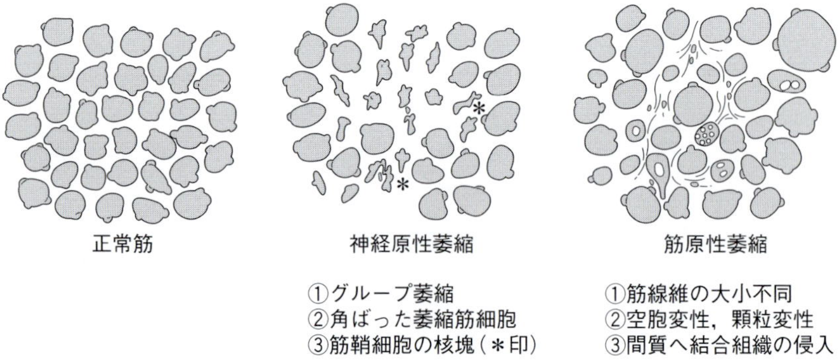

正常筋　　　神経原性萎縮　　　筋原性萎縮

①グループ萎縮　　　　　①筋線維の大小不同
②角ばった萎縮筋細胞　　②空胞変性，顆粒変性
③筋鞘細胞の核塊（＊印）　③間質へ結合組織の侵入

図2-115　骨格筋の萎縮
（遠城寺宗知，他，編．わかりやすい病理学．3版．
東京：南江堂；2000. p.273 よりより許諾を得て転載）

- さまざまな病型があり，家族性では常染色体優性遺伝性である．
- 好発年齢：40〜60歳頃に発症．進行は早く，3年前後で死亡．
- 特徴：上肢の末梢より始まる筋肉の萎縮と脱力．経過中舌筋萎縮，嚥下障害，顔面筋麻痺などが起こり，呼吸筋麻痺あるいは肺炎を合併して死亡する．

【病理】
- 脊髄前角・側索，前根が萎縮し，神経細胞が脱落する．
- 骨格筋は神経原性萎縮をする．
- 本シリーズ『内科学』の11章神経疾患を参照．

d. 筋原性萎縮を示す疾患

- 筋ジストロフィーが代表，他に重症筋無力症，周期性四肢麻痺，多発筋炎などがある．
- 特徴として，萎縮筋の①分布に統一性がなく，筋線維は大小不同である．萎縮筋の細胞質に②変性（顆粒，脂肪，空胞など）をみる．③筋線維間に膠原線維，脂肪組織が増加，仮性肥大になる．

1）筋ジストロフィー　muscular dystrophy
- 本シリーズ『内科学』の11章神経疾患を参照．

2）重症筋無力症　myasthenia gravis
- 本シリーズ『内科学』の11章神経疾患を参照．

e. 代謝障害

糖原病　glycogen storage disease
- 解糖系酵素の先天的欠損がみられ，常染色体劣性遺伝する．
- 糖原（グリコーゲン）が肝臓，筋肉，心筋，腎臓などに蓄積する．
- 欠損する酵素の種類により，I〜VIII型が区別される．

【病理】
- 細胞は明るく腫大し，PAS染色陽性のグリコーゲンを多量に含んでいる．

f. 多発筋炎　polymyositis
- 全身の筋肉，特に四肢近位部が冒される．皮膚にも病変が出てくると皮

膚筋炎という．
- 発症年齢：若年成人にみられるが，多くは小児期に発症．
- 症状：脱力と筋痛．
- 急性型，亜急性型，慢性型に分ける．急性型では1～2カ月で死亡し，慢性型では数年に及ぶ．予後は悪い．

【病理】
- 特徴は筋線維の壊死と再生および血管周囲のリンパ球浸潤．
- 筋線維は無秩序，散在性に融解壊死に陥いる．
- 皮疹は顔面，胸背部，四肢に対称性に出現する．顔面では，エリテマトーデス様紅斑を呈する．

4 軟部組織

a. 軟部組織とは
- 骨格以外の非上皮組織（結合組織，筋肉，脂肪，血管）に加えて末梢神経を含める．

b. 炎症

骨化性筋炎　myositis ossificans
- 筋肉内の結節性病変．外傷に伴って発症するものが多い．
- 好発部位：上肢および大腿．

【病理】
- 特徴は層状構造を示す．腫瘤の中心部には，肉芽様の幼弱な線維芽細胞が増殖し，辺縁には成熟した骨が形成される．

c. 腫瘍

基本的事項
- 軟部腫瘍は組織発生を基本にして分類される．
- どの年齢にも発生するが年齢，発生部位で腫瘍特異性がある．
- 染色体異常とこれに伴う新規融合遺伝子は診断に有用である（表2-20）．

表 2-20 軟部肉腫の診断に有用な染色体異常

組織型	相互転座	頻度
脂肪肉腫 （粘液型/円形細胞型）	t (12 ; 16) (q13 ; p11)	90％＜
滑膜肉腫	t (X ; 18) (p11.2 ; q11.2)	90％＜
横紋筋肉腫（胞巣型）	t (2 ; 13) (q35-37 ; q14) t (1 ; 13) (p36 ; q14)	75％＜ 10〜20％
骨外性ユーイング/PNET	t (11 ; 22) (q24 ; q12) t (21 ; 22) (q22 ; q12) t (17 ; 22) (q12 ; q12) t (7 ; 22) (p22 ; q12)	80％＜ 5〜10％ 5％＞ 5％＞
骨外性軟骨肉腫（粘膜型）	t (9 ; 22) (q22 ; q12)	75％＜

d. 良性軟部腫瘍

1）線維腫 fibroma

- 真の腫瘍ではなく，過誤腫である．
- 好発年齢と部位：全ての年齢．全身の皮膚，粘膜に発生する．

【病理】
- 皮膚，粘膜の浅い部位に有茎性，ポリープ状に発育し，成熟した線維組織からできている．

線維腫の仲間：背部弾性線維腫 elastofibroma dorsi は弾性線維を含む良性の線維性腫瘍である．60〜70歳代の肩甲下部に両側性に発生し，西日本に多い．

2）ケロイド keloid

- 皮膚の創傷，手術創，熱傷あるいは種痘などの瘢痕部に発生する．
- 平板隆起して，境界明瞭で光沢を持つ．
- 好発部位：外耳，顔面，肩上腕，前胸部など張力のかかる皮膚．特発性は前胸部に発生しやすい．

【病理】
- 真皮に線維芽細胞と膠原線維が増殖し，硝子化した太い膠原線維が特徴である．

3）線維性組織球腫　fibrous histiocytoma

- 同義語：皮膚線維腫，硬化性血管腫，結節性表皮下線維腫．
- 1～2 cm 大の，境界明瞭な小腫瘤を形成する．

【病理】
- 組織球様細胞と紡錘形の線維芽細胞が混在した腫瘍．
- 線維芽細胞が多いと車軸配列がみられる．組織球由来の泡沫細胞，含鉄細胞がみられる．

4）黄色腫　xanthoma

- 高コレステロール血症を伴うものと伴わないものがある．
- 好発年齢：小児，若年者に好発し，真性腫瘍ではない．
- 若年性黄色肉芽腫　juvenile xanthogranuloma は，4 歳以下の頭頸部・躯幹に生ずる．
- 黄色板腫　xanthoelasma は，眼瞼にできる黄色腫である．

【病理】
- 腫瘤は黄色調である．
- 脂肪を貪食した組織球（泡沫細胞，黄色腫細胞）が増殖，多数のトートン Touton 型巨細胞を伴っている．

5）脂肪腫　lipoma

- 軟部腫瘍中最も頻度の高い良性腫瘍．
- 成人の皮下に発生し，ポリープ状に盛り上がる．
- 皮膚のほか，筋肉内あるいは筋肉間など深い部位にも生ずる．

【病理】
- 腫瘤は黄色で，薄い被膜を持っている．
- 成熟脂肪細胞からなり，正常脂肪組織よりも間質血管が多い．

6）平滑筋腫　leiomyoma

- 平滑筋由来の良性腫瘍．
- 臓器以外の皮膚，後腹膜，血管に発生するものを指す．
- 血管由来平滑筋腫では痛みを伴う．

【病理】
- 葉巻様，紡錘形の平滑筋細胞が束を作って増殖し，交錯している．細胞質は好酸性に赤く染まり，核は細胞質の中央に位置する．

- 鍍銀染色では好銀線維が個々の細胞を取り囲んでいる．
- 類上皮平滑筋腫は，今日では GIST と呼ばれ別の腫瘍である．

7）神経鞘腫　schwannoma

- 神経鞘のシュワン細胞に由来し，シュワン細胞腫ともいう．
- 末梢神経，脳・脊髄神経に沿って発生する．

【病理】
- 被膜を有し，孤立性の腫瘤を形成する．
- 紡錘形細胞が束を作って増殖し，直送あるいは渦巻き構造をとる．
- 腫瘍細胞が横に並ぶ柵状配列（観兵式様配列），感覚器様のベロケー体が特徴である．細胞成分が多いとアントニー A 型，細胞成分に乏しく粘液様基質になるとアントニー B 型という．

8）神経線維腫　neurofibroma

- シュワン細胞に線維芽細胞を含んだ良性腫瘍．
- 末梢神経に発生し，単発あるいは多発する．
- レックリングハウゼン病は，皮膚色素沈着（コーヒー残渣様）を合併する神経線維腫症で，常染色体優性遺伝をする．
- 末梢神経性のレックリングハウゼン病　von Recklinghausen's disease では，NF1 遺伝子（17 番染色体）に変異があり，聴神経などの中枢発生では NF2 遺伝子（22 番染色体）に変異がある．

【病理】
- 真皮に，被膜を持たない限局性腫瘤を形成．
- 波をうつ紡錘形細胞が，束を作って増殖．さまざまな量の膠原線維を伴っている．

9）血管腫　hemangioma とリンパ管腫　lymphangioma

- いずれも過誤腫的性格を有し，小児に好発する．
- 血管腫では小児・若年者の頭頸部皮膚に発生し，先天性にも生ずる．
- リンパ管腫は小児に発生し，多くは先天性である．

【病理】
- 血管腫，リンパ管腫共に増殖する血管の大きさによりに区別する．
- 海綿状リンパ管腫は口腔，縦隔，後腹膜，皮膚にできて巨舌症，巨唇症，象皮病などを起こす．嚢状リンパ管腫（ヒグローマ　hygroma）は 1 歳以

下の子供の頸部にできる．
(注) グロムス腫瘍　Glomus tumor は血管球（温度変化を感じて血流を調節する神経筋装置）由来の良性腫瘍である．指趾の皮膚，爪床に発生する．

e. 悪性軟部腫瘍

1）線維肉腫　fibrosarcoma
- 成人に発生する通常型と乳児型があり，両者の悪性度は異なる．
- 好発年齢：通常型は 30 〜 50 歳に多い．
- 発生部位：全身どこでも発生．下肢，上肢および躯幹皮膚に多い．

【病理】
- 線維芽細胞が膠原線維を伴って束を作って増殖，浸潤している．
- 矢筈模様（魚骨様）が特徴である．
- 成人型の 5 年生存率は 30 ％で，乳児型はこれより良好である．

2）悪性線維性組織球腫　malignant fibrous histiocytoma（MFH）
- 軟部悪性腫瘍中，2 番目に頻度が高い．
- 好発年齢：中高年（50 〜 70 歳），わずかに男性に多い．
- 好発部位：四肢のほか後腹膜，腸間膜など深部に発生する．

【病理】
- 通常型，粘液型，巨細胞型，炎症型に分類する（WHO 分類では粘液型は除外している）．
- 典型的な通常型では線維芽細胞様細胞，組織球様細胞，多形性の強い異型細胞（奇怪な巨細胞，多核巨細胞）が混在する．花むしろ構造が特徴である．
- 粘液型では背景が粘液状になり，巨細胞型では多核巨細胞が多数出現する．炎症型では組織球は泡沫細胞化して，リンパ球，好中球などの炎症細胞がびまん性に浸潤する．

3）脂肪肉腫　liposarcoma
- 脂肪組織由来の悪性腫瘍．平滑筋肉腫，悪性線維性組織球腫に次いで頻度が高い．
- 黄色〜黄白色の大きな腫瘍を形成する．

- 好発年齢：中年以降の男性．子供にはまれである．
- 好発部位：四肢，躯幹および後腹膜．
- 組織亜型によっては，特異的な染色体転座 t（11；22），キメラ遺伝子とその産物を証明できる．

【病理】
- 高分化型，脱分化型，粘液型，円形細胞型に分類する．悪性度は，組織亜型により異なる．
- さまざまな分化段階の脂肪芽細胞からなり，クモの巣細胞，印環細胞が特徴である．
- 高分化型に，悪性線維性組織球腫の所見を伴うと脱分化型になる．
- 粘液型は粘液基質を背景にする．円形細胞型は粘液型との間に移行があり，両者は細胞遺伝学的に同一腫瘍である（表 2-20）．

4）平滑筋肉腫　leiomyosarcoma

- 平滑筋細胞由来の悪性腫瘍で，最も頻度が高い．
- 好発年齢：成人（40〜60 歳）に好発．若年者ではまれである．
- 好発部位：軟部では四肢，後腹膜・腸間膜などに発生する．

【病理】
- 弾力性のある硬い腫瘤で，比較的境界明瞭である．
- 長紡錘形の細胞が束を作って，直角に交錯する．
- 高分化型から多形性に富んだ低分化型まである．核分裂は高視野で 5 個以上観察される．

5）横紋筋肉腫　rhabdomyosarcoma

- 横紋筋細胞由来の悪性腫瘍．
- 好発年齢：小児，若年成人（胎児型，胞巣型）に発生し，成人（多形細胞型）では少ない．
- 好発部位：頭頸部，次いで泌尿・生殖器，後腹膜，四肢に発生する．
- 鼻腔，泌尿・生殖器に発生すると，ブドウの房様にみえるのでブドウ状肉腫と呼ばれる．
- 胞巣型では特異的染色体転座が証明できる（表 2-20）．

【病理】
- 胎児型，胞巣型，多形細胞型に分類．さまざまな分化段階の横紋筋芽細

胞が腫瘍を形成する．
- 好酸性の細胞質をもつ類円形細胞がラケット状，オタマジャクシ状と表現される横紋筋芽細胞を伴って増殖する．
- 細胞質には PAS 陽性グリコーゲン顆粒を有し，PTAH 染色で横紋筋線維を認める．

6）悪性神経鞘腫　malignant schwannoma（悪性末梢性神経鞘腫瘍, MPNST）

- 末梢神経由来の悪性腫瘍である．
- レックリングハウゼン病に続発あるいは単独で神経幹に発生する．
- 成人の体表あるいは縦隔で，神経の走行に沿って発生する．

【病理】
- 紡錘形腫瘍細胞が束を作って増殖をする．
- 細胞密度の高い部と粘液様基質の部が交互にあるいは混在する．一般に腫瘍細胞には特徴はない．

7）悪性血管内皮腫（血管肉腫）　malignant hemangioendothelioma（angiosarcoma）

- 血管内皮細胞由来の悪性腫瘍，悪性度が高い．
- 好発年齢：成人で 30 歳以降．
- 好発部位：頭部，顔面皮膚に発生する．皮膚以外には肝臓，脾臓，乳房，筋肉内に発生する．

【病理】
- 血液が多く，表面から青紫色に見え，出血しやすい．
- 異型な血管内皮細胞が，層をなして血管腔を形成している．
- 肺へ血行性転移する．

8）カポシー肉腫　Kaposi's sarcoma

- 血管由来の肉腫と考えられる．
- AIDS に合併して現われることで注目されたが，白血病，悪性リンパ腫などにも合併する．単独発生はまれである．
- 好発部位：四肢，躯幹，顔面，頭部皮膚など．
- 一般に発育はゆっくりしているが，AIDS 合併例では進行が早い．

【病理】
- 初期には出血性の赤い平坦な病変で，次いで結節を形成する．
- 早期には不規則に拡張した血管を伴う肉芽様，進行すると血管腔を有する異型な紡錘形細胞が浸潤性に増殖する．

9）リンパ管肉腫　lymphangiosarcoma

- リンパ管肉腫はまれな悪性腫瘍で，長期にわたるリンパ液うっ滞により発生する．乳癌手術後 10 年以上経って上肢に発生する．

<吉田春彦>

10 皮膚・感覚器系

1 皮膚

a. 構造と機能

- 皮膚は表皮，真皮と皮下組織からなる．表皮の角化重層扁平上皮は4層を数える．手掌と足底は，透明層を有し5層をなす（図2-116）．
- 表皮の基底層には，メラノサイトがあってメラニンを産生，紫外線を遮断する．樹状細胞（ランゲルハンス細胞，抗原提示細胞）は，皮膚の免疫応答に関与する．
- 皮膚付属器として汗腺（エックリン腺とアポクリン腺），皮脂腺，毛包，爪がある．エックリン腺はほぼ全身に分布し，アポクリン腺は腋窩，乳頭周囲，外陰・肛門周囲に局在する．

b. 皮疹の種類

- 皮疹は斑（皮膚色と異なる色），丘疹（皮膚面より少し高まる），結節（皮

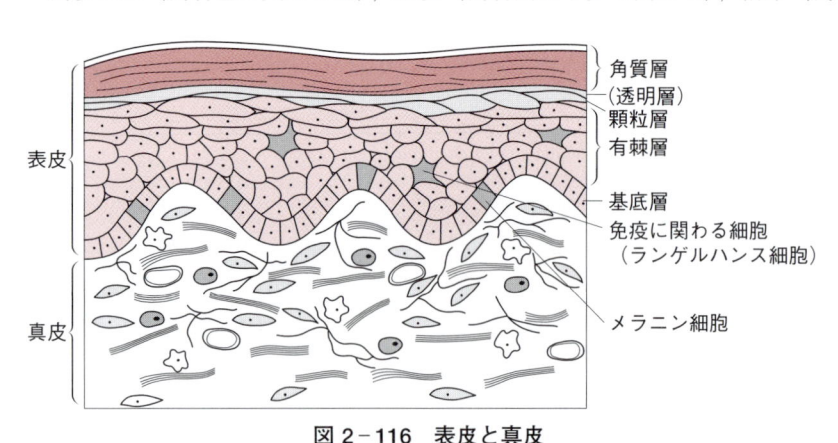

図2-116 表皮と真皮
（佐藤昭夫，佐伯由香，編．人体の構造と機能．2版．東京：医歯薬出版; 2003. p. 272 より許諾を得て転載）

膚面より隆起），瘤腫（腫瘍），膨疹（一過性隆起），水疱（漿液貯留），膿疱（膿性液貯留），囊胞（空洞）を基本とする．

c. 丘疹

1）湿疹 eczema（皮膚炎 dermatitis）
- 非感染性の接触皮膚炎 contact dermatitis．皮膚病変では最も頻度が高い．
- 特徴：掻痒を伴った紅斑に始まり，丘疹を作る．丘疹は水疱，膿疱に変化して，びらん・痂皮を経て治癒する．
- 病因：物理的刺激（衣類，装身具），化学物質（薬品，化粧品），細菌・真菌・ダニなど外来性因子によるアレルギー反応．

【病理】
- 表皮の細胞間浮腫による海綿状変化とリンパ球の表皮内浸潤．

2）アトピー性皮膚炎 atopic dermatitis
- 特徴：掻痒を伴う湿潤した湿疹様皮疹．季節によって変動．夏には軽快するが，再燃して慢性に経過する．
- 発症年齢：乳幼児期から青年期まで広く発症．
- 好発部位：顔面，被髪部に初発し，躯幹に広がる．
- 病因：アトピー性素因のもと，発症にはⅠ型アレルギーが関与する．

【病理】
- 幼少期発症は屈曲部位（首，肘窩，膝窩），思春期〜成人発症は上半身に苔癬様皮疹を生ずる．

【検査と予後】
- 血中 IgE の上昇，皮内反応，貼付試験．
- 幼少期発症は思春期までに治癒，思春期〜成人発症は 30 歳位までに軽快．

3）扁平苔癬 lichen planus（扁平紅色苔癬 lichen ruber planus）
- 特徴：扁平丘疹が集簇し，経過中変化しない．
- 好発部位：四肢の関節屈側，躯幹，外陰部のほか口腔粘膜．
- ケブナー Koebner 現象は陽性．

【病理】
- 表皮には過角化と顆粒層の肥厚，および表皮突起の鋸歯状延長．
- 基底層の液状変化ならびに真皮上層の帯状リンパ球浸潤．

d. 紅斑
- 自覚症状（搔痒，痛みなど）がある場合とない場合がある．
- 真皮の小血管が拡張，増殖して赤くみえる．圧迫すると退色する．

結節性紅斑　erythema nodosum
- 発熱，関節痛の前駆症状がある．
- 特徴：指頭大の赤い有痛性の結節が数個生じ，1〜2週で消失する．春秋に発生しやすく，再燃して慢性に経過する．
- 発症年齢と部位：中年の女性．主に下腿伸側に対称性に出現する．

【病理】
- 皮下の脂肪組織に，多核巨細胞を含む肉芽腫を形成する．

e. 膨疹
- 一過性に境界明瞭な漿液性浮腫（膨疹）を形成する．
- 痕跡を残さず治癒する．

蕁麻疹　urticaria
- 特徴：突然膨疹が出現し，数分〜数時間で消退する．搔痒は前後して強く自覚する．
- 好発部位：全身の皮膚のほか口腔・食道の粘膜に発生．顔面（口唇，眼瞼）にできた巨大蕁麻疹をクインケ Quincke 浮腫という．
- 病因：I型アレルギーあるいは非免疫学的因子が関与する．誘因として化学・物理的因子，精神神経的因子など多様である．

【病理】
- 真皮の血管周囲性浮腫と好酸球浸潤が特徴．

f. 水疱
- （小）水疱は，表皮の有棘細胞層内あるいは表皮直下で真皮との境に生じ，内容は漿液性である．
- 半球状になり，内容の流失後は瘢痕を残さず治癒する．

1）尋常性天疱瘡　pemphigus vulgaris
- 特徴：自覚症状なく突然，大小の水疱を形成．数日後に吸収して高度の色素沈着を残して治癒するが再発する．

- 発症年齢と部位：老人の皮膚，粘膜．
- 病因：自己免疫疾患（抗表皮細胞間抗体）である．

【病理】
- 基底層の直上部が融解（棘融解）と表皮内水疱が特徴である．
- 好酸球がさまざまな割合で浸潤する（図2-117）．
- 蛍光抗体法により，病巣にIgG，C3の沈着をみる．

　　（注）水疱性類天疱瘡　bullous pemphigoid：抗基底膜抗体による自己免疫疾患で，表皮下の水疱形成を特徴とする．基底膜部にIgG，C3が沈着する．

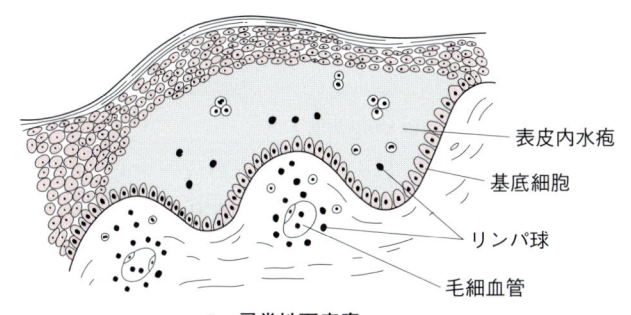

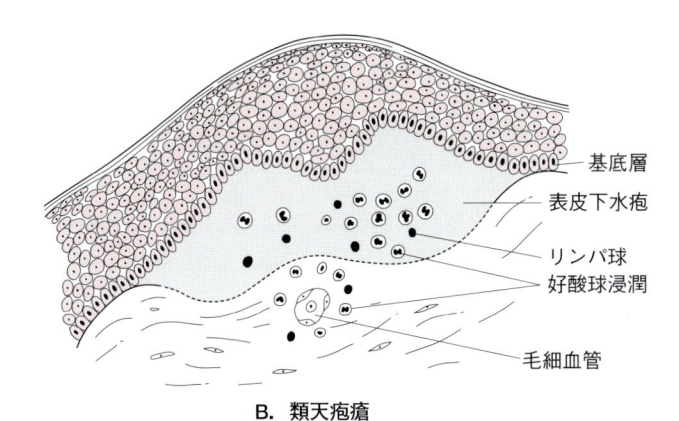

A. 尋常性天疱瘡
- 表皮内水疱
- 基底細胞
- リンパ球
- 毛細血管

B. 類天疱瘡
- 基底層
- 表皮下水疱
- リンパ球
- 好酸球浸潤
- 毛細血管

図2-117　尋常性天疱瘡，類天疱瘡
（坂江清弘．In: 遠城寺宗知，他，編．わかりやすい病理学．3版．東京：南江堂; 2000. p. 277 より許諾を得て転載）

2）水痘（みずぼうそう） varicella

- 特徴：潜伏期（約2週間）の後，発熱とともに急に小紅斑が出現し，数時間で丘疹から水疱に変わる．約1週間で治癒する．
- 発症年齢：主に小児（1〜5, 6歳）．成人発症では症状が強い．
- 好発部位：躯幹，四肢および頭部．口腔粘膜にもできる．
- 病因：水痘・帯状疱疹ウイルスの感染．

【病理】
- 表皮内の水疱を形成する．
- 合胞性の巨細胞が出現し，核内封入体をみる．

g. 膿疱と膿痂疹

- 毛孔に一致して生ずる痤瘡群と化膿菌（ブドウ球菌，連鎖球菌）による膿皮症などが含まれる．

尋常性痤瘡（ニキビ） acne vulgaris

- 特徴：脂腺性毛包に一致して多発小結節を形成，中心に黒点を持つ（面皰）．炎症を起こして膿疱に変化する．
- 発症年齢：若年者（思春期には75％に発症），男性に多い．
- 好発部位：顔面（特に額・頬部）のほか躯幹，四肢，頭部．
- 病因：内分泌，特に男性ホルモンと関係する．脂漏性皮膚は素因になり，ビタミンA, B_2欠乏では起こりやすい．

【病理】
- 皮脂が貯留して面皰を形成する．次いで炎症を起こして毛包炎になり，膿疱を形成する．
- 中年女性に好発する痤瘡は，毛包虫による．頬・顎部に好発する．

h. 角化症

- 表皮の角質が病的に増殖した状態．
- 非炎症性には，小児に生ずる魚鱗癬，成人の脂漏性角化症（n. 腫瘍および腫瘍状病変の項を参照）がある．慢性炎症による角化症には，尋常性乾癬，類乾癬，胼胝腫（タコ），鶏眼（足底部，ウオノメ）などがある．

尋常性乾癬　psoriasis vulgaris
- 特徴：点状の小紅斑が生じ，皮膚面は銀白色の鱗屑に覆われる．再発して慢性の経過を辿る．
- 発症年齢と部位：中年期以降の四肢の伸側，特に膝周囲，肘頭．
- 角質を無理に剥がすと点状出血（アウスピッツ現象）をみる．

【病理】
- 角質の増殖（過角化）と不全角化である．表皮突起は延長する．
- 表皮内には，好中球が浸潤して膿瘍（ムンロー微小膿瘍）を形成．

i. 色素異常症
- 皮膚の色は角質の色，血液量，メラニン色素によって決まる．
- メラニン色素の沈着が増すと黒褐色になり，減少すると白色になる．

1）メラニン色素の増加
- 雀卵斑（そばかす），肝斑（しみ），副腎機能低下によるアジソン病などがある．色素性乾皮症は常染色体劣性遺伝をして，高率に癌腫を合併する．色素性母斑と悪性黒色腫は o. 色素産生腫瘍の項を参照．

2）メラニン色素の減少
- 尋常白斑（しろなまず），顔面単純粃糠疹（はたけ），癩白斑などでは，局所皮膚のメラニン色素が脱失する．

j. 紫斑と血管炎
- 皮膚に組織破壊がなく，皮内および皮下に出血してできた皮疹を紫斑という．ガラス板で圧迫しても退色しない．
- 分類：血管炎が原因となる紫斑（アレルギー性紫斑病），壊血病，血小板・血液凝固異常による紫斑（血小板減少性紫斑病，血友病），その他（老人性紫斑，ステロイド紫斑など）に分ける．

1）アレルギー性紫斑　allergic purpura（シェーンライン-ヘノッホ Schönlein-Henoch 紫斑）
- アナフィラクトイド紫斑は同義語である．
- 特徴：突然，バラ色の小紅斑を伴って，多数の点状出血ができる．関節痛，腹痛，嘔吐，下痢などを伴う．経過中に出現する腎症状は予後に影

響する．
- 好発年齢：全ての年齢，特に 3 〜 7 歳に多い．
- 好発部位：主に下肢に対称性に発症する．

【病理】
- フィブリンが真皮の小血管（動脈）に沈着，血管壊死が起こる．
- 血管周囲に好中球とその核破砕物，好酸球が浸潤する（血管炎）．
- IgA，C3 が沈着する．

 2）壊血病　scurvy
- 歯肉の腫脹と出血に始まり，皮膚および内臓器に出血する．
- 病因：ビタミン C の欠乏．

 3）血小板・血液凝固異常による紫斑病
- 詳細は，本シリーズ『内科学』の 10 章 E．出血性疾患を参照．

k. 中毒疹・薬物障害　toxic and drug eruption
- 特徴：激しい痒みと灼熱感を伴い，皮疹は同一部位に繰り返し生ずる．皮疹は多彩である．
- 病因：薬物（バルビタール，キニーネ，ペニシリン，抗痙攣薬など），種痘後，重金属（水銀，砒素，蒼鉛など），体内の代謝産物など．アレルギー性と非アレルギー性がある．

【病理】
- 皮疹は紅斑丘疹型，湿疹型，蕁麻疹型，多形滲出性紅斑型などさまざまな形をとり，それぞれの型の病理学的特徴を現す．

【検査】
- パッチテスト，皮内反応，内服試験，リンパ球幼若化試験．

l. 膠原病　collagen disease
- 結合組織の病気を総称した名称で，さまざまの疾患を含んでいる．
- 病因：自己免疫疾患である．
- 病理：血管・結合組織の類線維素変性（壊死）fibrinoid degeneration（necrosis）が特徴である．

1）全身性紅斑性狼瘡（全身性エリテマトーデス）systemic lupus erythematosus
- 紅斑性狼瘡（エリテマトーデス）は全身性エリテマトーデスと円板状エリテマトーデスに区別する．前者は急性型で後者は慢性の経過をとる．
- 特徴：高熱を発して頭痛，関節痛，レイノー現象などの症状を伴って全身に爪大の紅斑が出現する．紅斑は日光により増悪する．
- 発症年齢と部位：若年女性．顔面の蝶型紅斑は特徴的である．

【病理】
- 紅斑部の表皮は萎縮，基底細胞層に液状変化がある．真皮上層に浮腫と血管周囲のリンパ球浸潤をみる．
- 真皮の膠原線維は膨化して類線維素変性を起こす．

【検査と予後】
- リンパ球は減少，赤沈は亢進する．抗核抗体が陽性になる．
- 心臓，肺，腎臓（狼瘡腎）に合併症をきたし，予後不良である．

2）皮膚筋炎 dermatomyositis と強皮症 scleroderma
- 9章運動器系，および本シリーズ『内科学』の9章自己免疫疾患を参照．

m. 感染症

1）皮膚結核 tuberculosis cutis
- 結核菌が，皮膚に直接あるいは血行性に到達して発症する．
- 特徴：病型により尋常性狼瘡，皮膚疣状結核などを区別する．
- 病因：結核菌（*Mycobacterium tuberculosis*）の感染．

【病理】
- 真皮に，結核結節を形成する．
- チール-ネルセン染色による結核菌の証明．
    （注）結核菌未感染者には，BCG（Bacillus Calmette-Guerin，弱毒化した牛型結核生菌）をワクチン接種して免疫を得る．

2）らい病 leprosy（ハンセン病 Hansen's disease）
- らい腫らいと類結核らいを区別する．
- 特徴：紅褐色の油性光沢を持つ結節が，身体各所の皮膚にできる．顔面にできると獅子面になる．

- 神経を冒して知覚が鈍麻，脱失する．
- 病因：らい菌（*Mycobacterium leprae*）の感染．

【病理】
- らい腫らいでは，多数の桿菌を貪食した泡沫細胞（らい細胞）が真皮に集簇する．
- 類結核らいでは，末梢神経に沿って類上皮肉芽腫が形成されるが，中心壊死はない．

3）梅毒　syphilis

- 性行為感染症（STD）の一つで，病期は 4 期に分ける．
- 特徴：3 週間の潜伏期の後，感染局所に硬結（初期硬結）を形成，自壊する（硬性下疳）．第 2 期（3 カ月〜3 年）には，躯幹に無痛性の特有の梅毒疹を生ずる（バラ疹ほか）．第 3 期（3 年）には顔面，四肢のほか諸臓器にゴム腫が形成される．第 4 期（10 年）には心血管，脳脊髄が冒される（変性梅毒）．
- 先天梅毒は経胎盤性に感染し（胎齢 16 週以降），ハッチンソン 3 徴候が特徴である．死産あるいは出生後すぐに死亡する．
- 病因：スピロヘータ（*Treponema pallidum*）の感染．

【病理】
- ゴム腫　gumma は梅毒固有の慢性肉芽腫である．中心の乾酪壊死を囲んで，線維形成の強い肉芽を形成し，形質細胞が浸潤する．
- 診断は梅毒血清反応（ワッセルマン　Wassermann 反応，TPHA 反応），病巣におけるスピロヘータの証明．

4）真菌感染症　mycotic infection

- 表在性真菌症では，皮膚カンジダ症，白癬（手足白癬，股部白癬，爪白癬など）などがみられる．

5）ウイルス感染症　viral infection

- 単純疱疹（単純疱疹ウイルスⅠ型），水痘（e．膨疹の項参照），帯状疱疹（水痘・帯状疱疹ウイルス），伝染性軟属腫（ポックスウイルス群），伝染性疣贅（パポバウイルス群，尋常性疣贅俗に「いぼ」，尖圭コンジロームなどを含む）などが一般的である．

【病理】
- ヘルペスウイルス感染では，核がスリガラス状になり大型好酸性のCowdry A型封入体をみる．帯状疱疹では細胞質封入体，伝染性軟属腫では核内封入体がそれぞれ出現する．

6）疥癬　scabies
- 指間，肘窩，腋窩，腹部などの皮膚に寄生し，家族内感染をする．
- 特徴：夜間に激しい掻痒を覚える．
- 病因：疥癬虫（*Sarcoptes scabiei var hominis*，ヒゼンダニ）の寄生．
【病理】
- 丘疹，水疱，膿疱などの皮疹を形成し，疥癬トンネルがみられる．
- 表皮内に虫体を見出し，真皮には好酸球，好中球浸潤を認める．

n. 腫瘍および腫瘍状病変
- 皮膚の腫瘍は表皮の腫瘍，真皮の腫瘍，附属器の腫瘍に分ける．
- 真皮の腫瘍は，9章運動器系— 4．軟部組織の項を参照されたい．
- 附属器の腫瘍は毛包，皮脂腺，汗腺各由来の腫瘍・腫瘍類似病変に区別する．下記以外の腫瘍の詳細は専門書を参考にされたい．

《表皮の腫瘍》
1）脂漏性角化症　seborrheic keratosis（老人性疣贅　senile keratosis）
- 良性腫瘍．
- 特徴：限局性に隆起した黒褐色腫瘍を形成する．
- 発症年齢と部位：中年以降の躯幹，顔面，上肢など．
【病理】
- 外方に発育し，下面は健常皮膚面のレベルを保っている．
- 過角化を伴う棘細胞の増殖が特徴である．

2）日光角化症　solar keratosis
- 前癌病変で，10〜20％の症例は浸潤癌になる．老人性角化症のこと．
- 発症年齢：老人に多いが，比較的若い人にも発生する．
- 好発部位：顔面，手背など日光露出部．
- 病因：日光による細胞障害である．多発例では砒素との関係が重視される．

【病理】
- 内方，外方ともに増殖する．
- 表皮の下 1/2 に異型細胞が増殖する．表層では錯角化がみられる．

3）ボーエン病　Bowen's disease
- 表皮の上皮内癌に相当する．
- 特徴：赤褐色調の落屑を伴う紅斑で，不規則斑状にみえる．
- 発生部位：躯幹，四肢のどこにでも生ずる．

【病理】
- 表皮は全層にわたって，異型細胞で置換される．多核大型の異型細胞をボーエン細胞という．核分裂は多数出現する．

4）扁平上皮癌　squamous cell carcinoma（有棘細胞癌　prickle cell carcinoma）
- 有棘細胞へ分化を示す浸潤癌である．
- 特徴：丘疹，結節を経て腫瘤を形成．潰瘍ができると，癌臭を放つ．

【病理】
- 細胞間橋を有する異型棘細胞が増殖し，真皮へ癌胞巣を作って浸潤する．癌真珠を形成する．
- リンパ行性，血行性に転移する．

《附属器の腫瘍》

1）角化棘細胞腫（ケラトアカントーマ）　keratoacanthoma
- 毛包由来の良性腫瘍である．
- 特徴：中心に角栓をもつ丘疹を形成し，急速に増大する．
- 発症年齢と部位：高齢者の顔面・手背．

【病理】
- 外方に増殖し，下面は腫瘍中心に向かって収束するためコーヒーカップ状になる．
- 分化した扁平上皮細胞からなり，下方向への増殖面は揃っている．

2）基底細胞癌　basal cell carcinoma
- 皮膚悪性腫瘍中最も頻度が高い．低悪性で転移することはない．
- 発症年齢と部位：高齢者，男性の日光露出部，特に頭・頸部．

【病理】
- 基底細胞様の腫瘍細胞は，基底膜に対して垂直に並ぶ．基底膜を破って浸潤することはない．
- しばしばメラノサイトが混在する．

3）乳房外パジェット病　extramammary Paget's disease
- 乳腺以外の皮膚に発生する悪性腫瘍．アポクリン腺由来である．
- 発症年齢と部位：男女の外性器，肛門周囲，腋窩など．

【病理】
- 乳腺発生と同様に，大型の明るい細胞（パジェット細胞）が表皮内に増殖する．
- 腫瘍細胞は PAS，アルシアン青染色が陽性である．

o．色素産生腫瘍
- メラニン産生腫瘍の鑑別の仕方は，表 2-21 にまとめてある．

表 2-21　色素産生腫瘍/腫瘍類似病変

	単純黒子	色素性母斑			悪性黒色腫
		母斑細胞母斑	紡錘形母斑	青色母斑	
発症	小児期以後	小児期以後増加 老年期は減少	小児期/成人	出生後数日	高齢
部位	露出部 /非露出部	露出部 /非露出部	主に顔面	手背，足背，顔面，臀部	露出部
肉眼所見	数 mm 以下 隆起（＋/−） 境界明瞭	6 mm 以下 隆起（＋） 境界明瞭	1 cm 以下 隆起（＋） 急速発育	数 cm 以下 隆起（−） びまん性	7 mm 以上 非対称性 色むら， 滲み出し
細胞	メラノサイト　　　良性	母斑細胞　　　良性	母斑細胞 （紡錘形/ 類円形）　　　良性	メラノサイト　　　良性	メラノサイト （黒色腫細胞）　　　悪性
その他	多発性黒子症候群 （出生時より）	巨大色素性母斑 （出生時より）	1 cm 以下 隆起（＋） 急速発育	生理的には蒙古斑	

1）単純黒子（ほくろ） lentigo simplex
- 直径数 mm までの暗褐色斑である．
- 一般には，小型の母斑を含めて「ほくろ」といっている．

【病理】
- 表皮基底層に色素が増加し，メラノサイトが増加する．

2）母斑細胞母斑　nevocellular nevus，紡錘形母斑　spindle cell nevus，青色母斑　blue nevus
- 「色素性母斑　pigmented nevus」と呼ばれる．
- メラニン産生細胞の良性腫瘍で，この細胞を母斑細胞という．

【病理】
- 褐色〜黒褐色，皮膚のさまざまな深さに生じる．
- 母斑細胞は大小の胞巣を作って増殖し，異型性はない．

3）悪性黒色腫　malignant melanoma
- メラノサイトの悪性腫瘍で，予後不良の癌である．
- 発症年齢と部位：高齢者の露出部皮膚，特に顔面に好発する（悪性黒子型）．本邦では 60 歳位の手掌，足底，爪下など末端発生が多い（末端黒子型）．

【病理】
- 表皮内黒色腫（悪性黒子型）と浸潤性黒色腫に大別する．前者はゆっくり発育し，後者は悪性度が高い．
- 病巣の形，辺縁が不規則で，色むらとしみ出し現象がみられる．
- 異型なメラノサイトが表皮内を進展，あるいは真皮に浸潤する．

【検査と予後】
- 悪性度は，腫瘍細胞の皮膚の垂直方向の進達度によって決まる．
- リンパ行性に所属リンパ節あるいは血行性に肺に転移する．
- 腫瘍細胞は免疫染色で S-100 蛋白，HMB-45，CEA が陽性．

p. リンパ系腫瘍

1）悪性リンパ腫　malignant lymphoma
- 悪性リンパ腫あるいはリンパ性白血病の経過中，皮膚浸潤を伴うことがある．T 細胞由来の悪性リンパ腫/白血病で高頻度に起こる．

2) 菌状息肉症　mycosis fungoides
- 皮膚原発の末梢T細胞リンパ腫である．
- 長い経過を辿って斑状期から腫瘍期に進行し，白血化する．
- 病初期より激しい痒みを伴った紅斑症で発症し，血中に異型細胞が出現するとセザリー症候群　Sézary's syndrome という．

【病理】
- 脳回状の特異な核を持つ，大型異型リンパ球が特徴である．

2 平衡聴覚器

a. 構造と機能
- 耳は聴覚と平衡感覚を司る．
- 耳は外耳（耳介と外耳道），鼓膜，中耳（鼓室と耳管），内耳（蝸牛，前庭，半規管）に区分する（図2-118）．
- 音波は外耳を通って鼓膜を振動させ，鼓室の耳小骨（ツチ骨，キヌタ骨，アブミ骨）に伝搬されて前庭窓の膜を振動させる．蝸牛の聴覚受容器は，これを電気信号に変換する．信号は蝸牛神経を通って脳幹（橋）を介して大脳皮質側頭葉の聴覚野に達する．
- 平衡感覚は半規管と前庭の受容器からなり，受容器には前庭神経が入っている．前庭神経は，蝸牛神経と合わせて内耳神経（第Ⅷ脳神経）という．
- 主な症状は難聴，耳鳴り，耳漏，めまい，頭痛などである．
   （注）難聴には2種類ある．外耳と鼓膜・中耳に障害があると伝音性難聴になり，内耳，神経伝達経路に異常が生ずると感音性難聴になる．

b. 外耳疾患

1) 外耳道炎と耳茸　external otitis and polyp
- 病期により急性と慢性，拡がりにより限局性とびまん性を区別する．
- 病因：急性炎症はブドウ球菌，緑膿菌，プロテウス菌などの感染．
- 炎症が慢性に経過すると，内腔に突出して耳茸（ポリープ）になる．

A. 耳の構造

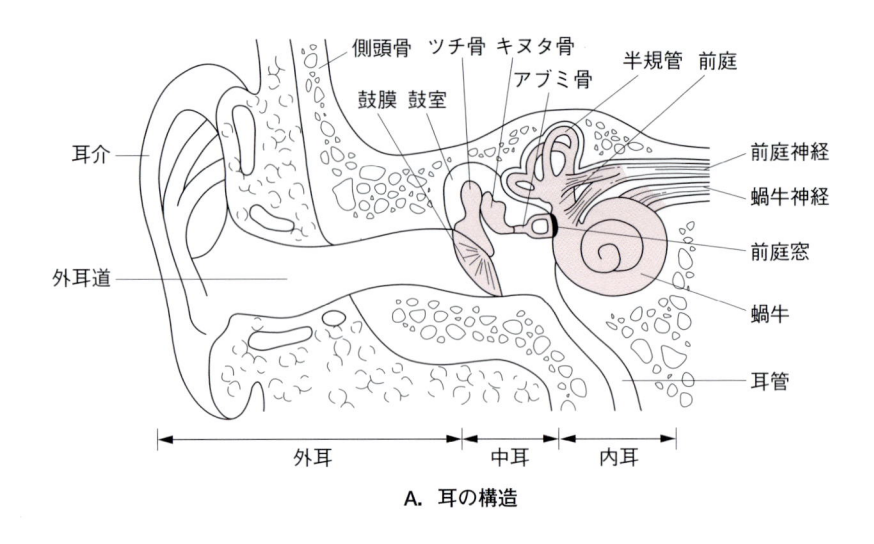

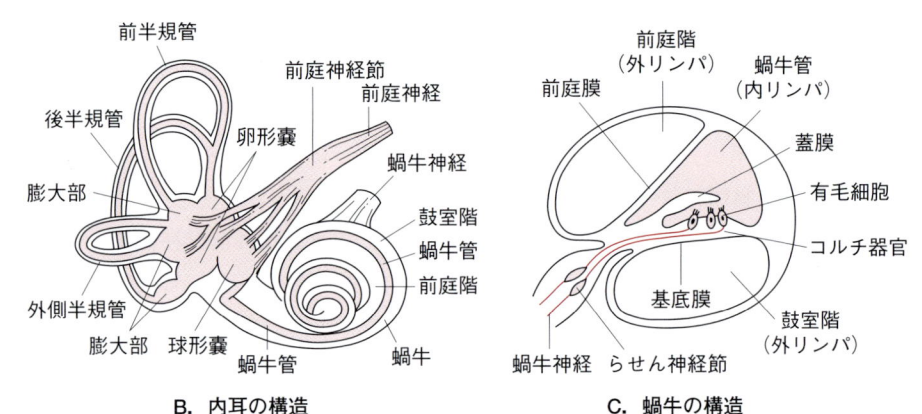

B. 内耳の構造

C. 蝸牛の構造

図2-118 耳の構造（赤色：膜迷路）
（佐藤昭夫，佐伯由香，編．人体の構造と機能．2版．
東京：医歯薬出版；2003．p.253 より許諾を得て転載）

【病理】
- 慢性炎症では，粘膜上皮下に肉芽組織が増殖，突出して炎症性ポリープを形成する．

2) 外耳の腫瘍

- **耳垢腺腫** ceruminal adenoma：耳垢腺（外耳道の汗腺，アポクリン腺）由来の良性腫瘍で，中年男性に多い．

- 悪性腫瘍：皮膚と同じく扁平上皮癌，悪性黒色腫などの発生をみる．

c. 鼓膜損傷　injury of the tympanic membrane
- 直接あるいは間接な機械的作用により，鼓膜損傷を起こす．
- 主に伝音性難聴あるいは感音性難聴をきたす．

d. 中耳疾患
1）急性カタル性中耳炎　acute catarrhal otitis media
- 子供に好発．
- 外耳道，耳管より連続性あるいは血行性に感染する．
- 病因：肺炎球菌，レンサ球菌，インフルエンザ菌などの感染．

【病理】
- 耳管が狭窄して鼓室の通気性が消失，滲出液が貯留する．
- 炎症が進むと化膿性中耳炎　purulent otitis media になり，膿が貯留する．

2）慢性中耳炎　chronic otitis media
- 急性中耳炎に引き続いて起こる．
- 難聴，鼓膜穿孔，耳漏が主症状である．

【病理】
- 炎症が持続すると周囲骨に波及，骨を破壊する．
- 真珠腫性中耳炎は，慢性炎症によって扁平上皮化生を起こして，角化物からなる真珠腫を形成する．

3）中耳の腫瘍　otitis interna
- 良性腫瘍では聴神経鞘腫，髄膜腫，カルチノイドなどがある．
- 悪性腫瘍では扁平上皮癌，腺癌，横紋筋肉腫などがあるが，極めてまれである．

e. 内耳疾患
1）内耳の炎症　otitis interna
- 内耳炎は中耳炎，髄膜炎からの波及あるいは血行性に起こる．
- 中耳炎に続発する内耳炎は細菌性化膿性と非細菌性漿液性を区別する．
- 内耳梅毒は先天性，後天性に発症し難聴・聾の原因になる．

- ウイルス性では，妊娠初期に風疹に罹患すると，先天性聾になる．

2）メニエル病　Ménière's disease
- 発作性のめまい，耳鳴りと難聴が反復して起こる．
- 30 〜 40 歳の男性に多い．
- 原因は内リンパ液の増加と前庭膜の進展と考えられている．

【病理】
- 病理学的には，みるべき所見はない．

3 視覚器

a. 構造と機能
- 眼は光刺激を受けとる器官で，眼球と付属器（眼瞼と涙器，眼球運動のための6つの眼筋）からなる．
- 眼球は，外側から外膜（角膜と強膜），ブドウ膜（虹彩，毛様体，脈絡膜）と網膜を数え，後方に視神経（第Ⅱ脳神経）が入る（図2-119）．

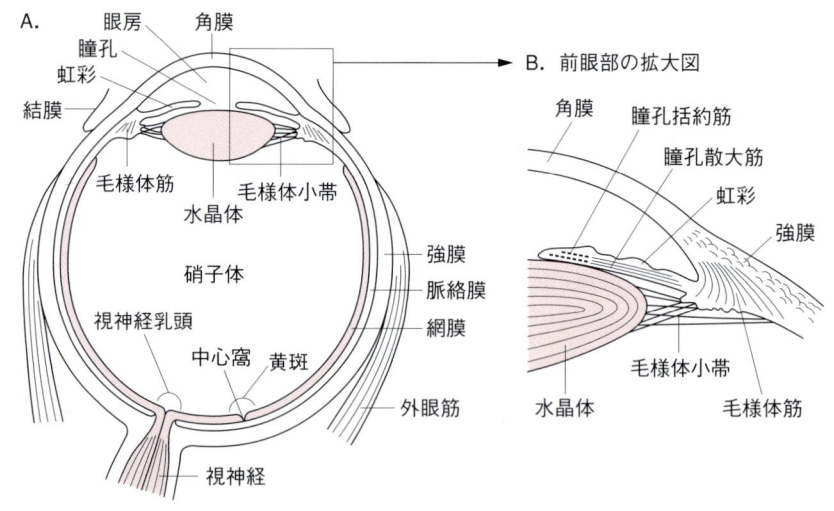

図2-119　眼の構造
(佐藤昭夫，佐伯由香，編．人体の構造と機能．2版．
東京: 医歯薬出版; 2003. p. 244 より許諾を得て転載)
A：右眼の水平断面図（上から見た図）．
B：Aの四角で囲んだ前眼部の領域を拡大した図．

- 眼球内部には水晶体，硝子体，眼房があって光を屈折させる．
- 虹彩は，瞳孔の大きさを変化させて光量を調節する．
- 視神経は，網膜で光刺激を電気信号に変換後，大脳皮質後頭葉の視覚野に伝達する．視神経はその半分が交差し，残り半分は交差せず同側視覚野に達する．

【視覚の性質と検査法】
- 視力は分解能のことで，ランドルト環による視力検査法で測定する．正常視力は1と2の間にある．
- 屈折異常には近視，遠視，乱視があり，レンズで補正する．
- 入射光の明るさは瞳孔の大きさ（正常では2.5 mm～4 mm）を変えて調節する．副交感神経（動眼神経）は縮瞳に働き，交感神経は散瞳に働く．
   (注) 光が眼に入ると，反射的に副交感神経が興奮，縮瞳する．これを**対光反射**という．反射中枢は脳幹（中脳）にあり，脳幹機能の働きをみることになる．
- 色覚は，網膜にある3種類の錐体細胞により赤，緑，青が認識される．色盲は，色覚異常のことで全色盲，色弱が区別される．
- 視野は，片眼で視線を固定した状態で，その眼でみえる範囲を指し，中心点からの角度で現す．

b. 眼瞼・涙腺の病気

1) 麦粒腫（ものもらい）hordeolum

- 眼瞼内の皮脂腺と汗腺の急性化膿性炎（**外麦粒腫**）と瞼板腺の急性化膿性炎（**内麦粒腫**）に分ける．

【病理】
- ブドウ球菌の感染により，急性化膿性炎症の形をとる．

2) 霰粒腫 chalazion

- 瞼板腺（マイボーム腺）の慢性炎症である．

【病理】
- 瞼板に無痛性の小腫瘤を形成する．
- 瞼板腺の分泌物貯留による肉芽腫を形成する．

3）トラコーマ　trachoma
- クラミジア（*Chlamydia trachomatis*）の感染による結膜の炎症．
- 特徴：感染経路は新生児では産道感染，成人ではプールで感染する．
- 両側性に発症する．

【病理】
- 上眼瞼の瞼板内に，リンパ濾胞形成を伴う炎症をみる．
- 結膜の上皮細胞には封入体が認められる（プロワゼキ　Prowazek 小体）．
- 血管が角膜に侵入して，パンヌスが形成される．

4）慢性結膜炎　chronic conjunctivitis
- 急性結膜炎の慢性化，あるいは持続する刺激によって起こる．
- フリクテン性結膜炎　phlyctenular conjunctivitis，春期カタル　spring catarrh はアレルギー性結膜炎である．春期カタルは春から夏にかけて発症し，秋から冬に消退する．

【病理】
- 結膜には，リンパ濾胞とともに血管・結合織が増殖して，結膜の乳頭状増生を認める．

c. 白内障　cataracta
- 水晶体が混濁して，視力障害をきたす．
- 病因：先天性と後天性に区別する．前者には風疹白内障があり，後者は老人性白内障のほか糖尿病，外傷，放射線などによって起こる．

【病理】
- 水晶体の混濁部位は前極，後極，層板状混濁などさまざまである．

d. 緑内障　glaucoma
- 失明をきたす代表的疾患．先天性と続発性を区別する．
- 特徴：先天性緑内障は乳幼児に発生して，眼球が腫大する（牛眼）．続発性緑内障は虹彩炎，水晶体異常，眼内腫瘍などに続発する．
- 視機能が消失し，耐え難い痛みを伴う緑内障の末期を絶対的緑内障といい，眼球摘出の適応になる．
- 病因：眼内圧の上昇が原因となって，視神経障害をきたす．

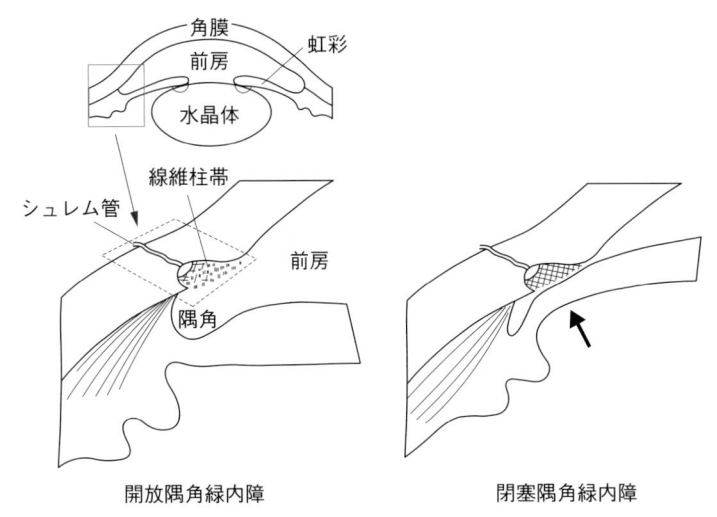

図 2-120　緑内障の発生機序
（米満伸久．In: 渡辺照男，編．カラーで学べる病理学．東京: ヌーヴェルヒロカワ; 2002. p. 284 より許諾を得て転載）
開放隅角緑内障（左）ではシュレム管の内皮が変性して，房水の流出が妨げられて眼圧が上昇する．閉塞隅角緑内障（右）は虹彩根部が前房に向かって隆起するため，線維柱帯の部分で閉塞が起こり，房水の流出障害が起こる．

【病理】
- 房水の循環障害により，房水が増加して眼内圧の上昇をきたす．隅角に異常がない場合と隅角が閉塞する場合に区別する（図2-120）．

e. 網膜の病気

1）網膜剝離　retinal detachment（糖尿病　diabetes mellitus，高血圧　hypertension）
- 網膜の神経上皮層が，色素上皮層から剝離する．
- 特発性と続発性に区別する．前者は網膜にできた裂孔から硝子体が入り込んで発症する．後者は糖尿病性網膜症，腎性網膜症，網膜出血などによって起こる．

表 2-22 キース–ワグナ分類
(所 敬,金井 淳,編.現代の眼科学.6 版.東京:金原出版; 1997.)

病変群	眼底所見	全身所見
Ⅰ群	細動脈の狭細と硬化軽度	血圧は日中動揺するが夜間睡眠時正常
Ⅱ群	細動脈の狭細と硬化強い	血圧高く動揺少ない
Ⅲ群	出血,白斑	心・腎障害
Ⅳ群	乳頭浮腫	心・腎・脳障害

2) 乳頭浮腫　papilledema
- 視神経乳頭が圧迫されて網膜中心静脈がうっ血し,浮腫が出現する(うっ血乳頭).
- 病因:脳腫瘍など主に頭蓋内圧が亢進したときは,両側性にみられる.

3) 網膜の血管障害　vascular disorders of the retina
- 網膜には,視神経乳頭から入ってきた網膜中心動・静脈が分布する.
- 種々の原因で高血圧が起こると網膜の細動脈が狭細化して出血,白斑が起こる.進行すると浮腫が生ずる(キース–ワグナ Keith-Wagner 分類)(表 2-22).
- 糖尿病性網膜症　diabetic retinopathy:糖尿病に合併して起こる(20 年以上の経過で 80%).進行すると続発性網膜剥離を合併し,両眼が失明する.網膜の細動脈硬化症による小血管瘤を特徴にし,粥状動脈硬化症を伴う.
- 腎性網膜症　renal retinopathy:慢性腎不全に伴う高血圧症によって発症する.網膜には,高度の細動脈硬化症がみられる.

4) 網膜芽細胞腫
- 眼内に生ずる悪性腫瘍である.
- 単発(60%)あるいは両眼に多発する(約 30%).両眼発生の網膜芽細胞腫は,常染色体優性遺伝をする.
- 発症年齢:乳児(1〜2 歳まで)に好発し,男女差はない.
- 病因:癌抑制遺伝子(13q, Rb1)の欠失が証明されている.

【病理】
- 初期には猫眼様にみえ，進行すると眼外，さらに遠隔転移する．
- 網膜芽細胞由来の未熟な腫瘍細胞が，ロゼットあるいは偽ロゼットを形成して増殖する．

<吉田春彦>

索引

あ

アーノルド−キアリ奇形	265
アイゼンメンゲル症候群	130
アカラシア	183
アザラシ肢症	103
アショッフ体	141
アジソン病	36, 211, 311
アストロサイト	259
アストロサイトーマ	269
アスベスト	175, 178
アスベスト肺	175
アスペルギルス	169
アデノウイルス	167
アトピー性皮膚炎	307
アドレナリン	213
アナフィラキシー型アレルギー	79
アナフィラキシーショック	81
アポトーシス	16
アポトーシス小体	16
アミノ酸	24
アミロ−1, 6−グルコシダーゼ	149
アミロイド	149
アミロイドーシス	13, 25, 256
アミロイド前駆体蛋白質	275
アミロイド変性	13
アメーバ赤痢	190
アラキドン酸代謝産物	60
アルカリホスファターゼ	289
アルコール性肝障害	195
アルコール性硝子体	195
アルサス型アレルギー	81
アルツハイマー原線維変化	96
アルツハイマー病	274
アルドステロン	41, 209
アレルギー	6, 7, 79
アレルギー性胃炎	186
アレルギー性気管支肺アスペルギルス症	169
アレルギー性紫斑	311
アレルギー性心筋炎	145
アレルギーマーチ	81
アレルゲン	79
アンギオテンシノーゲン	40
アンギオテンシンI	40
アンギオテンシンII	41
アンギオテンシン変換酵素	175
アンスラサイクリン心筋症	144
亜急性硬化性全脳炎	268
亜急性連合変性症	274
悪液質	117
悪性黒色腫	36, 185, 318
悪性腫瘍	98, 109, 150
悪性神経鞘腫	304
悪性腎硬化症	226
悪性線維性組織球腫	302
悪性中皮腫	178
悪性リンパ腫	187, 253, 255, 318
圧排性増殖	107
圧迫萎縮	18
圧迫性虚血	49
安静狭心症	133
安定細胞	21

い

イニシエーション	118
イニシエータ	118
インスリノーマ	199, 215
インスリン	29
インスリン依存性糖尿病	214
インターロイキン	76
医原性副腎萎縮	212
医原病（医原性疾患）	8
易感染性	82
胃癌	116, 187
異形成	234
異型狭心症	133
異型性	234
異型性髄膜腫	270
異型腺腫様過形成	176
異種移植	84
異所性ホルモン	177
異常ヘモグロビン	245
移行上皮癌	110, 230
移行上皮乳頭腫	110
移植	84
移植片対宿主反応	85
萎縮	9, 17
遺伝子異常	6, 7
遺伝子増殖	120
遺伝性	99
遺伝性球状赤血球症	244, 256
遺伝性血小板機能障害	52
遺伝性ムコ多糖症	30
I 型アレルギー	79, 169
I 型肺胞上皮	162
一酸化窒素	60
一次応答	77, 78
一次性糖尿病	30
一次の創傷治癒	22
一般的素因	6
印環細胞	10
咽頭	159
咽頭炎	160

う

ウイルス	69
ウイルス血症	67
ウイルス性食道炎	184

ウイルス性心筋炎	143	栄養障害	7	ガストリノーマ	200
ウイルス性唾液腺炎	182	栄養障害性萎縮	18	ガマ腫	181
ウイルス性肺炎	167	液性免疫	77	ガレノス	3
ウイルス発癌	69, 120	炎症	59	かぜ症候群	163
ウィルソン病	33	炎症細胞	59	下垂体腺腫	204, 270
ウィルヒョウ	4	炎症性充血	46	化学的因子	7, 8
ウィルヒョウの結節	115	炎症性心疾患	139	化学発癌	118
ウィルムス腫瘍	229	炎症性浮腫	49	化生	9, 20
ウェゲナー肉芽腫症		炎症の4徴候	3, 59	化膿性炎	63
	87, 156, 160	炎症の5徴候	3, 59	化膿性関節炎	294
ウェルドゥニッヒ-ホフマン病		炎症メディエータ	60	化膿性球菌	70
	277	嚥下性肺炎	98, 164	化膿性血栓性血管炎	54
ウェルナー症候群	95	**お**		化膿性心外膜炎	145
ウェルニッケ脳症	273			化膿性中耳炎	321
ウラニウム	175	オートクリン	76	可逆的傷害	9
ウロビリノーゲン	35	オスラー結節	142	加齢	94
ヴェサリウス	4	オプソニン効果	78	仮性肥大	19
うっ血	47, 256	オリエ病	287	家族性	99
うっ血型心筋症	148	オリゴデンドログリオーマ	270	家族性大腸腺腫症	193
右室梗塞	136	オリゴデンドロサイト	259	家族性大腸ポリポーシス	101
受け身の病変	9	オルブライト症候群	282	過形成	9, 19
受身免疫	79	黄色腫	300	過敏症	79
運動ニューロン病	276	黄色腫症	28	過敏性肺臓炎	174
え		黄色ブドウ球菌	165	過分節好中球	245
		黄体形成ホルモン	203	顆粒球	243
エアロゾル	166	黄疸	35, 195	疥癬	315
エールリッヒ	5	横隔膜ヘルニア	200	海綿状脳症	268
エストロゲン	238	横紋筋肉腫	303	解離性動脈瘤	154
エナメル上皮腫	182	大型顆粒リンパ球	75	潰瘍形成	152
エピトープ	73	**か**		潰瘍性大腸炎	191
エプーリス	182			潰瘍性弁膜炎	142
エプスタイン-バーウイルス		カイロミクロン	26	壊血病	52, 312
	160, 252, 254	カタル	65	外因	6
エラー蓄積（破綻）説	95	カハール細胞	189	外毒素	67
エリスロポエチン	218	カヘキシー	117	外麦粒腫	323
エンドトキシン	67	カポジ肉腫	157, 304	角化棘細胞腫	316
壊死	9, 14	カルシウム代謝異常	32	角質変性	11
壊死性細気管支炎	167	カルシトニン	32, 205	拡張型心筋症	148
壊死性動脈炎	42	カルチノイド腫瘍	194	核酸	99
壊死組織の転帰	15	カンジダ	169	核内封入体	167
壊疽	15, 64	カンジダ症	182, 234	活性酸素	60
永久細胞	21	ガス交換	162	活動性病変	9

褐色萎縮	96, 97		**き**		急性尿細管壊死	227
褐色細胞腫	41, 213				急性播種性脳脊髄炎	273
鎌状赤血球貧血	244	キース-ワグナ分類	326	急性脾炎	256, 257
川崎病	156	キュリー	88	急性腹膜炎	201
完全再生	21	キラーT細胞	75	急性放射線肺炎	92
肝硬変症	44, 196	ギラン-バレー症候群	278	急性リンパ性白血病	248
肝細胞癌	196	気管	160	急速進行性糸球体腎炎症候群	
肝細胞性黄疸	35, 195	気管支	160		223
肝性昏睡	26	気管支カルチノイド	177	巨細胞性心筋炎	144
肝斑	311	気管支拡張症	171	巨人症	203
肝レンズ核変性症	33	気管支喘息	169	巨赤芽球	244
冠状血管系	125	気胸	178	巨赤芽球性貧血	244
冠状静脈	125	奇異性塞栓症	55	巨大後骨髄球	245
乾性壊疽	15, 64	奇形	99	巨大ミトコンドリア	195
乾酪壊死	15, 66, 169, 252	奇形腫	111	拒絶反応	84
換気不良症候群	43	寄生虫	72	虚血	49
貫壁性梗塞	136	寄生虫性塞栓症	55	虚血性心疾患	131
間歇性歩行	156	基底細胞癌	316	虚血性大腸炎	191
間質性肺炎	164, 173	器質化	15	狭窄性虚血	49
間接虚血	49	機能性充血	46	狭心症	131
間接（非抱合）ビリルビン	34	機能的終動脈	56	狭心痛	133
感音性難聴	319	偽膜性炎	64	胸腺過形成	257
感作	81	偽膜性大腸炎	191	胸腺癌	258
感染経路	66	北里柴三郎	5	胸腺腫	258
感染症	66	喫煙	152, 170, 175	胸腺上皮細胞	257
感染性動脈瘤	155	逆行性塞栓症	56	胸部不快感	133
感染防御機構	68	逆流性食道炎	184	胸膜炎	178
感染脾	256	吸虫類	72	強皮症	313
感冒	163	急性胃炎	185	境界悪性	240
管外増殖性糸球体腎炎	224	急性胃潰瘍	186	凝固壊死	14
管内増殖性糸球体腎炎	218	急性壊死	259	局所循環障害	46
関節リウマチ	293	急性炎症	62	局所性貧血	49
含歯性嚢胞	181	急性カタル性中耳炎	321	局所脳虚血	261
癌遺伝子	120	急性化膿性骨髄炎	285	菌球	169
癌腫	111	急性呼吸窮迫症候群	172	菌血症	67
癌（腫瘍）取扱い規約	109	急性硬膜外血腫	264	菌交代現象	191
癌性腹膜炎	201	急性骨髄（芽球）性白血病	247	菌交代症	68
癌肉腫	238	急性糸球体腎炎症候群	218	菌状息肉症	319
癌抑制遺伝子	120	急性腎不全	227	筋萎縮性側索硬化症	276, 296
顔面単純疱疹	311	急性膵炎	199	筋原性疾患	296
顔裂性嚢胞	181	急性相反応物質	61	筋ジストロフィー	297
		急性胆嚢炎	198	筋性充血	46

筋層	126

く

クインケ浮腫	308
クームス試験	245
クームスの分類	79
クールー病	268
クッシング症候群	41, 210
クッシング病	204
クモの巣細胞	303
クモ膜下出血	154, 261, 262
クモ膜嚢胞	265
クラインフェルター症候群	103
クラスⅠ分子	74
クラスⅡ分子	74
クラミジア	70
クララ細胞	176
クリグラーーナジャー症候群	35
クリプトコッカス	169
クルシュマンらせん体	170
クルチッキー細胞	162
クレチン病	104, 206
クレンペラー	86
クロイツフェルドーヤコブ病	268
クロートマウス	96
クローン病	191
クロム酸塩	175
グラビッツ腫瘍	228
グリオブラストーマ	269
グリソンスコア	232
グルカゴノーマ	200
グルカゴン	29
グルクロン酸抱合	34, 195
グレイ	88
グロムス腫瘍	302
くる病	283
空気およびガス性塞栓症	55
空洞	167
空胞変性	10

け

ケラトアカントーマ	316
ケルスス	3
ケルニッヒ徴候	154
ケロイド	22, 299
外科病理学	3
珪肺症	175
経胎盤感染	67
軽度異形成	234
頸管ポリープ	234
劇症肝炎	196
血液凝固因子	51
血液凝固機序	51
血液循環	37
血液病理学	4
血管炎	155, 311
血管芽腫	272
血管作動性アミン類	60
血管腫	157, 301
血管性高血圧症	42
血管肉腫	157, 304
血胸	178
血行性転移	115
血小板機能障害	52
血小板血栓	54
血小板減少症	52
血小板数	249
血小板無力症	52, 250
血清アルファー 　フェトプロテイン	231
血清ハプトグロビン	246
血栓形成	152
血栓症	53, 55
血栓性血小板減少性紫斑病	251
血栓性静脈炎	157
血栓性塞栓症	55
血友病	52
血友病A	52, 251
血友病B	52, 251
結核菌	167
結核結節	66

結核性子宮内膜炎	237
結核性髄膜炎	267
結核性脊椎炎	286
結核性腹膜炎	201
結核性リンパ節炎	252
結合体児	105
結節性紅斑	308
結節性硬化型 　ホジキンリンパ腫	254
結節性硬化症	265
結節性多発動脈炎	87
結節性動脈周囲炎	155
顕微鏡的多発動脈炎	87
原虫	71
原発性アルドステロン症	41, 210
原発性硬化性胆管炎	198
原発性軸索変性	278
原発性副甲状腺機能亢進症	33, 209
原発巣	114

こ

コイロサイトーシス	234
コケイン症候群	95
コッドマン三角	289
コッホ	5
コバラミン	274
コリー病	149
コルチゾール	209
コレステロール	26, 152
コレラ	190
ゴーシェ病	28, 256, 258
ゴム腫	314
古典経路	77
呼吸器感染症	98
呼吸細気管支	162
股ヘルニア	200
孤立性心筋炎	144
個人的素因	6
口蓋裂	181
口唇裂	181

索引　331

孔脳症	265	喉頭	159	サラセミア	244		
甲状舌管嚢胞	181	喉頭炎	160	サリドマイド	103		
甲状腺刺激ホルモン	203	喉頭癌	160	サルコイドーシス	175, 252		
交換系	37	項部硬直	154	左室後壁梗塞	135		
交叉性塞栓症	55	絞扼性イレウス	190	左室前壁梗塞	135		
交差反応	73	膠原病	86	左室側壁梗塞	135		
好塩基球	60, 80	骨塩量測定	284	左心肥大	42		
好塩基球増多症	247	骨化性筋炎	298	作業性充血	46		
好塩基性白血球増多症	247	骨芽細胞腫	289	作業肥大	19		
好酸球性胃炎	186	骨巨細胞腫	290	挫滅症候群	45		
好酸球性心筋炎	145	骨形成不全症	281	再生	9, 20		
好酸球増多症	247	骨結核	286	再生医学・医療	21		
好酸性白血球増多症	247	骨髄	243	再生不良性貧血	245		
好中球減少症	246	骨髄移植	85	再発性アフタ	181		
好中球増多症	246	骨髄芽球	247	細気管支	160, 162		
抗血友病因子	52	骨髄巨核球	243	細気管支肺胞上皮癌	176		
抗原	73	骨髄線維症	248, 255	細菌	70		
抗原決定基	73	骨髄バンク	85	細菌性ショック	45		
抗原提示細胞	76	骨折	23	細菌性心筋炎	144		
抗好中球細胞質抗体	87	治癒	281	細菌性心内膜炎	142		
抗酸菌	70	骨粗鬆症	98, 283	細菌性塞栓症	55, 142		
抗ストレプトリジン−O	139	骨端症	282	細菌性肺炎	164		
抗体	77	骨軟化症	283	細動脈硬化症	263		
抗体依存性細胞媒介性		骨軟骨腫	287	細動脈硬化性腎萎縮	97		
細胞傷害作用	78	骨肉腫	289	細胞間質の変性	12		
抗利尿ホルモン	203	骨梅毒	286	細胞寿命	94		
拘束型心筋症	148	骨盤内炎症性疾患	241	細胞傷害性T細胞	75		
拘束性肺疾患	172	骨梁	243	細胞障害型アレルギー	81		
後天性免疫不全症候群	84, 182	混合血栓	54	細胞診	3		
高アンモニア血症	26	混合細胞型ホジキンリンパ腫		細胞性免疫	74		
高圧系	37		255	細胞性免疫型アレルギー	82		
高カルシウム血症	33	混合腫瘍	111	細胞の変性	9		
高血圧	39, 152	混濁腫脹	9	細胞病理学	4		
WHO基準	39	**さ**		細胞老化	94		
高血糖症	30			細葉	162		
高脂血症	27, 152	サーファクタント	162	最長寿命	94		
高蛋白血症	25	サイアミン	273	臍帯血移植	85		
高窒素血症	26	サイトカイン	60, 76	臍帯血バンク	85		
高度異形成	234	サイトメガロウイルス		臍ヘルニア	200		
高尿酸血症	292		69, 103, 167	鰓嚢胞	181		
高ビリルビン血症	35	サイロキシン	205	在郷軍人病	166		
高分化(型)悪性腫瘍	113	サゴ脾	25	杯細胞	162		

III 型アレルギー	81	
三尖弁	125	
産道感染	67	
霰粒腫	323	

し

シーベルト	88
シェーグレン症候群	182
シェーンライン-ヘノッホ紫斑	311
シェーンライン-ヘノッホ症候群	52
シャガス心筋炎	144
シャルコー-ライデン結晶	170
ショック時	227
ショック腎	45
ショック肺	46
ジエチルスチルベストロール	118, 236
ジフテリア菌	160
ジフテリー心筋炎	144
ジルベール症候群	35
しみ	311
しろなまず	311
子宮外妊娠	241
子宮頸管炎	234
子宮内膜異型増殖症	238
子宮内膜炎	237
子宮内膜癌	238
子宮内膜症	240
子宮内膜増殖症	237
死体臓器移植	85
自然免疫	73
糸球体	216
志賀潔	5
刺激伝導系	127
脂肪化	12
脂肪肝	12, 28
脂肪腫	201, 300
脂肪浸潤	11
脂肪髄	97
脂肪性塞栓症	55

脂肪線条	152
脂肪代謝異常	26
脂肪肉腫	302
脂肪変性	11
脂漏性角化症	315
紫外線	119
歯原性腫瘍	182
歯原性嚢胞	181
歯根嚢胞	181
歯肉嚢胞	181
耳垢腺腫	320
自家移植	84
自己寛容	86
自己抗体	86, 97
自己免疫	86
自己免疫疾患	86, 97
自己免疫性肝炎	196
自己免疫性溶血性貧血	244, 256
自律性増殖	107
持続感染	69
色素細胞性母斑	36
色素性乾皮症	311
色素性母斑	318
失血	244
湿疹	307
湿性壊疽	15, 64
実験病理学	2, 3
雀卵斑	311
手根管症候群	25
主因	6
主要組織適合遺伝子複合体	74
主要組織適合抗原	73
腫瘍	107, 121, 150
腫瘍随伴症候群	177
腫瘍性心外膜炎	146
腫瘍増殖様式	109
腫瘍マーカー	231
寿命	94
受動免疫	79
樹状抗原提示細胞	258
収縮性虚血	49
周期性四肢麻痺	297

終動脈	56, 135
終末細気管支	162
充血	46
重症筋無力症	257, 279, 297
重症複合免疫不全症	83
重複胃	185
絨毛癌	231, 241
絨毛心	145
縦隔	178
縦走潰瘍	191
宿主	66
粥腫	152
粥状硬化	28, 152
出血	50
出血時間	249
出血性炎	64
出血性梗塞	56
出血性心外膜炎	146
出血素因	50
出生前診断	106
術後上顎嚢胞	181
循環障害	37, 98
初期変化群	167
小球性低色素性	245
小細胞癌	175, 177
小循環	37
小腸癌	194
小葉	162
小葉中心性肺気腫	170
消化性胃潰瘍	186
硝子化	12
硝子滴変性	10
硝子変性	12
硝子膜	173
硝子膜形成性肺病変	46
硝子様血栓	54
硝子様肥厚	153
漿液性炎	63
漿液性腫瘍	240
漿液性心外膜炎	145
漿液性嚢胞性腫瘍	199
上衣細胞	259

上顎癌	160
上皮性腫瘍	110
上皮内癌	235
条虫類	72
常染色体	99, 102
常染色体優性遺伝	101
常染色体劣性遺伝	101
静脈	150
静脈性塞栓症	55
静脈瘤	157
織布状骨	282
食道癌	185
食道憩室	183
食道静脈瘤	45, 184
心アミロイドーシス	149
心外膜	128
心外膜炎	145
心筋炎	143
心筋梗塞	98, 135
心原性ショック	45
心サルコイドーシス	145
心室中隔欠損症	129
心疾患	98
心臓性浮腫	48
心臓の発生	125
心臓破裂	137
心タンポナーデ	137, 146
心内膜	126
心内膜炎	142
心内膜心筋線維症	149
心内膜線維弾性症	131, 149
心嚢血腫	146
心嚢水腫	146
心不全	42
心房梗塞	136
心房中隔欠損症	129
神経芽腫	213
神経外胚葉	269
神経原性疾患	296
神経原線維変化	275
神経溝閉鎖障害	265
神経細胞	259

神経鞘腫	271, 278, 301
神経性萎縮	18
神経性虚血	49
神経性高血圧症	42
神経性ショック	45
神経性充血	46
神経線維腫	278, 301
神経線維腫症	265
神経内分泌細胞	177
神経皮膚症候群	265
浸潤	114
浸潤癌	242
浸潤性増殖	107
真菌	71
真菌性食道炎	184
真菌性髄膜炎	267
真性多血症	246, 248
深在性真菌症	71
進行癌	117
進行性壊疽性鼻炎	160
進行性筋ジストロフィー	279
進行性全身性硬化症	86
進行性多巣性白質脳症	268
進行性病変	9
診断病理学	3
新生児硝子膜症	163
新生児マススクリーニング	106
新生物	107, 150
滲出性炎	63
人体病理学	2
尋常性乾癬	311
尋常性痤瘡	310
尋常性天疱瘡	308
尋常白斑	311
腎盂癌	230
腎盂腎炎	227
腎芽腫	229
腎細胞癌	228
腎疾患時の貧血	245
腎性クル病	33
腎性高血圧症	40
腎性浮腫	48

腎性網膜症	326
塵肺症	175
蕁麻疹	308

す

スピクラ	289
スピロヘータ	70
水腫	47
水腫性変性	9
水腎症	228
水痘	310, 314
水頭症	265, 266
膵島腫瘍	199
垂直感染	67
髄質	251, 257
髄膜炎	267
髄膜腫	270
髄膜脊髄瘤	265
髄膜瘤	265
髄様癌	208
数的萎縮	17
数的肥大	19
杉田玄白	5

せ

セザリー症候群	319
セミノーマ	231
セルロプラスミン	33
正球性正色素性	245
正常圧水頭症	266
正常細菌叢	68
生検	2
生体臓器移植	84
生物学的因子	7, 8
生理的萎縮	18
生理的肥大	19
成人T細胞性白血病/リンパ腫	254
成長ホルモン	202
声帯結節	160
性感染症	233
性染色体	99, 102

性ホルモン		209
星状膠細胞		259
精巣腫瘍		231
石灰沈着（石灰化）		16, 152
石綿		178
石綿肺		175
赤芽球		243
赤血球血栓		54
赤色血栓		54
赤色梗塞		56
赤脾髄		255
赤痢		190
赤痢アメーバ		71
脊髄性筋萎縮症		296
絶対的虚血		135
絶対的多血症		246
先端肥大症		203
先天異常		99
先天性		99
先天性巨大結腸症		190
先天性憩室		189
先天性心疾患		128
先天性大動脈狭窄症		131
先天性副腎皮質過形成		211
先天性免疫不全症		82
先天性幽門狭窄		185
先天免疫		73
染色体異常		6, 7, 102
染色体転座		120, 291
栓子		55
腺癌		110, 113, 175, 176
腺筋症		237
腺腫		110, 187
腺腫様甲状腺腫		207
腺房細胞癌		183
腺様嚢胞癌		183
潜函病		55
潜在性癌（潜伏癌）		98
選択的心筋細胞壊死		134
線エネルギー付与		89
線維化斑		152
線維腫		299

線維性骨異形成		282
線維性組織球腫		300
線維性肥厚		153
線維腺腫		242
線維素性炎		64
線維素性心外膜炎		145
線維素溶解（線溶）系		52
線維肉腫		302
線虫類		72
全身循環障害		39
全身性エリテマトーデス		
	86, 224, 313
全身性紅斑性狼瘡	143, 313
全身性自己免疫疾患		86
全身性真菌症		71
全脳虚血		261
前立腺炎		232
前立腺癌		232
前立腺特異抗原		232
前立腺肥大症		232

そ

ソマトスタチノーマ		200
ソマトスタチン		200
ゾリンジャー–エリソン症候群		
		199
そばかす		311
素因		6
組織学的分化度		113
組織球症		258
組織病理学		4
鼠径ヘルニア		200
早期癌		116
早期老化症候群		96
相対的虚血		135
相対的心筋虚血		132
相対的生物学的効果比		89
相対的多血症		246
巣状糸球体硬化症		223
創傷治癒		9, 22
僧帽弁		125

総動脈管（ボタロー管）開存		
		131
造血障害死		91
象皮病		49
増殖性炎		65
臓器特異的自己免疫疾患		87
臓器病理学		4
即時型アレルギー		79
側頸嚢胞		181
側副循環		44
塞栓		55
塞栓症		55
粟粒結核		168
続発性高血圧症		40
続発性多血症		246
続発性副甲状腺機能亢進症	209
続発性免疫不全症		83

た

ターナー症候群		102
ダウン症候群		95, 102
ダンディー–ウォーカー症候群		
		265
田原淳		5
多形腺腫		183
多血症		246
多重癌		98
多段階発癌		193
多発筋炎		279, 297
多発性硬化症		272
多発性骨髄腫		248, 287
多病性		98
多列線毛円柱上皮		160
代謝異常		24
代謝障害		149
代謝性組織球症		258
体液の循環		37
体液病理学		3
体質性黄疸		35
体循環		37
胎児血液循環		124, 125
胎児性癌		231

退形成髄膜腫	270	中心染色質融解	259	低フィブリノゲン血症	52
退行性病変	9	中等度異形成	234	低プロトロンビン血症	52
帯状疱疹	314	中毒性巨大結腸症	191	低分化（型）悪性腫瘍	113
大球性高色素性	245	中毒性心筋炎	144	鉄欠乏	32
大後頭孔ヘルニア	260	中皮腫	178, 201	鉄欠乏性貧血	244
大細胞癌	175, 177	中分化（型）悪性腫瘍	113	鉄代謝異常	31
大循環	37	中和	78	点突然変異	120
大赤血球	245	腸結核	190	転移	114
大腿骨頭壊死	282	腸重積	190	転移巣	114
大腸癌	193	腸上皮化生	20, 97, 186	伝音性難聴	319
大腸菌 O157	191	腸性死	91	伝染性単核球症	252, 256
大腸腺腫症	193	腸チフス	190	伝染性軟属腫	314
大動脈炎症候群	155	腸内細菌	70	伝染性疣贅	314
大動脈弁	125	腸捻転	190	伝染病	67
大葉性肺炎	164	蝶形紅斑	86	電離放射線	88, 119
代償性充血	46	直撃損傷	264		
代償性肥大	20	直接（抱合）ビリルビン	34	**と**	
脱髄斑	272	直接虚血	49	トキソプラズマ	103
単クローン性増殖	107			トラコーマ	324
単純萎縮	17, 259	**つ**		トランスフェリン	31
単純黒子	318	ツベルクリン反応	167	トリグリセリド	26
単純肥大	19	椎間板ヘルニア	293	トリコモナス症	234
単純ヘルペス	267	通常型間質性肺炎	173	トリソミー 21	102
単純疱疹	314	痛風	292	トリプターゼ	170
胆管癌	199	痛風結節	293	トリヨードサイロニン	205
胆管細胞癌	196			トロホブラスト	241
胆汁色素代謝異常	34	**て**		ドナー	84
胆石症	198	テイ-サックス病	28	兎唇	181
胆嚢癌	198	テタニー	209	凍結迅速診断検査	2
蛋白質代謝異常	24	テロメア	95	透析アミロイドーシス	13
弾性線維性肥厚	153	テント切痕ヘルニア	260	糖化ヘモグロビン	214
		ディジョージ症候群	83	糖原病	29, 297
ち		ディスプラジー	234	糖原変性	12
チアノーゼ	47	デュビン-ジョンソン症候群	35	糖質代謝異常	28
チール-ニールセン染色	70	低圧系	37	糖尿病	30, 152, 214
チョコレート嚢胞	241	低カルシウム血症	32	糖尿病性足壊疽	215
チロシン	35	低血圧症	45	糖尿病性腎症	215, 225
遅延型アレルギー	82	低血糖症	30	糖尿病性ニューロパチー	278
緻密斑	40	低血量性ショック	45	糖尿病性網膜症	326
蓄積性組織球症	258	低酸素性・虚血性脳症	261	頭蓋骨骨折	263
蓄膿	63	低脂血症	28	同系移植	84
蓄膿症	160	低蛋白血症	25	同種移植	84

洞組織球症	252
洞房結節	127
動脈	150
動脈硬化症	28, 42, 96, 151
動脈硬化性腎萎縮	97
動脈硬化性動脈瘤	153
動脈周囲リンパ鞘	255
動脈性塞栓症	55
動脈瘤	153
銅代謝異常	33
特異性炎	65
特発性間質性肺炎	173
特発性心筋炎	144
特発性心筋症	146
特発性肺線維症	173
特発性肥大	20
突発性血小板減少性紫斑病	250
鳥飼病	174

な

ナチュラルキラー細胞	75
内因	6
内毒素	67
内麦粒腫	323
内分泌障害	6, 7
内分泌性萎縮	19
内分泌性高血圧症	41
内分泌ホルモン	97
内胚葉洞腫瘍	231
夏型過敏性肺臓炎	174
軟骨形成不全症	281
軟骨腫	287
軟骨肉腫	288
難聴	98

に

ニーマン-ピック病	28, 256, 258
ニクズク肝	47
ニッケル	175
ニューモシスチスカリニ	166
ニューモシスチスカリニ肺炎	166

ニューロン	259
II型アレルギー	81
II型肺胞上皮	162
二次応答	77, 78
二次結核	167
二次性糖尿病	30
二次的創傷治癒	22
二分脊髄	265
日本住血吸虫症	44
肉芽腫	65, 167, 252
肉芽腫性炎	65
肉芽組織	16, 22, 61
肉腫	111
乳管癌	242
乳癌	242
乳汁漏出・無月経症候群	204
乳腺症	242
乳頭癌	207
乳頭筋腱索断裂	142
乳頭筋断裂	137
乳頭浮腫	326
乳び胸	178
乳房外パジェット病	236, 317
尿道炎	229
尿毒症	26
尿崩症	204
尿路感染	98
尿路結石症	230
尿路上皮癌	110, 113, 230
尿路上皮乳頭腫	110

ね

ネガティブフィードバック	202
ネフローゼ症候群	221
粘液水腫	206
粘液性腫瘍	240
粘液性嚢胞性腫瘍	199
粘液栓	170
粘液嚢胞	181
粘液変性	10
粘液瘤	181
粘表皮癌	183

粘膜関連リンパ組織（装置）	189, 254

の

ノルアドレナリン	213
野口英世	5
能動免疫	79
脳炎	267
脳血管障害	98, 261
脳血管攣縮	263
脳梗塞	98, 262
脳挫傷	264
脳性死	91
脳動脈瘤	154
脳内出血	98, 261, 263
脳軟化症	98
脳膿瘍	267
脳ヘルニア	260
農夫肺	174
膿瘍	63
嚢状動脈瘤	262
嚢胞性膵線維症	199

は

ハーヴェイ	4
ハッサル小体	257
ハッチンソン-ギルフォード症候群	95
ハム脾	25
ハンセン病	313
ハンチンティン	276
ハンチントン病	276
バーキットリンパ腫	254
バージャー病	156
バセドウ病	206
バッド-キアリ症候群	44
バレット食道	185
バンチ症候群	256
パーキンソン病	275
パジェット細胞	236
パスツール	4
パラクリン	76

はたけ		311
破綻性出血		50
播種		115
播種性血管内凝固		54, 249
播種性血管内凝固症候群		
		52, 226, 249
胚中心		251
肺炎		164
肺炎双球菌		165
肺癌		175
肺気腫		170
肺結核症		167
肺血管閉塞		43
肺血栓塞栓症		174
肺高血圧症		43, 174
肺梗塞		174
肺循環		37
肺真菌症		169
肺動脈狭窄症		130
肺動脈弁		125
肺膿瘍		165
肺胞		160
肺胞管		160
肺胞性肺炎		164
肺胞嚢		160
排出(排除)		15
敗血症		68, 98
敗血症性梗塞		57
廃用萎縮		18
梅毒		103, 314
白血球血栓		54
白血球減少症		246
白血球増多		60, 137
白血球増多症		246
白児症		26
白色血栓		54
白色梗塞		56
白色ブドウ状球菌		142
白癬		314
白内障		92, 98, 324
白脾髄		255
橋本甲状腺炎		206
橋本病		206
発生機序		2
華岡青洲		5
鼻ポリープ		159
針状コレステリン結晶		153
反応性充血		46
反応性組織球症		258
反応性リンパ節炎		252
反衝損傷		264
半月体形成性糸球体腎炎		223
汎血球減少症		245
汎小葉性肺気腫		170
汎心臓炎		139
伴性遺伝		102
瘢痕		62
瘢痕組織(瘢痕化)		16, 22
晩発放射線障害		90

ひ

ヒグローマ		301
ヒス束		127
ヒスタミン		170
ヒ素		175
ヒト絨毛性ゴナドトロピン		241
ヒト組織適合性白血球抗原		74
ヒトT細胞白血病ウイルス		
1型		254
ヒト乳頭腫ウイルス		234
ヒト免疫不全ウイルス		84, 169
ヒポクラテス		3
ヒポクラテス様顔貌		117
ヒルシュスプルング病		190
ビシャ		4
ビタミンK欠乏症		251
ビタミンC欠乏		52
ビタミンD		32, 208
過剰症		33
欠乏症		33
ビタミンB_1		273
ビタミンB_{12}		274
欠乏		244
ビリルビン		195
ビロード心		141, 145
びまん性軸索損傷		264
びまん性大細胞B細胞性		
リンパ腫		254
びまん性肺胞傷害		172
びまん性汎細気管支炎		170
びまん性リンパ腫		253
日和見感染		68, 82
皮下リウマチ結節		140
皮質		251, 257
皮膚カンジダ症		314
皮膚筋炎		313
皮膚結核		313
皮様嚢胞腫		111
肥大		9, 19
肥大型心筋症		146
肥満		152
肥満細胞		60, 80
肥満症		28
非貫壁性(心内膜下)梗塞		137
非結核性抗酸菌症		169
非骨化性線維腫		290
非細菌性血栓性心内膜炎		143
非細菌性心内膜炎		143
非小細胞癌		175
非上皮性腫瘍		110
非浸潤癌		242
非定型性疣贅性心内膜炎		143
非特異性びまん性心筋炎		144
非特異性リンパ節炎		252
非閉塞性肥大型心筋症		147
非抱合型高ビリルビン血症		246
非ホジキンリンパ腫		253
非リウマチ性心臓炎		142
被包		15
脾うっ血		256
脾腫		255
微小血栓		249
微小変化群		222
鼻炎		159
鼻腔		159
左冠状動脈		125

必須アミノ酸	24	プロラクチン	203	閉塞性肺炎	164
表在性真菌症	71	不安定細胞	20	閉塞性肺疾患	169
表粒腫	323	不可逆的傷害	9	閉塞性肥大型心筋症	146
病因	2, 6	不完全再生	22	壁在性血栓	138
病原性大腸菌による大腸炎	191	不死性増殖	107	辺縁洞	252
病原体	66	浮腫	47	変形性関節症	294
病的肥大	20	部分トロンボプラスチン時間		変質性炎	63
病理解剖	3		249	変性	9
病理学	2	封入体	69	扁平上皮・円柱上皮境界部	234
歴史	3	風疹	103	扁平上皮化生	20, 234
病理検査	2	深いQ波	137	扁平上皮癌	
貧血	243	副因	6		110, 113, 175, 236, 316
貧血性梗塞	56	副甲状腺機能亢進症	209, 284	扁平上皮乳頭腫	110
		副甲状腺機能低下症	32, 209	扁平苔癬	182, 307
ふ		副甲状腺ホルモン	32, 208	弁穿孔	142
ファロー四徴	130	副腎性器症候群	211	弁膜	126
フィードラー心筋炎	144	副腎皮質刺激ホルモン	203		
フィブリノイド変性	13, 86, 155	副鼻腔	159	**ほ**	
フィブリン（フィブリノゲン）		副鼻腔炎	159, 170	ホジキンリンパ腫	253, 254
分解産物	52	物理的因子	7, 8	ホルモン	202
フィブリン血栓	54	分子病理学	3	ホルモン性肥大	20
フェニールアラニン	35	分節性脱髄	278	ボーエン病	316
フェニルケトン尿症	26, 102	分裂時計	95	ボルマン分類	112
フェリチン	31	分裂寿命	94	ポンペ病	29, 149
フォン ヴィレブランド病	251	噴門痙攣	183	ほくろ	318
フォン ギールケ病	29			補体	77
フォン ヒッペル リンドウ病		**へ**		母斑症	265
	265	ヘマトクリット値	243	泡沫細胞	152
フォン レックリングハウゼン		ヘモグロビン	31	放射線壊死	274
病	265, 301, 304	ヘモグロビン濃度	244	放射線感受性	89
フリーラジカル	88	ヘモクロマトーシス	32	放射線障害	88, 91
フレグモーネ	63	ヘモジデリン	31	放射線治療	93
ブドウ状肉腫	236, 303	ヘモジデローシス	32	放射線腸炎	91
ブドウ糖	28	ヘルパーT細胞	75	放射線発癌	92
ブラ	170	ベクレル	88	放射線皮膚炎	91
ブルーム症候群	95	ベロケー体	301	放射線誘発腫瘍	93
プルキンエ線維	127	ベロ毒素	191	胞状奇胎	241
プログラム説	95	平滑筋腫	237, 300	蜂窩織炎	63
プロスタグランジン	170	平滑筋肉腫	303	蜂巣炎	63
プロトロンビン時間	249	平均寿命	94	蜂巣肺	174
プロモーション	118	閉塞性黄疸	35, 195	乏突起膠細胞	259
プロモータ	118	閉塞性虚血	49	房室結節	127

房室中隔欠損症	130
傍隔壁性（巣状）肺気腫	170
傍糸球体細胞	40
傍糸球体装置	40, 218
傍皮質	252
傍皮質過形成	252
傍濾胞細胞	205
膀胱炎	229
膀胱癌	230
膨張性増殖	107
本態性血小板血症	248
本態性高血圧症	39

ま

マイコバクテリア	70
マイコプラズマ	163
マイコプラズマニューモニエ	166
マイコプラズマ肺炎	166
マクロファージ	76
マスターの二段階試験	134
マフッチ症候群	287
マロリー－ワイス症候群	184
マロリー小体	195
前野良沢	5
膜性増殖性糸球体腎炎	221
末梢血幹細胞移植	85
末梢循環系	37
末梢性T細胞性リンパ腫	254
慢性胃炎	186
慢性胃潰瘍	187
慢性炎症	62
慢性気管支炎	170
慢性結膜炎	324
慢性甲状腺炎	206
慢性硬膜下出血	264
慢性骨髄性白血病	247, 255
慢性骨髄増殖性疾患	247, 255
慢性腎炎症候群	220
慢性腎症	221
慢性膵炎	199
慢性胆嚢炎	198
慢性中耳炎	321
慢性脾炎	256
慢性副腎皮質機能低下症	211
慢性放射線肺炎	92
慢性リンパ性白血病	248, 255

み

ミイラ化	15
ミクログリア	259
右冠状動脈	125
耳茸	319
未分化癌	113, 208
脈なし病	155

む

ムコイド変性	10
ムコール	169
ムコリピドーシス	30
無為萎縮	18
無γグロブリン血症	83
無気肺	163
無菌性髄膜炎	267

め

メサンギウム基質	216
メサンギウム細胞	216
メズサの頭	45
メッケル憩室	189
メトトレキサート	241
メニエル病	322
メラニン	35
メラニン細胞刺激ホルモン	35
メラニン代謝異常	35
メラニン沈着	36
メンデルの法則	99
明細胞腺癌	236
免疫	6, 7, 73
免疫応答	74, 77
免疫寛容	86
免疫記憶	78
免疫グロブリン	77
免疫不全	82

免疫複合体型アレルギー	81

も

モートン	5
モノクローナル増殖	107
モルガーニ	4
ものもらい	323
毛細血管	48, 150
網状赤血球数	245
網膜芽細胞腫	326
網膜剥離	325
門脈圧亢進症	44, 184, 256
門脈血栓症	44
門脈循環	37

や

薬剤性肝障害	195
薬剤性腸炎	191
薬物性ショック	45
山極勝三郎	5
山脇東洋	5

ゆ

ユーイング肉腫	291
癒着性心外膜炎	146
有機水銀中毒	103, 274
疣贅性心内膜炎	140
融解壊死	14

よ

容量血管	37
溶血性黄疸	35, 195
溶血性貧血	244
溶血性連鎖状球菌	142
鎧心	141, 146
IV型アレルギー	82

ら

ラエンネック	4
ラテント癌	233
ラド	88
ラングハンス巨細胞	66, 168

ランゲルハンス型多核巨細胞	252	流行	67	ロキタンスキー	4
ランゲルハンス細胞	258	流行性肝炎	195	ロキタンスキー-アショッフ洞	198
ランゲルハンス組織球症	258	流注膿瘍	286	濾胞過形成	252
らい細胞	314	両側肺門リンパ節腫脹	175	濾胞癌	207
らい病	313	良性腫瘍	109, 150	濾胞性リンパ腫	253
癩白斑	311	良性腎硬化症	225	濾胞辺縁帯リンパ腫	254
卵円孔開存	129	緑色連鎖状球菌	142	労作狭心症	133
卵黄嚢腫瘍	231	緑内障	324	漏出性出血	50
卵管妊娠	241	輪状膵	199	老化	94
卵巣腫瘍	239	臨床進行期	117	老化促進モデルマウス	96
卵胞刺激ホルモン	203			老化モデル	96

り

る

リード-ステルンベルグ細胞	254	ループス腎炎	86, 224	老人性萎縮	96
リウマチ因子	293	類骨	283	老人性疣贅	315
リウマチ結節	294	類骨骨腫	289	老人肺	97
リウマチ性心外膜炎	141	類上皮細胞	65, 168, 252	老人斑	96, 275
リウマチ性心筋炎	141	類上皮（細胞）肉芽腫		老人病	98
リウマチ性心臓炎	139		175, 191, 253	老年病	96, 98
リウマチ性心内膜炎	140	類線維素（性）変性	13, 86, 155		
リケッチア	70	類天疱瘡	309		

わ

リソゾーム酵素	60, 28	類澱粉質	149	ワーラー変性	278
リソゾーム内酵素	149	類内膜腺癌	238	ワイヤーループ病変	225
リップマン-ザックス型				ワッセルマン反応	314
心内膜炎	143			ワルダイエル輪	159
リパーゼ	26			ワルチン腫瘍	183

れ

A

リポフスチン	96	レアギン型アレルギー	79	
リンパ液還流障害	49	レイノー病	156	α-グルコシダーゼ	149
リンパ液循環	37	レーヴィ小体	276	α1アンチトリプシン欠損症	
リンパ芽球	248	レーヴェンフック	4		170
リンパ管腫	158, 301	レシピエント	84	A 型肝炎	195
リンパ管肉腫	305	レジオネラ菌	166	abscess	63
リンパ球減少型		レジオネラ肺炎	166	ACE	175
ホジキンリンパ腫	255	レニン	40, 218	achalasia	183
リンパ球減少症	246	レニン-アンギオテンシン-		achondroplasia	281
リンパ球増多症	247	アルドステロン系	41	acid-fast bacterium	70
リンパ球優勢型		レニン基質	40	acinic cell carcinoma	183
ホジキンリンパ腫	254	レフレル症候群	143	acne vulgaris	310
リンパ行性転移	115	レム	88	acquired immunodeficiency	
リンパ上皮腫	160	レンサ球菌	165	syndrome（AIDS）	84, 182
リンパ濾胞	97, 251			acromegaly	203

ろ

ロイコジストロフィー	273
ロイコトリエン	169

ACTH 203

索引　341

active immunity		79	alpha-fetoprotein（AFP）		atherosclerosis		28, 152
acute catarrhal otitis media		321		197, 231	atopic dermatitis		307
acute cholecystitis		198	Alzheimer 病	274	atrial septal defect（ASD）		129
acute epidural hematoma		264	Alzheimer 原線維変化	96	atrio-ventricular septal defect		
acute gastric ulcer		186	amebic dysentery	190	（AVSD）		130
acute gastritis		185	ameloblastoma	182	atrophy		9, 17
acute glomerulonephritis		218	amyloid degeneration	13	atypia		234
acute lymphatic leukemia			amyloid precursor protein		atypical adenomatous		
（ALL）		248	（APP）	275	hyperplasia		176
acute myeloid leukemia			amyloidosis	13, 25, 256	atypical endometrial hyperplasia		
（AML）		247	amyotrophic lateral sclerosis				238
acute necrosis		259	（ALS）	276, 296	autoantibody		86, 97
acute pancreatitis		199	anaplastic carcinoma	113, 208	autocrine		76
acute peritonitis		201	anemia	243	autoimmune disease		86, 97
acute phase reactant		61	anemia in renal disease	245	autoimmune hepatitis		196
acute renal failure		227	aneurysm	153	autoimmunity		86
acute respiratory distress			angina pectoris	131	azotemia		26
syndrome（ARDS）		172	angiosarcoma	157, 304	**B**		
acute suppurative osteomyelitis			annular pancreas	199			
		285	anthracycline cardiomyopathy		β 溶血性連鎖状球菌		139
acute tubular necrosis		227		144	B 型肝炎		195
Addison disease	36, 211, 311		antibody	77	B 細胞		75
adenocarcinoma			antibody dependent cell		bacillary dysentery		190
	110, 113, 175, 176		mediated cytotoxity		bacteremia		67
adenoid cystic carcinoma		183	（ADCC）	78	bacterial endocarditis		142
adenoma	110, 187		antigen	73	bacterial myocarditis		144
adenomatosis coli		193	antigen-presenting cell	76	bacterium		70
adenomatous goiter		207	antineutrophil cytoplasmic		Banti's syndrome		256
adenomyosis		237	antibody（ANCA）	87	Barrett 食道		185
ADH		203	aortitis syndrome	155	basal cell carcinoma		316
adult T cell			aplastic anemia	245	Basedow disease		206
leukemia/lymphoma		254	apoptosis	16	basophilia		247
advanced cancer		117	Arnold-Chiari 奇形	265	benign nephrosclerosis		225
Ag I		40	arteriosclerosis	28, 42, 96, 151	benign prostatic hypertrophy		
Ag II		41	arteriosclerotic aneurysm	153	（BPH）		232
aging		94	artery	150	benign tumor		109, 150
air and gas embolism		55	arthrosis deformans	294	BHL		175
Albright-McCune 症候群		282	Aschoff body	141	Bichat MFX		4
alcoholic liver disease		195	astrocyte	259	bladder carcinoma		230
allergic march		81	astrocytoma	269	bleeding time		249
allergic purpura		311	atelectasis	163	blood circulation		37
allergy	6, 7, 79		atheroma	152	blood loss		244

Bloom syndrome	95	
bone marrow bank	85	
bone marrow transplantation	85	
bone tuberculosis	286	
borderline malignancy	240	
Borrmann 分類	112	
Bourneville-Pringle disease	265	
Bowen's disease	316	
brain aneurysm	154	
brain contusion	264	
branchial cyst	181	
breast cancer	242	
bronchial asthma	169	
bronchial carcinoid	177	
bronchiectasis	171	
bullous pemphigoid	309	
Bürger's disease	156	
Burkitt lymphoma	254	
burrowing abscess	286	

C

C 型肝炎	196	
C 細胞	205	
c-erbB2	242	
cadaver organ transplantation	85	
caisson disease	55	
Cajal 細胞	189	
calcitonin (CT)	32, 205	
candidiasis	182, 234	
capillary	48, 150	
carcinoid tumor	194	
carcinoma	111	
carcinoma *in situ* (CIS)	235	
carcinosarcoma	238	
cardiac amyloidosis	149	
cardiac infarction	98, 135	
cardiac sarcoidosis	145	
caseous necrosis	15, 66, 169, 252	
cataracta	92, 98, 324	
catarrh	65	
CD4＋リンパ球	169	
cellular immunity	74	

cellulitis	63	
Celsus AC	3	
central chromatolysis	259	
cerebral infarction	98, 262	
cerebrovascular disorder	98, 261	
ceruminal adenoma	320	
cervical polyp	234	
cervicitis	234	
chalazion	323	
Charcot-Leyden 結晶	170	
chemical carcinogenesis	118	
chlamydia	70	
chocolate cyst	241	
cholangiocellular carcinoma	196	
cholelithiasis	198	
cholera asiatica	190	
chondroma	287	
chondrosarcoma	288	
choriocarcinoma	231, 241	
chromosomal translocation	120, 291	
chronic bronchitis	170	
chronic cholecystitis	198	
chronic conjunctivitis	324	
chronic gastric ulcer	187	
chronic gastritis	186	
chronic glomerulonephritis	220	
chronic lymphatic leukemia (CLL)	248, 255	
chronic myeloid leukemia (CML)	247, 255	
chronic otitis media	321	
chronic pancreatitis	199	
chronic subdural hematoma	264	
chylomicron	26	
clear cell adenocarcinoma	236	
cleft lip	181	
cleft palate	181	
Clostridium difficile	191	
cloudy swelling	9	
coagulation necrosis	14	
Cockayne syndrome	95	

colateral circulation	44	
collagen disease	86	
colliquative necrosis	14	
colon cancer	193	
communicable disease	67	
compensatory hypertrophy	20	
complement	77	
complete regeneration	21	
conduction system	127	
congenital	99	
congenital adrenocortical hyperplasia	211	
congenital aortic stenosis (CAS)	131	
congenital heart disease	128	
congenital hypertrophic pyloric stenosis	185	
congestion	47, 256	
constitutional jaundice	35	
contra-coup injury	264	
Coombs の分類	79	
cord blood bank	85	
cord blood transplantation	85	
Cori 病	149	
coronary vessels	125	
coup-injury	264	
crescentic glomerulonephritis	223	
cretinism	104, 206	
CRH	202	
Crigler-Najar syndrome	35	
Crohn disease	191	
cross reaction	73	
Curshmann らせん体	170	
Cushing disease	204	
Cushing syndrome	41, 210	
cyanosis	47	
cystic fibrosis of the pancreas	199	
cystic tumor	199	
cystitis	229	
cytokine	60, 76	

cytotoxic T cell	75	

D

Dandy-Walker 症候群	265
degeneration	9
degenerative inflammation	63
dendritic antigen presenting cell	258
dermatomyositis	313
dermoid cyst	111
development of heart	125
diabetes insipidus	204
diabetes mellitus	30, 152, 214
diabetic nephropathy	215, 225
diabetic retinopathy	326
diethylstilbestrol（DES）	118, 236
diffuse alveolar damage（DAD）	172
diffuse axonal injury	264
diffuse large B cell lymphoma	254
diffuse lymphoma	253
DiGeorge syndrome	83
dilated cardiomyopathy	148
direct bilirubin	34
disc herniation	293
dissecting aneurysm	154
disseminated intravascular coagulation（DIC）	52, 226, 249
dissemination	115
disuse atrophy	18
DNA	99
DNA ウイルス	195
donor	84
Down syndrome	95, 102
drug-induced colitis	191
drug-induced hepatitis	195
dry gangrene	15, 64
Dubin-Johnson syndrome	35
ductal carcinoma	242
dysplasia	234

E

early cancer	116
ectopic pregnancy	241
eczema	307
edema	47
Ehrlich P	5
Eisenmenger 症候群	130
embolism	53, 55
embolus	55
embryonal carcinoma	231
empyema	63
empyema of maxillary sinus	160
encephalitis	267
endocapillary proliferative glomerulonephritis	218
endocardial fibroelastosis（EFE）	131, 149
endocarditis	142
endocardium	126
endocrine atrophy	19
endodermal sinus tumor	231
endometrial carcinoma	238
endometrial hyperplasia	237
endometrioid adenocarcinoma	238
endometriosis	240
endometritis	237
endomyocardial fibrosis	149
endotoxin	67
Entamoeba histolytica	71
eosinophilia	247
ependymal cell	259
epidemic	67
epidermization	234
epiphyseopathy	282
epithelial tumor	110
epithelioid cell	65, 168, 252
epitope	73
Epstein-Barr virus（EBV）	160, 252, 254
erythema nodosum	308
esophageal carcinoma	185
esophageal diverticulum	183
esophageal varix	4, 5, 184
essential hypertension	39
essential thrombocytemia	248
etiology	2, 6
Ewing sarcoma	291
exotoxin	67
extrahepatic cholangio-carcinoma	199
extramammary Paget's disease	236, 317
exudative inflammation	63

F

Fab 領域	77
familial	99
familial polyposis coli	193
fat embolism	55
fatty change	12
fatty degeneration	11
fatty infiltration	11
fatty liver	12, 28
fatty streak	152
Fc 領域	77
fibrinoid degeneration	13, 86, 155
fibrinous inflammation	64
fibrinous pericarditis	145
fibroadenoma	242
fibroma	299
fibrosarcoma	302
fibrous dysplasia	282
fibrous histiocytoma	300
fibrous plaque	152
fissural cyst	181
fluminant hepatitis	196
focal glomerulosclerosis	223
follicular carcinoma	207
follicular hyperplasia	252
follicular lymphoma	253

fracture	23	
fracture healing	281	
fungal esophagitis	184	
fungus	71	

G

γグロブリン	24	
γ線	88	
galactorrhea amenorrhea syndrome	204	
Galenus C	3	
gallbladder cancer	198	
gangrene	15, 64	
gastric cancer	116, 187	
Gaucher disease	28, 256, 258	
gene amplification	120	
GERD（gastro-esophageal reflux disease）	184	
GH	203	
giant cell tumor of bone	290	
giantism	203	
Gilbert syndrome	35	
gingival cyst	181	
GIST（gastrointestinal stromal tumor）	189	
glaucoma	324	
Gleason score	232	
glioblastoma	269	
glomerulus	216	
Glomus tumor	302	
glucagon	29	
glycogen degeneration	12	
glycogen storage disease	29, 297	
glycogenosis	29, 297	
GOT	137	
gout	292	
graft-versus-host reaction（GVHR）	85	
granulation tissue	16, 22, 61	
granuloma	65	
granulomatous inflammation	65, 167, 252	

Grawitz 腫瘍	228	
gumma	314	

H

Hansen's disease	313	
Harvey W	4	
Hashimoto thyroiditis	206	
Hassal 小体	257	
HbA1c	214	
HBV キャリアー	196	
Helicobacter pylori 菌	186	
helper T cell	75	
hemangioma	157, 301	
hemangiosarcoma	157, 304	
hematogeneous metastasis	115	
hemochromatosis	32	
hemolytic anemia	244	
hemolytic jaundice	35, 195	
hemophilia A	52, 251	
hemophilia B	52, 251	
hemorrhage	50	
hemorrhagic infarction	56	
hemorrhagic inflammation	64	
hemorrhagic pericarditis	146	
hemosiderosis	32	
hepatic coma	26	
hepatic jaundice	35, 195	
hepatocellular carcinoma	196	
HER-2/neu	242	
hereditary	99	
hernia cruralis	200	
hernia diaphragmatica	200	
hernia inguinalis	200	
hernia umbilicalis	200	
Hippocrates	3	
Hirschsprung's disease	190	
histiocytosis by metabolic abnormality	258	
histological differentiation	113	
HIV（human immuno-deficiency virus）	84, 169	
HIV 脳炎	268	

Hodgkin lymphoma	253, 254	
homovanillic acid（HVA）	213	
hordeolum	323	
hormonal hypertrophy	20	
host	66	
HTLV-1	254	
human chorionic gonadotropin（hCG）	241	
human histocompatibility leukocyte antigen（HLA）	74	
human papilloma virus（HPV）	234	
humoral immunity	77	
Huntington 病	276	
Hutchinson-Gilford syndrome	95	
hyaline degeneration	12	
hyaline droplet degeneration	10	
hyaline membrane disease	46, 163	
hyalinization	12	
hydatidiform mole	241	
hydronephrosis	228	
hydropic degeneration	9	
hygroma	301	
hyperammonemia	26	
hyperbilirubinemia	35	
hypercalcemia	33	
hyperemia	46	
hyperglycemia	30	
hyperlipemia	27, 152	
hyperparathyroidism	209, 284	
hyperplasia	9, 19	
hyperproteinemia	25	
hypersensitivity pneumonia	174	
hypertension	39, 152	
hypertension of endocrine causes	41	
hypertension of vascular causes	42	
hypertrophic cardiomyopathy	146	
hypertrophy	9, 19	

索引　345

hypocalcemia	32	
hypoglycemia	30	
hypoparathyroidism	32, 209	
hypoproteinemia	25	
hypotension	45	
hypoxic-ischemic encephalopathy	261	

I

iatrogenic adrenal atrophy	212
idiopathic cardiomyopathy	146
idiopathic hypertrophy	20
idiopathic myocarditis	144
idiopathic thrombocytopenic purpura (ITP)	250
IgA	77
IgA nephropathy	220
IgD	77
IgE	77
IgG	77
IgM	77
immune response	74, 77
immunity	6, 7, 73
immunodeficiency	82
immunoglobulin	77
immunological memory	78
immunological tolerance	86
inclusion body	69
incomplete regeneration	22
indirect bilirubin	34
infectious aneurysm	155
infectious mononucleosis	252
infectious spleen	256
infiltration	114
inflammation	59
inflammatory heart disease	139
initiation	118
initiator	118
innate immunity	73
insulin	29
insulinoma	199, 215
interleukin (IL)	76

interstitial pneumonia	164, 173
intestinal metaplasia	20, 97, 186
intestinal tuberculosis	190
intracerebral hemorrhage	98, 261, 263
invagination	190
invasion	114
invasive carcinoma	242
iron deficiency anemia	244
ischemia	49
ischemic colitis	191
ischemic heart disease	131
ischemic infarction	56

J

jaundice	35, 195
juxtaglomerular apparatus	40

K

K-ras	175
Kaposi's sarcoma	157, 304
Kawasaki's disease	156
Keith-Wagner 分類	326
keloid	22, 299
keratin degeneration	11
keratoacanthoma	316
killer T cell	75
Klemperer P	86
klotho マウス	96
Koch HHR	5
Kulchitsky cell	162

L

Laënnec RTH	4
Langhans 巨細胞	66, 168
large cell carcinoma	175, 177
large granular lymphocyte (LGL)	75
laryngitis	160
latent cancer	233
LDH	137
Leeuwenhoek A van	4

Legionella pneumophila	166
leiomyoma	237, 300
leiomyosarcoma	303
lentigo simplex	318
leprosy	313
leukopenia	246
LH	203
LH-RH	202
Libman-Sachs 型心内膜炎	143
lichen planus	182, 307
linear energy transfer (LET)	89
lipoma	201, 300
liposarcoma	302
liver cirrhosis	44, 196
living organ transplantation	84
lobar pneumonia	164
Loeffler 症候群	143
low potential malignancy (LPM)	240
lung cancer	175
lupus nephritis	86, 224
lymphamgiosarcoma	305
lymphangioma	158, 301
lymphatic circulation	37
lymphocytosis	247
lymphogeneous metastasis	115

M

macrophage	76
Maffucci 症候群	287
major histocompatibility antigen	73
major histocompatibility complex (MHC)	74
malignant fibrous histiocytoma (MFH)	302
malignant lymphoma	187, 253, 255, 318
malignant melanoma	36, 185, 318
malignant nephrosclerosis	226

malignant schwannoma		304
malignant tumor	98, 109,	150
Mallory 小体		195
Mallory-Weiss syndrome		184
malnutritional atrophy		18
MALT lymphoma		189
marzinal zone lymphoma		254
mastopathy		242
Meckel's diverticulum		189
medullary carcinoma		208
megaloblastic anemia		244
melanin		35
melanin deposition		36
melanocytic nevus		36
membranoproliferative glomerulonephritis (MPGN)		221
membranous nephropathy		221
Ménière's disease		322
meningioma		270
meningitis		267
mesothelioma	178,	201
metaplasia	9,	20
metastasis		114
metastatic lesion		114
methotrexate		241
metobolic disorder		149
microglia		259
microscopic polyarteritis		87
mild dysplasia		234
minimal change disease		222
mixed tumor		111
moderate dysplasia		234
Morgagni GB		4
Morton WTG		5
motor neuron disease		276
mucinous tumor		240
mucoepidermoid carcinoma		183
mucoid degeneration		10
mucosa associated lymphoid tissue (MALT)	189,	254
mucous cyst		181

mucous degeneration		10
multiple myeloma	248,	287
multiple sclerosis		272
muscular dystrophy		297
myasthenia gravis	257, 279,	297
mycobacterium		70
Mycoplasma pneumoniae		166
mycosis fungoides		319
myelofibrosis	248,	255
myeloproliferative disorder (MPD)	247,	255
myocarditis		143
myocardium		126
myositis ossificans		298
myxedema		206

N

natural immunity		73
natural killer (NK) cell		75
necrosis	9,	14
necrosis of the femoral head		282
neoplasm	107,	150
neoplastic pericarditis		146
nephroblastoma		229
nephrotic syndrome		221
neuroblastoma		213
neurocutaneous syndromes		265
neurofibrillary tangle		275
neurofibroma	278,	301
neurofibromatosis		265
neurogenic atrophy		18
neurogenic hypertension		42
neuron		259
neutralization		78
neutrophilia		246
Niemann-Pick disease	28, 256,	258
NK/T リンパ腫		160
non-bacterial endocarditis		143
non-epithelial tumor		110
non-Hodgkin lymphoma		253

non-obstructive hypertrophic cardiomyopathy		147
non-ossifying fibroma		290
non-rheumatic carditis		142
non-specific lymphadenitis		252
non-tuberculous mycobacteriosis		169
noninvasive carcinoma		242
normal flora		68
normal pressure hydrocephalus		266

O

obstructive hypertrophic cardiomyopathy		146
obstructive jaundice	35,	195
odontogenic cyst		181
oligodendrocyte		259
oligodendroglioma		270
Ollier 病		287
oncogene		120
opportunistic infection	68,	82
opsonization		78
osteoblastoma		289
osteochondroma		287
osteogenesis imperfecta		281
osteoid osteoma		289
osteomalacia		283
osteoporosis	98,	283
osteosarcoma		289
ovarian tumor		239

P

p53 遺伝子		175
Paget 細胞		236
pallisading		272
pancarditis		139
papillary carcinoma		207
papilledema		326
paracortical hyperplasia		252
paracrine		76
parasite		72

parathormone（PTH）	32, 208	
Parkinson 病	275	
partial thromboplastin time (PTT)	249	
passive immunization	79	
Pasteur L	4	
patent ductus arteriosus (PDA)	131	
patent foramen ovale（PFO）	129	
pathogen	66	
pathogenesis	2	
pathology	2	
pelvic inflammatory disease (PID)	241	
pemphigus vulgaris	308	
peptic gastric ulcer	186	
periarteritis nodosa	155	
pericarditis	145	
pericardium	128	
peripheral blood stem cell transplantation（PBSCT）	85	
peripheral T cell lymphoma	254	
peritonitis carcinomatosa	201	
peritonitis tuberculosa	201	
Ph 染色体	247	
pharyngitis	160	
phenylketonuria	26, 102	
pheochromocytoma	41, 213	
phlegmon	63	
physiological atrophy	18	
pigmented nevus	318	
pituitary adenoma	204, 270	
plaque	272	
platelet number	249	
pleomorphic adenoma	183	
pleuritis	178	
pneumoconiosis	175	
Pneumocystis carinii	166	
pneumonia	164	
pneumothorax	178	
point mutation	120	

polyarteritis nodosa（PN）	87	
polycythemia	246	
polycythemia vera	248	
polymyositis	279, 297	
Pompe disease	29, 149	
portal circulation	37	
portal hypertension	44, 184, 256	
postoperative maxillary cyst	181	
pressure atrophy	18	
primary aldosteronism	41, 210	
primary hyperparathyroidism	33, 209	
primary immunodeficiency	82	
primary lesion	114	
programmed cell death (PCD)	17	
progressive gangrenous rhinitis	160	
progressive systemic sclerosis (PSS)	86	
proliferative inflammation	65	
promotion	118	
promotor	118	
prostate specific antigen (PSA)	232	
prostatitis	232	
prothrombin time（PT）	249	
protozoa	71	
pseudomembranous inflammation	64	
psoriasis vulgaris	311	
pulmonary circulation	37	
pulmonary emphysema	170	
pulmonary hypertension	43, 174	
pulmonary mycosis	169	
pulmonary stenosis（PS）	130	
pulmonary thromboembolism	174	
pulmonary tuberculosis	167	
pulseless disease	155	
purulent inflammation	63	
purulent otitis media	321	

pyelonephritis	227	

Q

Quincke 浮腫	308	

R

RA 細胞	294	
radiation carcinogenesis	92	
radiation necrosis	274	
radiation sensitivity	89	
radiation therapy	93	
rapidly progressive glomerulonephritis	223	
Raynaud's disease	156	
Rb1	326	
reactive histiocytosis	258	
reactive lymphadenitis	252	
recipient	84	
recurrent aphtha	181	
red infarction	56	
Reed-Sternberg（RS）細胞	254	
reflux esophagitis	184	
regeneration	20	
rejection	84	
relative biological effectiveness (RBE)	89	
renal cell carcinoma	228	
renal hypertension	40	
renal pelvic carcinoma	230	
renal retinopathy	326	
renin	40, 218	
restrictive cardiomyopathy	148	
retinal detachment	325	
rhabdomyosarcoma	303	
rheumatic carditis	139	
rheumatic endocarditis	140	
rheumatic myocarditis	141	
rheumatic pericarditis	141	
rheumatoid arthritis	293	
rheumatoid factor	293	
rhinitis	159	
rickets	283	

rickettsia		70
RNA ウイルス		195
Rokitansky KF von		4
Rokitansky-Aschoff 洞		198

S

saccular aneurysm		262
sarcoidosis		175, 252
sarcoma		111
sarcoma botryoides		236
scabies		315
scar		62
Schönlein-Henoch 紫斑		311
schwannoma		301
scleroderma		313
scurvy		312
seborrheic keratosis		315
secondary hyperparathyroidism		209
secondary hypertension		40
secondary immunodeficiency		83
self tolerance		86
seminoma		231
senescence		94
senile keratosis		315
senile plaque		275
septicemia		68
serous inflammation		63
serous pericarditis		145
serous tumor		240
severe combined immunodeficiency（SCID）		83
severe dysplasia		234
sexually transmitted disease（STD）		233
Sézary's syndrome		319
simple atrophy		259
sinus histiocytosis		252
sinusitis		159
Sjögren syndrome		182
skull fructure		263
small cell carcinoma		177
solid-pseudopapillary tumor		200
specific inflammation		65
spirochaeta		70
splenomegaly		255
spondylitis tuberculosa		286
squamo-columnar junction（SCJ）		234
squamous cell carcinoma		110, 113, 175, 236, 316
squamous metaplasia		20, 234
squamous papilloma		110
ST の上昇		137
Stage		117
strangulation		190
subarachnoid hemorrhage		154, 261, 262
superinfection		68
suppurative arthritis		294
suppurative pericarditis		145
syphilis		103, 314
syphilis of the bone		286
systemic circulation		37
systemic lupus erythematosus（SLE）		86, 224, 313

T

T_3		205
T_4		205
T 波の逆転		137
T 細胞		74, 97
Tay-Sachs disease		28
telomere DNA		95
teratoma		111
testicular tumor		231
tetralogy of Fallot（TF）		130
thrombophlebitis		157
thrombotic embolism		55
thymoma		258
thyroglossal duct cyst		181
toxic myocarditis		144
TPHA 反応		314
trachoma		324
transitional cell carcinoma（TCC）		110, 230
transitional cell papilloma		110
transplantation		84
TRH		202
TSH		203
tubal pregnancy		241
tubercle		66
tuberculosis cutis		313
tuberculous lymphadenitis		252
tumor		107, 121, 150
tumor originating from Langerhans island		199
tumor suppressor gene		120
typhoid fever		190

U

ulcerative colitis		191
undifferentiated carcinoma		113, 208
uremia		26
urethritis		229
urolithiasis		230
urothelial carcinoma		110, 113, 230
urothelial papilloma		110
urticaria		308
usual interstitial pneumonia（UIP）		173

V

vacuolar degeneration		10
valve		126
vanillylmandelic acid（VMA）		213
varicella		310
varix		157
vasculitis		155
vein		150
ventricular septal defect（VSD）		129

vertical infection	67	
Vesalius A	4	
viral carcinogenesis	69, 120	
viral esophagitis	184	
viral myocarditis	143	
viral sialadenitis	182	
Virchow RLK	4	
Virchow's node	115	
viremia	67	
virus	69	
vocal cord polyp	160	
volvulus	190	
von Gierke disease	29	
von Hippel-Lindau disease	265	
von Recklinghausen's disease	265, 301, 304	
von Willebrand 病	251	

W

Warthin 腫瘍	183
Wassermann 反応	314
Wegener's granulomatosis	87, 156, 160
Werdnig-Hoffmann 病	277
Werner syndrome	95
Wernicke 脳症	273
wet gangrene	15, 64
white infarction	56
Wilms tumor	229
Wilson disease	33
wire loop lesion	225
work hypertrophy	19
wound healing	22

X

X 線	88
xanthoma	300
xanthomatosis	28

Y

yolk sac tumor	231

Z

Zollinger-Ellison syndrome	199

編者略歴

神山　隆一
かみやま　りゅういち

1964年3月	東京医科歯科大学医学部医学科卒業
1969年3月	東京医科歯科大学大学院医学研究科形態学系（病理学）終了（医学博士）
1969年4月〜1971年4月	東京医科歯科大学医学部病理学第一講座助手
1971年5月〜1976年3月	東京医科歯科大学医学部附属病院検査部病理検査科助手
1974年2月〜1975年7月	フンボルト財団奨学研究員としてドイツ連邦共和国キール大学に留学
1976年4月〜1979年9月	東京医科歯科大学医学部病理学第一講座助教授
1979年10月〜1992年3月	東京医科歯科大学医学部附属病院病理部副部長・助教授
1992年4月〜2001年3月	東京医科歯科大学医学部保健衛生学科検査技術学専攻病因・病態検査学講座形態検査学分野教授
1997年4月〜1998年3月	東京医科歯科大学医学部保健衛生学科検査技術学専攻主任（併任）
1998年4月〜2001年3月	東京医科歯科大学医学部保健衛生学科長（併任）
1999年4月〜2004年3月	東京医科歯科大学評議員（併任）
2001年4月〜2004年3月	東京医科歯科大学大学院保健衛生学研究科生体検査科学専攻分子・遺伝子応用検査学講座分子病態検査学分野教授
2001年4月〜2004年3月	東京医科歯科大学大学院保健衛生学研究科長（併任）
2004年4月〜	東京医科歯科大学名誉教授，国際医療福祉大学基礎医学研究センター教授

所属学会
　日本病理学会（名誉会員）
　日本血液学会（功労会員）
　日本リンパ網内系学会（評議員）
　国際血液学会（会員）
　など

コメディカルのための専門基礎分野テキスト
せんもんきそぶんや

病　理　学　ⓒ
びょうりがく

発　行	2004年11月1日　初版1刷
編　者	神山隆一
発行者	株式会社　中外医学社
	代表取締役　青木三千雄

〒162-0805　東京都新宿区矢来町62
電　話　（03）3268-2701（代）
振替口座　00190-1-98814番

印刷・製本／三和印刷（株）　　＜KO・HU＞
Printed in Japan

JCLS　＜（株）日本著作出版権管理システム委託出版物＞

コメディカルのための
専門基礎分野テキスト

シリーズ監修
北村　諭　自治医科大学名誉教授
北川定謙　埼玉県立大学前学長
開原成允　国際医療福祉大学副学長

解剖学	五味敏昭・岸　清	編集
生理学	黒沢美枝子・長谷川　薫	著
運動学	丸山仁司	編集
人間発達学	福田恵美子	編集
病理学	神山隆一	編集
臨床心理学	名嘉幸一	編集
内科学	北村　諭	編集
整形外科学	茂原重雄	編集
神経内科学	厚東篤生・斎藤豊和・細川　武	編集
精神医学	永峰　勲・大蔵雅夫・谷岡哲也	編集
小児科学	外間登美子	編集
老年病学	松本和則・嶋田裕之	編集
公衆衛生学	柳川　洋・萱場一則	編集
診断学概論	北村　諭	編集
医学概論	北村　諭	著